★ 护士规范操作指南丛书 ★

皮肤美容科
护士规范操作指南

主　编　王聪敏　张　岚

副主编　刘　畅　郭丽英　戴世英

U0233028

中国医药科技出版社

内 容 提 要

　　本书是护士规范操作指南丛书之一。该丛书根据临床专科护理发展和专科护理岗位的需求，按照国家卫计委关于实施医院护士岗位管理的指导意见，由中华护理学会各专业委员会委员组织三甲医院护理部主任编写，旨在指导临床护理操作技能更加规范化。本书几乎涵盖了当前所有重要皮肤美容治疗术的护理操作技术，除了皮肤美容整形外科、皮肤激光美容等热点美容护理操作外，还包含具有中医特色的皮肤中医美容技术护理操作规范和具有美容院特点的皮肤生活美容治疗术护理操作规范。本书主要适用于从事皮肤美容的护理人员参考。

图书在版编目（CIP）数据

　　皮肤美容科护士规范操作指南/王聪敏，张岚主编 . —北京：中国医药科技出版社，2016. 4
　　（护士规范操作指南丛书）
　　ISBN 978 - 7 - 5067 - 8404 - 7

　　Ⅰ. ①皮… Ⅱ. ①王… ②张… Ⅲ. ①皮肤 - 美容术 - 护理 - 技术规范 Ⅳ. ①R473. 6 - 65

　　中国版本图书馆 CIP 数据核字（2016）第 080969 号

美术编辑　陈君杞
版式设计　郭小平

出版　中国医药科技出版社
地址　北京市海淀区文慧园北路甲 22 号
邮编　100082
电话　发行：010 - 62227427　邮购：010 - 62236938
网址　www. cmstp. com
规格　889 × 1194mm ½₃₂
印张　12⅜
字数　298 千字
版次　2016 年 4 月第 1 版
印次　2018 年 2 月第 2 次印刷
印刷　三河市百盛印装有限公司
经销　全国各地新华书店
书号　ISBN 978 - 7 - 5067 - 8404 - 7
定价　49. 00 元

《皮肤美容科护士规范操作指南》
编 委 会

主　编　王聪敏　张　岚

副主编　刘　畅　郭丽英　戴世英

编　者　(以姓氏笔画为序)

王　莹	王聪敏	田欢欢	乔爱珍
刘　丹	刘　畅	刘鲁燕	祁子煊
杨　颖	李　娜	李海涛	芮子容
余明莲	汪郭亮	张　岚	陈　静
陈飞跃	周双琳	赵志力	姚美华
敖俊红	徐晓敏	郭丽英	崔彩娟
梁　斌	隋志甫	樊　昕	戴世英

序

随着我国经济的快速发展及人民生活水平的大幅度提高，近20年来，特别是近10年来，人们爱美、求美的需求日益增加，已经成为人们关注的热点和焦点，也是人们生活中非常重要的一部分。相应地，皮肤美容学科的发展也非常迅速，皮肤美容的从业人员与日俱增，各种规范、指南也相应出台。然而，皮肤美容护理发展还比较缓慢，目前还没有正式出台一套操作规范和指南，因此，我们汇集了在皮肤美容诊治、皮肤美容护理以及普通护理领域从业多年的专家、教授及医护人员编纂此书，旨在规范皮肤美容护理人员的操作，积极配合医生的诊断、治疗，使患者的治疗达到一个更好的效果。

本书内容丰富、详实，涉及面广，几乎涉及了目前皮肤美容护理的各个方面。除了基本护理操作技术和皮肤病护理操作技术外，本书主要从皮肤美容整形外科护理操作技术、皮肤激光美容护理操作技术、皮肤中医美容护理操作技术、皮肤生活美容护理操作技术这四个主要方面进行详细的阐述，突出了皮肤美容护理与其他疾病护理完全不同的特点。如皮肤美容整形外科护理操作技术包括了毛发移植护理、皮肤软组织扩张术护理、吸脂术与皮肤磨削术护理、注射美容术护理等当前美容外科非常热门的美容护理技术；皮肤激光美容护理操作技术不仅包括当前市场上几乎所有先进的激光美容仪器的护理操作技术，还包含光动力治疗、激光溶脂、准分子激光、射频治疗等最先进的美容治疗手段的护理操作技术；皮肤中医美容护理操作技术是本书的一大亮点，其不仅包括面部按摩美容术与中药面膜美容术的护理操作技术，还重点阐述了针刺美容、艾灸美容、拔罐美容、埋线美容等具有鲜明中医特色的美容护理操作技术；皮肤生活美容主要讲述了皮肤补水、离子导入、倒模面膜、皮肤性质测试等护理操作技术；此外，本书还探讨了当前刚刚新兴的美容技术的护理操作，如水光针护理操作技术、微针护理操作技术、光纤溶脂护理操作技术等。本书主要适用于从事皮肤美容的护理人员，也适用于医学生及美容爱好者，希望能成为他们工作生活中的良师益友。

在编纂本书过程中，主编王聪敏和张岚，从该书编纂的筹划、人员汇集、内容设计乃至每一章节内容的把关与校稿，都付出了大量的心血。为了尽量减少错误，本书的每一章节都是由多名编者共同编辑、校对完成，在此我谨代表主编对全体编者表示衷心的感谢。由于水平有限，书中难免会有不当之处，请读者朋友不吝赐教。

陈海花
2016 年 3 月于北京

前言
Foreword

　　随着社会经济的快速发展，人们的求美欲望日渐剧增，皮肤美容学科作为一门新兴的学科，近些年发展非常迅速，临床治疗手段非常丰富，极大地满足了患者的求美愿望。但是由于这门学科刚刚发展不久，各种治疗，特别是治疗过程中和治疗后的护理操作还非常不规范，使患者在治疗中和治疗后常常出现不良反应，有的甚至出现严重的并发症，给患者带来了巨大的痛苦。因此，我们北京军区总医院皮肤科、护理部在多年从事皮肤病、皮肤美容和皮肤美容护理的基础上，对皮肤美容过程中常见的不良反应、并发症以及相关问题进行了很好的积累和总结，并在临床上进行了多年的实践，极大地提高了治疗效果，大大降低了治疗过程中产生的不良反应和并发症，取得了很好的社会效益和经济效益。为此我们拟对这个新学科治疗过程中的护理行为进行规范，以使更多的医护人员和患者受益。在这样的背景下，《皮肤美容科护士规范操作指南》诞生了。本着客观、准确、先进的原则，我们经过多次开会探讨本书的编写原则、分工以及框架、范围等相关细节。本书系统阐述了各种皮肤美容在治疗前、治疗中和治疗后护理的基本理论、规范操作和注意事项等，为广大从事美容工作的医护人员提供了很好的参考。因此，全书力求深入浅出，以指导临床护理实际操作为目的，是对皮肤美容工作者十分有益的一本参考书。

　　由于编者水平有限，编写时间匆忙，书中难免有不当之处，敬请广大读者和同行批评指正。

　　在此，特别要感谢为此书付出了巨大努力的刘畅、郭丽英、戴世英等人，感谢北京军区总医院全军皮肤损伤修复研究所和空军总医院全军皮肤病研究所的各位编者在工作之余编撰文字付出的辛勤劳动，祝愿我们的皮肤美容护理事业蓬勃发展！

王聪敏　　张岚

2016 年 3 月

目录 *Contents*

第一章

基本护理操作技术

第一节 备皮术

备皮是指在手术的相应部位剃除毛发并进行体表清洁的手术准备，是对拟行外科手术的患者在术前进行手术区域清洁的工作。备皮不只是清除体毛，还包括皮肤的清洗，特殊情况下，依据手术需求，术前需行皮肤碘伏擦洗等。随着医学技术的发展与进步，备皮技术从过去的重复使用消毒备皮刀，发展为目前临床广泛应用的一次性备皮刀，并研究出脱毛剂等无须采用备皮刀备皮技术，大大降低了备皮刀备皮造成的皮肤损伤。目前，国内外关于手术备皮的相关研究报道，不剃除毛发，对手术部位进行清洗，同样能达到手术部位清洁的目的。

【操作目的及意义】

在不损伤皮肤完整性的前提下减少皮肤细菌数量，降低手术后切口感染率。

【操作步骤】

1. 操作准备

（1）护士准备：衣帽整洁，洗手，戴口罩。

（2）物品准备：备皮刀、剃毛膏或脱毛剂、湿巾或水、手表、医疗垃圾桶。

（3）患者准备：患者术前一日行理发、洗澡、更衣等清洁卫生工作，并进行皮肤准备。向患者说明备皮的意义及配合方法，使其解除顾虑，取得合作。

2. 操作方法

（1）充分暴露备皮区域，身下铺一次性中单。

（2）用剃毛膏涂抹备皮区域。

（3）用备皮刀仔细剔除备皮区域的毛发。

（4）用湿巾或水清理剔除的毛发。

（5）妥善安置患者，整理用物及床单位，洗手，做记录。

3. 操作评价

（1）备皮范围是否符合要求，备皮区域毛发是否清洁彻底。

（2）备皮区域皮肤是否完好。

【操作重点及难点】

1. 了解不同手术的备皮范围，以免备皮区域过小，达不到手术区域备皮需求；或备皮区域过大，增加副损伤的概率。

2. 使用一次性备皮刀或者脱毛剂，专人专用，防止交叉感染。

3. 尽量保持皮肤完整性。

【注意事项】

1. 动作要小心、仔细，如果有伤口，则尽可能使毛发不进入伤口范围内。有皮肤皱褶的地方，需使皮肤皱褶伸展开，再进行剃除毛发的操作。

2. 备皮范围的原则是超出切口四周各 15 ~ 20cm。

3. 头面部备皮要重点关注患者对自身形象的要求。

【操作并发症及处理】

常见为皮肤损伤，若操作中不慎刮破皮肤，有渗血者，应先用无菌敷料压迫止血，再用水胶体敷料覆盖；如皮肤损伤面积较大，渗血量大，应予以藻酸盐敷料覆盖伤口，外盖无菌纱布加压包扎。

（张岚　戴世英　芮子容）

第二节　静脉留置针技术

静脉留置针又称静脉套管针，由不锈钢芯、软外套管及塑料针座组成。穿刺时将外套管和针芯一起刺入血管中，当套管送入血管后，抽出针芯，仅将柔软的外套管留在血管中进行输液。

【操作目的及意义】

1. 保护血管，避免反复穿刺造成的血管损伤。

2. 减轻患者的痛苦。

3. 建立静脉通路，便于紧急情况的用药和抢救。

4. 预防纠正水、电解质和酸碱失衡，补充循环血量，供给营养物质，用于药物治疗。

【操作步骤】

1. 操作准备

（1）护士准备：衣帽整洁，洗手，戴口罩。

（2）物品准备：治疗车上层：治疗盘、密闭式静脉留置针、无菌透明敷贴、封管液（无菌生理盐水或稀释肝素溶液）、液体及药物（遵医嘱准备）、加药用注射器及针头、一次性输液器、皮肤消毒液、无菌棉签、无菌持物钳、无菌纱布、止血带、胶布或输液贴、砂轮、弯盘、手消毒液、输液治疗卡、输液观察卡、输液瓶签、小垫枕、治疗巾，必要时准备肝素帽和可来福接头；治疗车下层：污物桶、锐器盒、止血带回收容器、输液架、手表。

（3）患者准备：了解静脉留置针输液的目的、方法、注意事项及配合要点。

2. 操作方法

（1）携用物至床旁，核对患者床号、姓名，解释静脉留置针的使用目的和方法，使用药物的名称、作用及副作用。

（2）协助患者排便，协助患者取舒适卧位。

（3）查对输液观察卡和药物，将输液瓶倒挂在输液架上。

（4）排尽空气，具体方法同密闭式输液法。

（5）备输液贴，穿刺部位下放小垫枕，铺一次性治疗巾，距穿刺点上方 10cm 处扎止血带，止血带尾端向上，嘱患者握拳，选择血管，常规消毒皮肤 2 遍，直径不少于 8cm，待干。

（6）再次查对。

（7）静脉穿刺：①检查并打开密闭式静脉留置针和无菌透明敷贴，将输液器上的头皮针插入留置针的肝素帽内，排尽留置针内的空气，拔去针头保护套；②旋转松动套管，调整使针尖斜面向上，检查套管针是否完好；③穿刺时从血管上方，以 15°～30° 角进针，见回血后降低穿刺角度，沿静脉方向再推进少许，左手持针座向前推进套管，右手向后撤针芯，边进边撤，将套管全部送入静脉内，撤出针芯，放入锐器盒内；④松开止血带，嘱患者松拳，打开调节器，保持静脉通路顺畅；⑤用透明无菌敷贴做密闭式导管固定，在透明敷贴上注明置管的日期、时间，作为更换套管针的依据。用输液贴固定肝素帽、输液针头和输液管。

（8）调节滴速。

（9）填写输液观察卡，记录输液的时间、滴速、患者的反应，并签全名。

（10）操作后核对。

（11）操作后的处理：①撤去治疗巾，取出止血带和小垫枕；②整理床单位，协助患者取舒适卧位；③将呼叫器放于患者可及处，交待注意事项；④整理用物及床单位，洗手，做记录。

3. 操作评价

（1）严格执行无菌原则。

（2）动作熟练，操作规范。

【操作重点及难点】

1. 选择合适的血管及留置针型号。

2. 取得患者配合。

3. 严格无菌操作。

4. 注明置管日期及时间。

5. 观察置管部位有无异常。

6. 按要求正压封管。

【注意事项】

1. 使用静脉留置针时，必须严格执行无菌技术操作规程。

2. 密切观察患者生命体征的变化及局部情况。每次输液前后，均应检查穿刺部位及静脉走向有无红肿，并询问患者有无疼痛与不适。如有异常情况，应及时拔除导管并做相应处理。对仍需输液者应更换肢体另行穿刺。

3. 对使用静脉留置针的肢体应妥善固定，尽量减少肢体的活动，避免被水沾湿。如需要洗脸或洗澡时应用塑料纸将局部包裹好。能下地活动的患者，静脉留置针避免保留于下肢，以免由于重力作用造成回血，堵塞导管。

4. 每次输液前先抽回血，再用无菌生理盐水冲洗导管。如无回血，冲洗有阻力时，应考虑留置针导管堵塞，此时应拔出静脉留置针，切记不能用注射器使劲推注，以免将凝固的血栓推进血管，造成栓塞。

【操作并发症及处理】

1. 静脉炎

（1）严格执行无菌技术。

（2）尽量选用较粗大的静脉血管，使输入药物足够稀释，减少刺激性药物刺激局部血管。

（3）在病情允许并经医生同意的情况下，减慢滴注速度。

（4）选择套管柔软的留置针，避免在关节处穿刺。

（5）避免反复穿刺造成的套管尖端劈叉现象，提高一次穿刺成功率。

（6）每次输液前后，均应观察穿刺部位和静脉走行有无红肿，询问患者有无疼痛与不适。如有异常情况，可及时拔除套管进行湿热敷、理疗等处理。

（7）对仍需输液者应更换肢体，另行穿刺。

（8）输注对血管刺激性较强的药物前后应用灭菌生理盐水冲管。

2. 导管堵塞

（1）根据患者的具体情况，选择合适的封管液及用量。

（2）应正确掌握封管时推注封管液的速度。

（3）避免封管后患者过度活动或局部肢体受压，以防高血压患者因静脉压力过高引起血液反流导致导管堵塞。

（4）静脉高营养输液后应彻底冲洗管道。

（5）指导患者自我护理。

3. 液体外渗

（1）加强对穿刺部位的观察及护理，经常检查输液管是否通畅。

（2）牢固固定针头，避免移动。嘱患者避免留置针肢体过度活动。

（3）必要时可适当约束肢体，注意穿刺部位上方衣服勿过紧。

（4）发生液体外渗时，应立即停止输液，更换肢体和针头，重新穿刺。

（5）抬高肢体以减轻水肿，局部热敷可促进静脉回流和渗出液的吸收，减轻疼痛和水肿。

（张岚　戴世英　芮子容）

第三节　密闭式周围静脉输液技术

密闭式周围静脉输液是临床常用的治疗方法之一，可将药物直接输入血液，通过血液循环达到治疗疾病的目的。

【操作目的及意义】

1. 维持水和电解质以及酸碱平衡。

2. 补充营养，维持热量，促进组织修复，获得正氮平衡。

3. 增加血容量，维持血压，改善微循环。

4. 输入药物，控制感染，利尿消肿，治疗疾病。

【操作步骤】

1. 操作准备

（1）护士准备：衣帽整洁，洗手，戴口罩。

（2）物品准备：根据医嘱备输液药物、治疗盘、安尔碘、输液器、消毒砂轮、2 副一次性 5ml 注射器，消毒针头一颗（7号）、排液缸、污物缸、棉签、输液贴、止血带、手消毒液、输液治疗卡、输液贴；抢救药：盐酸肾上腺素。

（3）患者准备：按需大、小便，取舒适卧位。

2. 操作方法

（1）持输液卡并携输液架于床旁，核对床号、姓名，向患者说明目的，嘱患者大小便。

（2）治疗室操作：①洗手，戴口罩，用一块潮湿的纱布擦干净灰尘，再次核对、检查药液（药名、剂量、浓度、有效期），检查药品有无裂缝，将袋装（瓶装）液体上下摇动，对光检查药物是否变浑、沉淀或有无絮状物出现；②将瓶盖中心部分打开，消毒，如需加药即可加入，将输液管及通气管同时插入瓶塞至针头根部；③备输液贴，放于治疗盘内。

（3）病床旁操作：①挂输液袋（瓶）于输液架上，一手折叠莫菲氏管下段输液管，另一手挤压莫菲氏管，使其产生负压，随即放松折叠输液管并横持莫菲氏管，待液体进入莫菲氏管 1/3时，直立莫菲氏管，排尽输液管内气体，夹紧调节器；②选择静脉，在预定穿刺点上方扎止血带，然后放松止血带，用 2.5% 碘酊消毒穿刺部位皮肤待干，扎止血带，75% 酒精脱碘，并嘱患者握拳；③取下针头帽，使针尖向下，再次排尽气体，进行穿刺，见血后平行推进少许，然后三松（松拳、松止血带、松止血钳）。④固定输液贴；⑤根据患者病情调节好速度，盖好盖被，协助患者取舒适卧位；⑥在输液卡上打勾，记录时间并签姓名后挂于输液架上；⑦整理用物回治疗室；⑧随时观察输液进程及输液反应，及时处理故障；⑨输液完毕，拔针，迅速按压针眼处，按压5 分钟左右，将输液瓶及输液器撤回治疗室，将针头与输液器分离，分别浸泡在消毒液内；⑩整理用物及床单位，洗手，做记录。

3. 操作评价

（1）严格执行查对制度及无菌技术操作。

（2）操作熟练、规范，穿刺一针见血，输液滴数调整符合要求。

（3）态度和蔼，与患者沟通有效。

（4）了解用药目的、不良反应及配伍禁忌。

（5）熟悉输液反应、抢救程序及应急预案。

【操作重点及难点】

1. 严格执行查对制度。

2. 有疑问时及时与医生沟通。

3. 对光检查药液有无浑浊、沉淀和絮状物。

【注意事项】

1. 严格执行无菌操作和查对制度，注意配伍禁忌，注意药名和剂量。

2. 预防空气进入体内（输液前驱气，输液中及时加药，输液后及时拔针）。

3. 根据病情需要有计划地安排输液顺序。

4. 加强巡视，观察有无不良反应、漏液、针头脱出、阻塞，局部有无肿胀、疼痛，发生故障及时处理。

5. 长期输液者，注意保护和合理选用静脉，一般从远心端开始。对长期输液者可采取：①四肢静脉从远端小静脉开始，手足交替；②穿刺时掌握三个环节：选择静脉要准，穿刺要稳，针头固定要牢，以提高穿刺成功率；③输液中加入对血管刺激性大的药物，应待穿刺成功后再加药，宜充分稀释，输完药应再输入一定量的等渗溶液，以保护静脉。

6. 对小儿、昏迷不合作者，可用夹板、绷带固定，并加强巡视。

7. 连续输液24小时者，输液器应每日更换一次。

【操作并发症及处理】

1. 发热反应

（1）立即停止输液或者保留静脉通路，改换液体及输液器。

（2）报告医生并遵医嘱给药。

（3）保留输液器和药液分别送供应室和药剂科，同时取同一批号的液体、输液器和注射器分别送检。

（4）注意观察体温变化，寒战者给予保暖，高热者遵医嘱给予物理降温。

（5）及时报告医院感染科、药剂科、供应室、护理部。

（6）患者家属有异议时，立即按有关程序对输液器具进行封存。

2. 急性肺水肿

（1）立即停止输液或将输液速度降至最低。

（2）立即与医生联系进行紧急处理。

（3）病情允许可将患者安置为端坐位，两腿下垂，以减少下肢静脉血液的回流，减轻心脏负担。

（4）给予高流量吸氧，一般氧流量为 $6 \sim 8L/min$，减少肺泡内毛细血管渗出，改善肺部气体交换，缓解缺氧症状。

（5）遵医嘱给予镇静剂及扩血管、强心、利尿和抗感染药物。

3. 静脉炎

（1）停止在静脉炎部位输液，将患肢抬高并制动。

（2）可用 50% 硫酸镁液湿敷，2 次/日，可行超短波治疗。

（3）如合并感染，根据医嘱给予抗生素治疗。

4. 空气栓塞

（1）立即通知医生并配合抢救。

（2）协助患者取左侧卧位和头低足高位。左侧卧位可使肺动脉的位置处于低位，利于气泡漂移至右心室尖部，从而避开肺动脉入口，随着心脏的舒缩，较大的气泡碎成泡沫，分次小量进入肺动脉内，逐渐被吸收。

（3）给予高流量氧气吸入，提高机体的血氧浓度，纠正缺氧状态。

（4）有条件者，通过中心静脉导管抽出空气。

（5）密切观察患者病情变化，如发现异常及时对症处理。

（6）记录抢救过程。

（张岚　戴世英　芮子容）

第四节　密闭式静脉输血技术

密闭式静脉输血是将血液输入体内的方法，包括输入全血、成分血和血浆增量剂，是治疗外伤、失血、感染等疾病引起的血液成分丢失和血容量降低的重要手段。该方法能够补充血容量，增加心排出量，提高血压，改善循环；促进携氧功能，增加血浆蛋白；供给各种凝血因子，有助于止血；增加免疫球蛋白，增强免疫力，挽救患者的生命。

【操作目的及意义】

1. 为患者补充血容量，改善血液循环。

2. 为患者补充红细胞，纠正贫血。

3. 为患者补充各种凝血因子、血小板，改善凝血功能。

4. 为患者输入新鲜血液，补充抗体及白细胞，增加机体抵抗力。

【操作步骤】

1. 操作准备

（1）护士准备：衣帽整洁，洗手，戴口罩。

（2）物品准备：治疗车上层：棉棒、安尔碘、瓶口贴、输液器2副、生理盐水250ml、血袋、血型标记卡、输血单、执行单、手消毒液、手表；中层：弯盘、小枕、胶布、剪刀、止血带；下层：生活及医疗垃圾桶、锐器盒。

（3）患者准备：了解输血的目的及相关知识，积极有效配合操作；排大、小便，取舒适卧位。

2. 操作方法

（1）核对医嘱，根据医嘱采血样送血库做交叉配血试验。

（2）进行"三查八对"，三查：查血制品的有效期、质量和输血装置是否完好；八对：指对受血者姓名、床号、住院号、血型、交叉配血试验结果、血袋编号、血液种类和血样，核对无误后双人签字。

（3）携用物至床旁，协助患者取舒适卧位，再次核对患者姓名和血型，将血袋挂于输液架上。

（4）建立静脉通路：按静脉输液法输入少量生理盐水，待输液管通畅后，将输液管在无菌技术操作下插入血袋。

（5）调节滴速：缓慢滴入后观察 15 分钟，如无不良反应，可调到所需滴数。

（6）操作后再进行查对，并在输血卡上签名，记录输血时间。

（7）输血过程中注意有无输血反应。

（8）输血完毕，更换生理盐水滴注，直到将输血器内血液全部输完再拔针。

（9）整理用物及床单位，协助患者取舒适卧位，洗手，做记录。

3. 操作评价

（1）严格无菌技术操作和查对制度。

（2）输血一次成功，无血液浪费。

（3）操作熟练，符合规范要求。

（4）滴速符合要求，输入通畅，局部无肿胀、渗漏。

【操作重点及难点】

1. 核对医嘱，根据医嘱采血样送血库做交叉配血试验。

2. 仔细核对配血报告单上的各项信息。

3. 输血前再次双人核对血袋包装、血液性质及配血报告单上的各项信息，核实血型检验报告单，确定无误方可实施输血。

4. 携输血用物至患者旁，由两名医务人员共同核对患者姓名及血型。

5. 选择患者适宜的穿刺部位，按照无菌技术原则进行穿刺。

6. 根据患者情况及输入血液成分调节滴速。

7. 协助患者取舒适体位，将呼叫器放于患者可触及位置。

8. 再次核对血型，观察患者有无输血反应。

【注意事项】

1. 输血前必须经双人核对无误后方可输入。

2. 血液取回来后勿震荡、加温，避免血液成分破坏引起不良反应。

3. 输入两个人以上供血者的血液时，在两份血液之间输入生理盐水，防止发生反应。

4. 开始输血时速度宜慢，观察 15 分钟，无不良反应后，调节至需要的滴速。

5. 输血袋用后需低温保存 24 小时。

【操作并发症及处理】

1. 非溶血性发热反应

（1）严格管理血库保养液和输血用具，采用无热原技术配制保养液，严格清洗、消毒采血和输血用具，可去除致热原。

（2）输血前进行白细胞交叉配合试验，选用洗涤红细胞或用尼龙滤柱过滤血液，移除大多数粒细胞和单核细胞，可以减少免疫反应所致的发热。

（3）一旦发生发热反应，立即停止输血，所使用过的血液废弃不用。如病情需要可另行配血、输血。

（4）遵医嘱给予抑制发热反应的药物如阿司匹林，首次剂量为 1 克，然后 1 次/h，共 3 次；伴寒战者遵医嘱给予抗阻胺药物如异丙嗪 25 毫克或度冷丁 50 毫克等对症治疗；严重者给予肾上腺皮质激素。

（5）对症处理：高热时给予物理降温，畏寒、寒战时应保暖，给予热饮料、热水袋、加盖厚被等积极处理。严密观察体温、脉搏、呼吸和血压的变化并记录。

（6）将输血器、剩余血连同血袋一并送检。

2. 过敏反应

（1）勿使用有过敏史的献血员。

（2）献血者在采血前 4 小时内不宜吃高蛋白、高脂肪饮食，宜食用少量清淡饮食或糖水。

（3）既往有输血过敏史者应尽量避免输血，若确实因病情需要须输血时，应输注洗涤红细胞或冰冻红细胞，输血前 0.5 小时口服抗组胺药或使用类固醇类药物。

（4）输血前详细询问患者的过敏史，了解患者的过敏源，寻找对该过敏源无接触史的供血者。

（5）患者仅表现为局限性皮肤瘙痒、荨麻疹或红斑时，可减慢输血速度，不必停止输血，遵医嘱口服抗组胺药物，继续观察；反应重者须立即停止输血，保持静脉畅通，严密观察患者的生命体征，根据医嘱给予 0.1% 盐酸肾上腺素 0.5～1ml 皮下注射。

（6）过敏反应严重者，注意保持呼吸道通畅，立即予以高流量吸氧；有呼吸困难或喉头水肿时，应及时做气管插管或气管切开，以防窒息；遵医嘱给予抗过敏药物，如盐酸异丙嗪 25 毫克肌内注射，地塞米松 5 毫克静脉注射；必要时行心电监护。

3. 溶血反应

（1）认真做好血型鉴定和交叉配血试验。

（2）加强工作责任心，严格核对患者和供血者姓名，血袋号和配血报告有无错误，采用同型输血。

（3）采血时要轻拿轻放，运送血液时不要剧烈震荡；严格观察储血冰箱温度，并详细记录，严格执行血液保存规则，不可采用变质血液。

（4）若怀疑发生溶血，应立即停止输血，维持静脉通路，及时报告医生。

（5）溶血反应发生后，立即抽取受血者静脉血加肝素抗凝剂，分离血浆，观察血浆色泽，若呈粉红色，可协助诊断，同时测定血浆游离血红蛋白量。

（6）核对受血者与供血者姓名和 ABO 血型、RH 血型、用保存于冰箱中的受血者与供血者血样，新采集的受血者血样，血袋中血样，重做 ABO 血型、RH 血型、不规则抗体及交叉配血试验。

（7）抽取血袋中血液做细菌学检验，以排除细菌污染反应。

（8）维持静脉输液，以备抢救时静脉给药。

（9）遵医嘱口服或静脉滴注碳酸氢钠，以碱化尿液，防止或减少血红蛋白结晶阻塞肾小管。

（10）双侧腰部封闭，并用热水袋敷双侧肾区或双肾超短波透热疗法，以解除肾血管痉挛，保护肾脏。

（11）严密观察患者的生命体征和尿量、尿色的变化并记录；同时做尿血红蛋白测定；对少尿、无尿者，按急性肾功能衰竭护理。如出现休克症状，给予抗休克治疗。

（12）安抚患者，消除其紧张、恐惧心理。

4. 循环负荷过重（急性左心衰）

（1）严格控制输血速度和短时间内输血量，对心肺疾病患者或老年、儿童尤为注意。

（2）出现肺水肿症状，立即停止输血，及时与医生联系，配合抢救。协助患者取端坐位，两腿下垂，以减少回心血量，减轻心脏负担。

（3）加压给氧，可使肺泡内压力增高，减少肺泡内毛细血管渗出液的产生；同时给予 20%～30% 乙醇湿化吸氧，因乙醇能降低肺泡内泡沫的表面张力，使泡沫破裂消散，从而改善肺部气体交换，迅速缓解缺氧症状。但要注意吸入时间不可过长，以免引起酒精中毒。

（4）遵医嘱给予镇静、镇痛、利尿、强心、血管扩张剂等药物治疗以减轻心脏负荷，同时应严密观察病情变化并记录。

（5）清除呼吸道分泌物，保持呼吸通畅，定时给患者拍背，协助排痰，并指导患者进行有效呼吸。

（6）必要时用止血带进行四肢轮扎，即用止血带或血压计袖带做适当加压，以阻断静脉血流，但动脉血流仍通常。每隔 5 ~ 10 分钟轮流放松一侧肢体的止血带，可有效地减少静脉回心血量，待症状缓解后，逐步解除止血带。

（7）耐心向其解释检查和治疗的目的，以减轻患者的焦虑和恐惧。

5. 出血倾向

（1）短时间内输入大量库存血时应严密观察患者意识、血压、脉搏等变化，注意皮肤、黏膜或手术伤口有无出血。

（2）尽可能地输注保存期较短的血液，情况许可时每输库血 3~5 单位，应补充鲜血 1 单位。即每输 1500ml 库血即给予鲜血 500ml，以补充凝血因子。

（3）若发现出血表现，首先排除溶血反应，立即抽血做出、凝血项目检查，查明原因，输注新鲜血、血小板悬液，补充各种凝血因子。

6. 枸橼酸钠中毒反应

严密观察患者的反应，慎用碱性药物，注意监测血气和电解质化验结果，以维持体内水、电解质和酸碱的平衡。

7. 低体温

（1）将大量备用的库血放在温度适宜的环境中自然升至室温再输入，也可以用热水袋加温输血的肢体。

（2）大量、快速输血时将房间温度控制在 24~25℃。

（3）注意给患者保温，避免不必要的躯体暴露；输血过程中使用温热的生理盐水作为冲洗液；低体温者给予热水袋保暖。

（4）密切观察并记录患者的体温变化，使用能测量 35.5℃ 以下的体温计测量体温。

（张岚　戴世英　芮子容）

第五节　静脉注射技术

静脉注射是把血液、药液、营养液等液体物质直接注射到静脉中。静脉注射可分短暂性与连续性，短暂性的静脉注射多以针筒直接注入静脉，连续性的静脉注射则以静脉滴注实施。

【操作目的及意义】

1. 药物不宜口服、皮下或肌内注射时，需迅速产生药效，可采用静脉注射法。

2. 由静脉注入药物，用于诊断性检查。

3. 用于输液或输血。

4. 用于静脉营养治疗。

【操作步骤】

1. 操作准备

(1) 护士准备：衣帽整洁，洗手，戴口罩。

(2) 物品准备：治疗车上层：治疗盘、输液器、液体（按医嘱准备）、安尔碘、75%乙醇、棉签、污物缸、止血带、垫巾、输液贴、网套、输液卡、手消毒液、医嘱本；治疗车下层：污物回收盘、锐器回收盒、止血带浸泡桶。

(3) 患者准备：取舒适卧位。

2. 操作方法

(1) 护士洗手，戴口罩，核对医嘱，查对药物，检查并取出一次性注射器，抽取药液，排气，放无菌盘备用。

(2) 备齐用物，携至床旁，核对患者，做好解释，以取得合作。

(3) 协助患者取舒适体位，选择粗、直、弹性好、易于固定的静脉，并避开关节及静脉瓣，同时以手指探明静脉方向和深浅。

(4) 在穿刺部位的肢体下垫小垫枕，在穿刺部位的上方约6cm处扎紧止血带，注意止血带的末端应向上。

(5) 以选定的穿刺点为中心，进行常规消毒，待干。

(6) 嘱患者握拳，以使静脉充盈。

(7) 再次查对，检查是否排尽空气。

(8) 用左手拇指绷紧静脉下端皮肤，右手持注射器，示指固定针栓,使针头斜面向上,并与皮肤呈 15°~30°角,由静脉上方或侧方刺入皮下,再沿静脉方向潜行刺入静脉。

(9)见回血后,证实针头已刺入静脉,可顺静脉方向再进针少许。

(10)松开止血带,嘱患者松拳,固定好针头,缓慢注入药液。

(11)在推注药液的过程中,应缓慢试抽回血,以检查针头是否在静脉内。

(12)注射完毕,用无菌干棉签轻按穿刺点上方处,快速拔针后按压至不出血。

(13)再次查对,安置患者,整理床单位,清理用物,洗手,记录。

3. 操作评价

(1)医嘱及患者查对是否正确。

(2)无菌技术是否规范。

(3)穿刺部位及患者体位是否恰当。

【操作重点及难点】

1. 仔细核对医嘱。

2. 按无菌操作原则抽取药液,排尽空气。

3. 选择合适的血管。

4. 注射过程中,观察患者局部和全身反应。

【注意事项】

1. 严格执行"三查八对"制度,防止发生差错。

2. 严格执行无菌操作,预防并发症。输液器及药液应绝对无菌。

3. 预防空气栓塞。输液时必须排尽管内空气,防止液体流空;及时更换输液瓶及添加药液,输完后及时拔针。

4. 注意观察输液情况。针头有无滑脱,局部有无肿胀,有无输液反应。

5. 注意药物配伍禁忌。抗生素类药物应现配现用。

【操作并发症及处理】

1. 疼痛

（1）注意药液配制的浓度，输注对血管有刺激性药液时，宜选择大血管进行穿刺，并减慢输液速度。

（2）输液过程中应加强巡视，若发现液体露出血管外，局部皮肤肿胀，应予拔针另选部位重新穿刺，局部采用湿热敷，肿胀多可自行消退。

（3）输注刺激性过大的药液时，可根据医嘱采用小剂量利多卡因静脉注射，以减轻静脉给药引起的痛苦。

2. 静脉炎

（1）严格执行无菌操作技术原则。

（2）一般情况下，严禁在瘫痪的肢体行静脉穿刺。

（3）输入非生理 pH 值药液时，适当加入缓冲剂，使 pH 值尽量接近 7.4 为宜。

（4）严格控制药物的浓度和注射速度。

（5）严格掌握药物配伍禁忌，每瓶药液联合用药以不超过 2~3 种为宜。

（6）若发生静脉炎，应停止在患肢静脉输液并将患肢抬高、制动，并根据局部情况进行相应的处理。

3. 药物外渗性损伤

（1）在光线充足的环境下，认真选择有弹性的血管进行穿刺。

（2）选择合适的头皮针，针头无侧钩。

（3）在针头穿入血管后继续往前推进 0.5cm，确保针头在血管内，妥善固定针头，避免在关节活动处逆针。

（4）注射时加强观察，加强巡视，尽早发现以采取措施，及时处理，杜绝外渗性损伤，特别是坏死性损伤的发生。

（5）推注药液不宜过快。

（6）根据渗出药液的性质，分别进行处理，严重坏死的组织应及时外科切除，以免增加感染机会。

4. 发热反应

（1）加强责任心，严格检查药物及用具。

（2）严格执行安剖的割据与消毒规范。

（3）改进加药的习惯进针方法。

（4）加强加药注射器使用的管理，加强注射器要严格执行一人一具，不得重复使用，提倡采用一次性注射器加药，这是目前预防注射器污染的有效措施。

（5）避免操作污染。

（6）过硬的穿刺技术及穿刺后的良好固定可避免反复穿刺静脉增加污染。

（7）合理用药注意药物配伍禁忌。

（8）对于发热反应轻者，应减慢输液速度，注意保暖，配合针刺合谷、内关等穴位；对高热者给予物理降温，观察生命体征，并遵医嘱给予抗过敏药物及激素治疗。

（张岚 戴世英 芮子容）

第六节 肌内注射技术

肌内注射是一种常用的药物注射治疗方法，指将药液通过注射器注入肌肉组织内，达到治病的目的。

【操作目的及意义】

1. 不宜或不能行静脉注射，要求比皮下注射更迅速发生疗效时采用。

2. 用于注射刺激性较强或需用剂量较大的药物。

【操作步骤】

1. 操作准备

（1）护士准备：衣帽整洁，洗手，戴口罩。

（2）物品准备：强力碘溶液、75%乙醇溶液、无菌棉签、砂轮、剪刀、弯盘、5ml注射器、医嘱用药、无菌治疗包、无菌持物钳（镊）及容器、清洁方盘、医嘱本、洗手液、医用垃圾桶、锐器盒、手表。

（3）患者准备：包括安全、告知、健康教育等。

2. 操作方法

（1）核对医嘱。

（2）检查药物及灭菌物品。

（3）检查注射器、药液，铺无菌治疗盘，遵医嘱准备抽取药液，放于无菌治疗盘内。

（4）携用物至患者床旁，核对患者，向患者解释操作目的、方法，取得其配合。

（5）根据情况酌情遮挡患者。协助患者取适当体位，暴露注射部位，用十字法或连线法定位。

（6）常规消毒皮肤。

（7）排尽注射器内空气，左手绷紧注射部位皮肤，右手持注射器，以中指固定针栓，将针头与皮肤呈90°，迅速刺入针头的2/3（消瘦者、婴幼儿酌减）。

（8）左手放松绷紧的皮肤，抽动活塞，如无回血，固定针头，注入药液，密切观察并询问患者的反应。

（9）注射完毕，用棉签按压针眼，快速拔针。

（10）再次核对患者，协助患者恢复舒适卧位。

（11）整理用物及床单位，洗手，记录注射时间并签字。

3. 操作评价

（1）动作轻巧、准确，操作方法规范。

（2）患者舒适，痛感较少。

（3）操作过程中能有效沟通与交流，应注意配伍禁忌。

【操作重点及难点】

1. 核对医嘱，做好准备。

2. 按照无菌操作原则抽取药液时，排尽空气，消毒注射部位皮肤，进行注射。

3. 注射部位选择正确。

4. 推注药液时观察患者反应。

【注意事项】

1. 注射部位有硬结、感染时不宜做肌内注射治疗。

2. 需要两种药液同时注射，应注意配伍禁忌。

3. 2 岁以下婴幼儿不宜选用臀大肌注射，因为幼儿在未能独立走路前，其臀部肌肉发育不完善，臀大肌注射有损伤坐骨神经的危险，应选用臀中肌或臀小肌注射。

【操作并发症及处理】

1. 疼痛

（1）正确选择注射部位。

（2）掌握无痛注射技术：进行肌内注射前，先用拇指按压注射点 10 秒钟，然后常规皮肤消毒，肌内注射；用持针的手掌尺侧缘快速叩击注射区的皮肤（一般为注射区的右侧或下侧）后进针，在一定程度上可减轻疼痛。

（3）配制药液浓度不要过大，每次推注的药量不宜过快、过多。股四头肌及上臂三角肌实行注射时，若药量超过 2ml，须分次注射。经过临床试验，用生理盐水注射液稀释药物后肌内注射比用注射用水稀释药物后肌内注射，更能减轻患者的疼痛。

（4）轮换注射部位。

2. 神经性损伤

（1）周围神经药物注射伤是一种医源性损伤，是完全可以预防的，应在慎重选择药物、正确掌握注射技术等方面严格把关。

（2）尽量选用刺激性小的药物。

（3）注射时应全神贯注，注意注射处的解剖关系，准确选择臀部的肌内注射位置，避开神经及血管，为儿童注射时，除要求进针点准确外，还应注意进针的深度和方向。

（4）在注射药物过程中若发现神经支配区麻木或反射痛，应考虑注入神经内的可能性，须立即改变进针方向或停止注射。

（5）发生后可行理疗、热疗，促进炎症消退和药物吸收，同时使用神经营养药物治疗，将有助于神经功能的恢复。

3. 针头堵塞

（1）根据药液的性质选用粗细合适的针头。

（2）充分将药液混合，检查针头通畅后方可进针。

（3）注射时保持一定速度，避免停顿导致药液沉积在针头内。

（4）如发生推药阻力大，或无法将药液继续注入体内，应拔针，更换针头另选部位进行注射。

（张岚　戴世英　芮子容）

第七节　青霉素皮内试验法

皮试是皮肤（或皮内）敏感试验的简称。青霉素应用至今发生过敏反应的概率较高，常见的过敏反应包括皮疹、荨麻疹、皮炎、发热、血管神经性水肿、哮喘、过敏性休克等，其中以过敏性休克最为严重，甚至可导致死亡。

【操作目的及意义】

1. 通过青霉素过敏试验，确定患者是否对青霉素过敏，是临床应用青霉素治疗的依据。

2. 探讨减轻青霉素皮内试验操作引起的疼痛方法，达到无痛或微痛，防止试验结果呈假阳性。

【操作步骤】

1. 操作准备

（1）护士准备：衣帽整洁，洗手，戴口罩。

（2）物品准备：基础治疗盘，1ml 注射器、2～5ml 注射器、4.5～5 号及 6 号针头、青霉素药液、生理盐水、0.1% 盐酸肾上腺素注射液、氧气、吸痰器、手表、医疗垃圾桶等。

（3）患者准备：询问患者用药史、过敏史及家庭史，并讲解药物试验的目的、方法、注意事项及配合要点。

2. 操作方法

（1）一般选择前臂屈侧为受试部位，局部清洁消毒后取配制好的皮试液进行皮内注射，形成直径为 0.5cm 的皮丘。

（2）采用针头斜面与前臂掌侧下段腕上一横指处横行的皮肤纹理平行，呈 45°角进入皮内 1/2 针头斜面后，再平行进入 2 毫米的方法。

3. 操作评价

（1）皮肤清洁消毒避免用含碘类消毒剂。

（2）皮丘是否符合标准，不能太小，也不能过大。

（3）阳性判定：注射后 15～30 分钟内局部皮肤出现红晕（硬肿大于 1cm）；或皮肤出现皮疹、发痒、皮炎、结合膜炎、口腔炎、喉头水肿、恶心、头晕、心悸甚至血压下降，严重时烦躁不安、面色苍白、大汗、昏迷、发绀、呼吸困难，甚至出现惊厥、死亡。

【操作重点及难点】

1. 重点：青霉素过敏试验结果的判断。

2. 难点：青霉素皮试标准液的推算。

【注意事项】

1. 试验前详细询问患者的用药史、过敏史和家族过敏史。

2. 凡首次用药，停药 3 天后再用者，以及更换药物批号，均须按常规做过敏试验。

3. 皮试液宜新鲜配制，皮试液浓度与注射剂量要准确；溶媒、注射器及针头应固定使用。

4. 青霉素过敏试验或注射前做好急救的准备工作（备好盐酸肾上腺素和注射器等）。

5. 严密观察患者，首次注射后须观察 30 分钟以防迟缓反应的发生。注意局部和全身反应，倾听患者主诉。

6. 试验结果阳性者禁止使用青霉素，同时报告医生，在医嘱单、病历、床头卡和注射簿上醒目地注明青霉素过敏试验阳性反应，并告知患者及其家属。

【操作并发症及处理】

1. 当出现局部组织反应或患者虚脱、过敏性休克时，立即停药，使患者平卧。

2. 立即皮下注射0.1%盐酸肾上腺素注射液1ml，小儿酌减。症状如不缓解，可每隔半小时皮下或静脉注射该药0.5ml，直至脱离险期。

3. 给予氧气吸入，改善缺氧症状。呼吸受抑制时，应立即进行人工呼吸，并使用呼吸兴奋剂。喉头水肿引致窒息时，应尽快实行气管切开。

4. 根据医嘱静脉注射地塞米松5～10ml，应用抗组胺类药物，如盐酸异丙嗪等。

5. 静脉注射10%葡萄糖液或平衡液，血压下降时可遵医嘱应用多巴胺等升压药物。

6. 若心跳骤停，应立即进行心肺复苏抢救。

7. 密切观察病情，记录患者呼吸、脉搏、血压、神志和尿量等。

（张岚　戴世英　芮子容）

第八节　皮内注射技术

皮内注射是将药液注射于表皮与真皮之间的方法，主要用于皮肤过敏试验、预防接种及局部麻醉的先驱步骤。

【操作目的及意义】

1. 做各种药物过敏试验，以观察局部反应。

2. 预防接种。

3. 用于局部麻醉的先驱步骤。

【操作步骤】

1. 操作准备

（1）护士准备：衣帽整洁，洗手，戴口罩。

（2）物品准备：①治疗车、手消毒液、棉签、酒精（患者对酒精过敏应准备盐水）、治疗巾、无菌1ml注射器、无菌2ml注射器、医疗垃圾桶、锐器盒、手表；②皮试药液、0.1%盐酸肾上腺素注射液（核对药品药名、剂量、浓度、有效期；检查瓶身有无破损、裂痕；药液有无沉淀、浑浊、絮状物）、铺无菌盘。

（3）患者准备：包括安全、告知等。

2. 操作方法

（1）选择注射部位，药物过敏试验常选用前臂掌侧下段，预防接种常用上臂三角肌下缘，局部麻醉则选择麻醉处。

（2）用75%乙醇消毒皮肤。

（3）排尽注射器内空气，一手绷紧局部皮肤，一手持注射器针头斜面向上，与皮肤呈5°角刺入皮肤，待针头斜面完全进入皮内，放平注射器。用紧绷皮肤的手固定针栓，注入药液，使局部形成皮丘。

（4）注入规定药量之后，迅速拔针，不可按压局部。

3. 操作评价

（1）注射部位恰当。

（2）严格无菌操作。

（3）仔细核对患者。

【操作重点及难点】

1. 核对医嘱。

2. 操作前认真核对患者，检查药液。

3. 选择适当注射部位，注意进针角度。

4. 按规定时间观察结果及患者反应。

【注意事项】

1. 该注射法禁止使用碘酊、碘伏消毒，以免影响对局部反应的观察。

2. 严格执行查对制度，做药物过敏试验者，注射前应详细询问患者的用药史、过敏史、家族遗传史，如有过敏史，则不可对有过敏的药物进行皮试。

3. 做药物过敏试验者，事先准备好急救药品，防止意外发生。

4. 进针角度不宜过大，避免将药液注入皮下，影响结果的判断和观察。

【操作并发症及处理】

1. 疼痛

（1）向患者说明注射的目的，取得患者配合。

（2）原则上选用无菌生理盐水作为溶媒对药物进行溶解，准确配制药液，避免药液浓度过高对机体造成刺激。

（3）改进皮内注射的方法：在皮内注射部位的上方，嘱患者用一手环形握住另一前臂，离针刺的上方约2cm处用拇指加力按压，同时按皮内注射法持针刺入皮内，待药液注入，直至局部直径约0.5cm的皮丘形成，拔出针头后，方将按压之手松开，能有效减轻皮内注射疼痛的发生；或采用横刺进针法（其注射方向与前臂垂直）亦能减轻疼痛。

（4）可选用神经末梢分布较少的部位进行注射，如选取前臂掌侧中段做皮试，不仅疼痛轻微，且更具有敏感性。

（5）熟练掌握注射技术，准确注入药量。

（6）选用口径较小、锋利、无倒钩的针头进行注射。

（7）在皮肤消毒剂干燥后进行注射。

（8）疼痛剧烈者，予以止痛剂对症处理，发生晕针或虚脱者，按晕针或虚脱处理。

2. 局部组织发生反应

（1）避免使用对组织刺激性较强的药物。

（2）正确配制药液，推注药液剂量要准确，避免因剂量过大而增加局部组织反应。

（3）严格执行无菌操作。

（4）让患者了解皮内注射的目的，不可随意搔抓或揉按局部皮丘，如有异常不适可随时告知医务人员。

（5）详细询问药物过敏史，避免使用可引起发生机体过敏反应的药物。

（6）对已发生局部组织反应者，进行对症处理，预防感染。出现局部皮肤瘙痒者，告诫患者勿抓、挠，用5%碘伏溶液外涂；

局部皮肤有水疱者，先用5%碘伏溶液消毒，再用无菌注射器将水疱内液体抽出；注射部位出现溃烂、破损，则进行外科换药处理。

3. 注射失败

（1）认真做好解释工作，尽量取得患者配合。

（2）对不合作者，肢体要求充分约束和固定。

（3）充分暴露注射部位，穿衣过多或袖口窄小者，可在注射前协助患者将选择注射的一侧上肢衣袖脱出，婴幼儿可选用前额皮肤进行皮内注射。

（4）提高注射技能操作，掌握注射的角度与力度。

（5）对无皮丘或皮丘过小等注射失败者，可重新选择部位进行注射。

4. 虚脱

（1）注射前询问患者饮食情况，避免在饥饿下进行治疗。

（2）选择合适的部位、注射器，做到二快一慢（进针、拔针快，推药慢）。

（3）有晕针史或疑似患者宜采用卧位。

（4）注射过程中随时观察患者情况。如有不适，立即停止注射。注意区别过敏性休克和虚脱。虚脱者取平卧位，保暖，针刺人中、合谷等穴位，清醒后予口服糖开水等，少数也可予氧气吸入或呼吸新鲜空气。

5. 过敏性休克（最严重的并发症）

（1）皮试前仔细询问药物过敏史。

（2）皮试观察期间，嘱患者不可随意离开。

（3）注射盘内备有0.1%盐酸肾上腺素注射液等急救药品，另备氧气、吸痰器等。

（4）一旦发生过敏性休克，立即组织抢救。

6. 疾病传播

（1）严格执行无菌技术操作原则。

（2）使用活疫苗时，防止污染环境，及时处理用过的注射器、针头等。

（3）操作前后进行手消毒。

（4）对已出现疾病传播者，及时报告医生，对症治疗。如有感染者，及时抽血化验并及时隔离治疗。

（张岚　戴世英　芮子容）

第九节　皮下注射技术

皮下注射是将少量药液或生物制剂注入皮下组织的方法。

【操作目的及意义】

1. 需迅速达到药效、不能或不宜经口服给药时采用。

2. 局部麻醉用药或术前供药。

3. 预防接种。

【操作步骤】

1. 操作准备

（1）护士准备：衣帽整洁，洗手，戴口罩。

（2）物品准备：治疗车、手消毒液、棉签、安尔碘、治疗巾、药液（核对药品名称、剂量、浓度、有效期；检查瓶身有无破损、裂痕；药液有无沉淀、浑浊、絮状物）、无菌 1ml 注射器（如果患者使用诺和灵注射笔，应准备无菌胰岛素注射用针头）。车下放利器盒、医疗垃圾桶、手表。

（3）患者准备：包括安全告知等。

2. 操作方法

（1）将用物备齐携至床边，核对，向患者解释，以取得合作。选择注射部位，用安尔碘进行皮肤消毒，待干。

（2）将药液吸入注射器，排尽空气，左手绷紧皮肤，右手持注射器，示指固定针栓，针头斜面向上和皮肤呈 30°~40°角，过瘦者可捏起注射部位，迅速刺入针头的 2/3，放开左手固定针栓，抽吸无回血，即可推注药液。

（3）注射完毕，用消毒棉签轻按针刺处，快速拔针，清理用物。

3. 操作评价

（1）无菌观念强，遵守无菌原则。

（2）穿刺部位正确。

（3）穿刺手法正确。

（4）无痛注射。

【操作重点及难点】

1. 选择合适的操作部位，避开血管及神经。

2. 取得患者配合。

3. 按无菌操作原则抽取药液，消毒注射部位皮肤，实施注射。

4. 观察患者用药反应。

【注意事项】

1. 针头刺入角度不宜 > 45°，以免刺入肌层。

2. 尽量避免应用对皮肤有刺激作用的药物做皮下注射。

3. 经常注射者，应更换部位，轮流注射。

4. 注射少于 1ml 的药液，必须用 1ml 注射器，以保证注入药液剂量准确。

【操作并发症及处理】

1. 出血

（1）正确选择注射部位，避免刺伤血管。

（2）注射完毕后，做好局部按压工作。按压部位要准确，时间要充分，尤其是对有凝血机制障碍者，要适当延长按压时间。

（3）如针头刺破血管，立即拔针，按压注射部位，更换注射部位重新注射。

（4）拔针后针口少量出血者，予以重新按压注射部位。形成皮下血肿者，可根据血肿的大小采取相应的处理措施：皮下小血肿早期采用冷敷促进血液凝固，48 小时后应用热敷促进瘀血的吸收和消散；皮下较大血肿早期可采取消毒后无菌注射器穿刺抽出血液，再加压包扎，血液凝固后，可行手术切开出血凝块。

2. 硬结形成

（1）熟练掌握注射深度，注射时，针头斜面向上与皮肤呈30°~40°角快速刺入皮下，深度为针梗的1/2~2/3。

（2）操作前，选用锐利针头，选择注射点要尽量分散，轮流使用，避免在同一处反复注射，避免在瘢痕、炎症、皮肤破损处注射。

（3）注射药量不宜过多，以少于2ml为宜。推药时，速度要缓慢，用力要均匀，以减少对局部的刺激。

（4）应严格执行无菌技术操作，防止微粒污染。

（5）做好皮肤消毒，防止注射部位感染。

（6）已形成硬结者，可选用药物外敷。

3. 低血糖反应

（1）严格遵守给药剂量、时间、方法，严格执行操作规程，经常更换注射部位。对使用胰岛素的患者进行多次有关糖尿病知识和胰岛素注射有关知识的宣教，直至患者掌握为止。

（2）准确抽吸药液剂量。

（3）根据患者的营养状况，把握进针深度，避免误入肌肉组织，如对体质消瘦、皮下脂肪少的患者，应捏起注射部位皮肤并减小进针角度注射。

（4）避免注入皮下小静脉血管中，推药前要回抽，无回血方可注射。

（5）注射后勿剧烈运动、按摩、热敷、日光浴、洗热水澡等。

（6）注射胰岛素后，密切观察患者情况，如发生低血糖症状，立即监测血糖，同时口服糖水等易吸收的碳水化合物。严重者可静脉推注50%葡萄糖40~60ml。

（张岚　戴世英　芮子容）

第十节　静脉血标本采集技术

静脉采血多采用位于体表的浅静脉，通常采用肘部静脉、手背静脉、内踝静脉或股静脉。小儿可采用颈外静脉血液。根据采血量可选用不同型号的注射器，配备相应的针头。

【操作目的及意义】

1. 采全血标本，测定血液中某些物质的含量，如肌酐、肌酸、尿素氮、血糖、血沉等。

2. 采血清标本，测定血清酶、电解质、肝功能、脂类等。

3. 采血培养标本，培养血液中的致病菌。

【操作步骤】

1. 操作准备

（1）护士准备：衣帽整洁，洗手，戴口罩。

（2）物品准备：基础消毒盘、无菌注射器（根据药液量选用规格）、7~9号针头或头皮针、标本容器、止血带、一次性垫巾、医疗垃圾桶、手表。

（3）患者准备：禁饮食10~12小时（6~8小时），取舒适体位，避免剧烈活动。

2. 操作方法

（1）核对床号、姓名等。

（2）向患者解释，以取得合作。

（3）静脉采血常用部位：肘部的贵要静脉，正中静脉（最常用），头静脉。选择合适静脉，铺垫巾，穿刺处上部约6cm处系止血带，消毒皮肤。

（4）左手拇指绷紧静脉下端皮肤，右手持注射器针头斜面向上，与皮肤呈20°角进针，刺入静脉，见回血后抽出适量血液。

（5）松开止血带，以干棉签置穿刺点处迅速拔出针头，按压局部片刻。

（6）根据检查目的不同将标本置于不同容器中。

（7）采全血标本时，取下针头，慢慢注入抗凝管中，轻轻转动试管防止血液凝固。

（8）取血清标本时，取下针头，缓慢注入干燥试管中，勿将泡沫注入；避免震荡，防止红细胞破裂。

（9）采血培养标本时，先将密封瓶纸撕开，取血后将取血瓶口棉塞取出，迅速在酒精灯火焰上消毒瓶口，将血液注入培养瓶中轻轻摇匀，再将瓶塞在火焰上消毒后塞好。

（10）整理用物及床单位，洗手，做记录，标本连同化验单及时送检。

3. 操作评价

（1）无菌操作。

（2）根据需求采集血量，血标本采集及试管应用正确。

【操作重点及难点】

1. 穿刺一次成功，采血完毕按压止血。

2. 采血量合适。

3. 血标本分类正确。

【注意事项】

1. 如一次穿刺失败，重新穿刺需更换部位及注射器。

2. 需空腹采血时，应提前通知患者。

3. 根据检查目的不同选择适宜容器。

4. 严禁在输液、输血针头处抽取血标本。

5. 如同时抽取不同种类的血标本，应先注入血培养瓶，再注入抗凝管，最后注入干燥试管。

【操作并发症及处理】

1. 皮下出血或局部血肿

（1）早期冷敷，减轻局部充血和出血，使毛细血管收缩，可防止皮下出血或血肿扩大。

（2）48 小时后改为热敷。改善局部血液循环，减轻炎性水肿，加速吸收和消肿。

2. 晕针和晕血

（1）患者发生晕针或晕血时，应立即停止采血，迅速将其抬到空气流通处或吸氧。

（2）患者坐位时立即改为平卧位，以增加脑部供血，指压或针灸人中穴、合谷穴。

（3）口服葡萄糖液，适当保暖，数分钟后即可自行缓解。

3. 局部皮肤过敏反应　如出现过敏现象报告医生处理。

4. 误穿刺入动脉　确定针头没有在静脉内，应立即拔针，重新更换针头另选静脉进入采血，如抽出为鲜红色血液，提示刺入股动脉，应立即拔出针头，紧压穿刺点5~10分钟，直至无出血，再重新穿刺对侧股静脉进行采血。

5. 采血失败　确定针头没有在静脉内，应立即拔针，重新更换针头另选静脉进入采血，不能来回多次进针或退针。

（张岚　戴世英　芮子容）

第十一节　动脉血标本采集技术

采集动脉血，多为进行血气分析，判断患者氧合情况，为治疗提供依据。

【操作目的及意义】

1. 为诊断和治疗呼吸衰竭提供可靠依据。

2. 检测有无酸碱平衡失调、缺氧和二氧化碳潴留。

3. 为指导氧疗、调节机械通气的各种参数提供依据。

【操作步骤】

1. 操作准备

（1）护士准备：衣帽整洁，洗手，戴口罩。

（2）物品准备：安尔碘、治疗盘、血气穿刺针、无菌手套或指套、棉签、检验单、医疗垃圾桶。

（3）患者准备：患者静坐或者静卧15~20分钟后再采血。

2. 操作方法

（1）查对床号、姓名等。

（2）向患者解释，以取得合作。

（3）选取穿刺动脉，常用穿刺部位为桡动脉、肱动脉、股动脉、足背动脉等。

（4）消毒皮肤，术者消毒示、中指，以两指固定动脉，持注射器在两指间垂直或与动脉走向呈 40°角刺入，抽取需要血量。

（5）按压穿刺点，加压止血 5～10 分钟，另一手拔出针头后，迅速刺入橡胶塞内，以隔绝空气，立即送检。

（6）整理用物及床单位，洗手，做记录。

3. 操作评价

（1）确认采集的为动脉血。

（2）彻底清除血泡。

（3）采集血量正确。

（4）正确保存标本。

【操作重点及难点】

1. 确定动脉及走向后，迅速进针，动脉血自动顶入血气针内，一般需要 1ml 左右。

2. 用无菌纱布或棉球垂直按压穿刺部位 5～10 分钟。

3. 立即将针尖斜面刺入橡皮塞或专用凝胶针帽以隔绝空气。

4. 将血气针轻轻转动，使血液与肝素充分混匀，再次核对，立即送检。

【注意事项】

1. 加压止血至少在 5 分钟以上，避免皮下血肿的产生。

2. 抗凝机制不好者，压迫时间不少于 10 分钟，并观察穿刺部位有无出血迹象。

3. 在密封前查看血样标本有无气泡存在，如果有，要立即排出。

4. 排完气泡，立即用橡皮塞（橡皮泥）把针头堵住，防止空气进入。

5. 充分混合血液标本，搓动针筒 5 秒或上下摇匀 5 次，让血样和针管里的肝素抗凝剂充分混合。

6. 室温保存时间一般不超过半小时。

7. 如果无法立即送检，血液标本应放置在冰水中进行保存后送检。

【操作并发症及处理】

1. 感染

（1）穿刺时严格遵守无菌原则。

（2）穿刺前认真选择血管，避免在有皮肤感染的部位穿刺。

（3）已发生感染者，除对因处理外，还应根据医嘱使用抗生素抗感染。

2. 皮下血肿

（1）加强穿刺基本功的训练，掌握穿刺技能。掌握进针的角度和深度，防止穿破动脉后壁，引起出血。避免在一个部位反复穿刺，以免引起动脉痉挛，增加对动脉的损伤度，造成出血不止。

（2）如血肿轻微，应观察肿胀范围有无扩展，若肿胀局限，不影响血流，可暂不行特殊处理；若肿胀加剧或血流量<100ml/min，应立即按压穿刺点并同时用50%硫酸镁湿敷。

（3）若压迫止血无效，可以加压包扎，穿刺成功后局部加压止血10~15min，直到不出血为止；严重凝血机制障碍者应避免动脉穿刺。

（4）血肿发生后可采用局部冷、热敷。24小时内采用冷敷使局部血管收缩，利于止血；24小时后采用热敷促进局部血液循环，利于血肿吸收。给予50%硫酸镁湿敷也可使血肿消退，疼痛减轻。

（5）血肿形成24小时后，可用烤灯或微波照射，促进局部血液循环，利于血肿吸收，使患者疼痛减轻，感到舒服。

（6）内服、外用活血化瘀的中药，以消除血肿。

3. 筋膜间隔综合征及桡神经损伤

（1）同血肿的预防及处理。

（2）尽快给患者止痛，以减轻患者的痛苦：在医生的指导下给患者用利多卡因行臂丛神经阻滞麻醉，必要时可以反复给药；也可以肌内注射止痛药，如曲马多等。

（3）注意观察肢体血运、感觉、运动情况，如肢体双侧温差在3℃以上，皮肤颜色苍白，感觉异常，运动障碍，及时请骨科医生做适当处理。必要时手术。

（4）如果以上保守治疗无效，可行筋膜间室压力（正常值为 0~8mmHg）测定，若筋膜间室压力 >30mmHg，应报告医生采取筋膜间室切开减张术，以免造成不可逆的损伤。

4. 假性动脉瘤形成

（1）避免在同一部位重复穿刺，以免局部瘢痕形成后，使皮肤弹性降低而出血。

（2）对出血部位的护理：穿刺后如动脉有少量出血，可采用无菌敷料按压出血部位，并用胶布加压、固定，并随时观察血流量及是否出血。

（3）患者若有小的足背动脉瘤形成，应嘱其穿宽松、软质面的鞋，以防瘤体受摩擦，引起破裂出血。

（4）做好宣教工作：行动脉穿刺后可采用温度为 60~70℃ 的湿毛巾热敷，1 次/d，时间为 20 分钟，以防假性动脉瘤的形成。热敷过程中注意避免烫伤。

（5）假性动脉瘤较大而影响功能者，可采用手术直接修补，效果良好。

5. 动脉痉挛 如果穿刺针头确定在血管内，可暂停抽血，不要操之过急，待血流量渐进增加后，再行抽血，避免反复穿刺。若穿刺未成功，则拔针暂停穿刺，热敷局部血管，待痉挛解除后再行动脉穿刺。

6. 血栓形成

（1）减少同一穿刺点的穿刺次数。

（2）拔针后，压迫穿刺点的力度要适中，应做到伤口既不渗血，动脉血流又保持通畅；压迫时以指腹仍有动脉搏动为宜。

（3）若血栓形成可静脉插管行尿激酶溶栓治疗。

7. 穿刺点出血

（1）穿刺后按压穿刺点 5~10 分钟并嘱患者勿过早下床活动。

（2）如患者出现穿刺点出血，立即让患者平躺于床上，戴无菌手套，用无菌敷料按压，直到不出血为止。

8. 穿刺困难

（1）对患者进行心理安慰，做好其思想解释工作，消除恐惧等不良心理，以取得配合；同时护理人员还应该进行自身心理状态的调整，具有良好的心理素质和自信心，以镇静、果断、审慎的心态进行操作。

（2）熟悉经常进行动脉穿刺血管的解剖位置，掌握血管的走行及深度。

（3）应有良好的基本功和熟练的操作技术。

（4）对血管壁弹性较差的血管，在穿刺操作时，动作要轻柔、仔细，寻找血管宜缓慢进行，避免在同一位置反复多次穿刺，以防内出血。

（张岚　戴世英　芮子容）

第十二节　口腔护理法

口腔护理是为了保持患者口腔清洁，清除异味，防止感染，保持牙齿健康。

【操作目的及意义】

1. 保持口腔清洁、湿润，使患者舒适，预防口腔感染等并发症。

2. 防止口臭、口垢，促进食欲，保持口腔的正常功能。

3. 观察口腔黏膜及舌苔有无异常，便于了解病情。

【操作步骤】

1. 操作准备

（1）护士准备：衣帽整洁，洗手，戴口罩。

（2）物品准备：治疗盘、治疗碗（内备口腔护理液浸湿的棉球若干）、弯曲管钳、压舌板、毛巾、吸管、润滑油、棉签、水杯、手电筒，必要时备开口器、舌钳、吸痰器、手表等。

（3）患者准备：向患者解释口腔卫生清洁的意义，取得患者合作，若病情允许可以取半坐卧位，仰卧位的患者头应偏向一侧。

2. 操作方法

（1）携用物至患者床旁，核对患者，做好解释，取得合作。

（2）协助患者侧卧或平卧，头偏向一侧，面向护士。

（3）将一次性垫巾围于颌下，置弯盘于患者颌下。

（4）协助患者漱口，观察有无出血，口角干裂者给予润湿。

（5）用压舌板轻轻撑开颊部，用血管钳夹紧棉球清洁口腔及牙的内外侧面、咬合面、牙龈、上腭、颊部、舌面、舌底、口腔底等。

（6）协助患者用吸管吸清水漱口。

（7）擦净口周围及口唇，必要时口腔用药。

（8）撤去一次性垫巾及用物，协助患者取舒适卧位。

（9）整理用物及床单位，洗手，做记录。

3. 操作评价

（1）患者口腔清洁、无异味、无感染发生，口唇湿润。

（2）患者精神状态有所好转，无其他不适症状。

【操作重点及难点】

1. 从舌根刷向舌尖及两侧面，力量宜小。勿触及软腭、咽部，以免引起恶心等不适感。

2. 重复擦洗，直到口腔完全清洁为止。

【注意事项】

1. 擦洗时动作要轻，特别是对凝血功能差的患者，要防止碰伤其黏膜及牙龈。

2. 昏迷患者禁忌漱口，需要张口器时，应从臼齿处放入（牙关紧闭者不可用暴力助其张口）。擦洗时须用血管钳夹紧棉球，每次一个，防止棉球遗留在口腔内，棉球不可过湿以防患者将溶液吸入呼吸道，发现痰多时要及时吸出。

3. 对长期使用抗生素者，应观察口腔黏膜有无霉菌感染。

4. 义齿不可浸泡在酒精或热水中，以防变色、变形或老化。

5. 传染病患者用物按隔离消毒原则处理。

【操作并发症及处理】

1. 窒息

（1）如患者出血窒息，应及时处理，迅速有效清除吸入的异物，及时解除呼吸道梗阻。

（2）如果异物已进入气管，患者出现呛咳或呼吸受阻，先用粗针头在环状软骨下1~2cm处刺入气管，以争取时间行气管插管，在纤维支气管镜下取出异物，必要时行气管切开解除呼吸困难。

2. 吸入性肺炎 已出现肺炎的患者，根据病情选择合适的抗生素抗感染治疗，并结合相应的临床表现对症处理。

3. 口腔黏膜损伤

（1）发生口腔黏膜损伤者，应用朵贝尔氏液、呋喃西林液或双氧水含漱。

（2）如有口腔溃疡疼痛，溃疡面应用西瓜霜或锡类散涂敷，必要时用2%利多卡因喷雾止痛或将洗必泰液用注射器直接喷于溃疡面，每日3~4次，抗感染。

4. 误吸

（1）立即停止操作。

（2）观察患者缺氧情况。

（3）必要时吸出液体。

5. 口腔及牙龈出血

（1）对口腔及牙龈出血者，可采用局部止血，如应用明胶海绵、牙周袋内碘酚等。

（2）烧灼或加明胶海绵填塞，必要时进行全身治疗，如肌注安络血、止血敏，同时针对原发疾病进行治疗。

6. 恶心、呕吐

（1）休息片刻，待症状好转后再进行。

（2）止吐时遵医嘱用药，如胃复安口服5mg/次，3次/日；西咪替丁注射液2ml/次，肌内注射。

7. 口腔感染 溃疡表浅时可给予西瓜霜喷剂或锡类散涂口

腔；溃疡较深、较广者除加强护理外，局部可用惠尔血或特尔津等加少量生理盐水外敷，以加快溃疡面的修复；必要时可应用广谱抗生素——氧氟沙星含片治疗口腔感染。

（张岚　戴世英　芮子容）

第十三节　鼻导管吸氧法

鼻导管吸氧是指通过给氧，提高动脉血氧分压和动脉血氧饱和度，增加动脉血氧含量，纠正各种原因造成的缺氧状态，促进组织的新陈代谢，维持机体生命活动的一种治疗方法。

【操作目的及意义】

纠正患者的缺氧状态，维持患者的正常氧需求。

【操作步骤】

1. 操作准备

（1）护士准备：衣帽整洁，洗手，戴口罩。

（2）物品准备：①供氧装置：氧气筒及氧气表或流量表（管道氧气装置）；②治疗盘内备双头鼻导管、玻璃接管、橡胶管、胶布、棉签、纱布、治疗碗（内放冷开水）、弯盘、别针、扳手、用氧记录单、手表、笔。

（3）患者准备：了解操作目的，取得合作，有安全感。体位舒适，情绪稳定。

2. 操作方法

（1）备齐用物携至患者床旁，核对、解释。

（2）备胶布两条。

（3）选择、清洁鼻腔。

（4）将氧气表装在氧气筒（氧气袋）上：去尘 – 装表 – 接湿化瓶 – 检查是否漏气 – 连接橡胶管和鼻导管。

（5）调节氧流量。

（6）在治疗碗内湿润鼻导管并检查鼻导管是否通畅。

（7）测量插入长度，插入鼻腔。

（8）固定。

（9）观察、记录。

（10）拔管停氧：先拔出鼻导管 – 关总开关 – 放余气后再关流量表开关。

（11）安置患者，使之体位舒适。

（12）整理用物及床单位，洗手，做记录。

3. 操作评价

（1）患者缺氧症状改善。

（2）未见呼吸道损伤及其他意外发生。

【操作重点及难点】

1. 装表动作迅速，符合规程。

2. 深度是鼻尖至耳垂的 2/3。

3. 关总开关放余氧后再关小开关。

4. 记录氧流量、起始时间和停止时间。

【注意事项】

1. 严格遵守操作规程，注意用氧安全，切实做好四防：防震、防火、防热、防油。运氧气筒时避免倾倒、撞击。氧气筒应置阴凉处，周围严禁烟火和易燃品，至少距火炉 5 米，暖气 1 米，氧气表及螺旋口上勿涂油，也不可用带油的手拧螺旋。

2. 使用氧气时应先调节流量而后应用，停氧时应先拔出导管，再关闭氧气开关，以免一旦关错开关，大量氧气突然冲入呼吸道损伤肺部组织。

3. 在用氧中，经常观察缺氧状况有无改善，氧气装置有无漏气，是否通畅。持续用氧者应每日更换导管 1~2 次，并由另一鼻孔插入，以减少对鼻黏膜的刺激。

4. 氧气筒内氧气不可用尽，压力表上指针降至 5kg/cm^2 时，即不可再用，以防止灰尘进入筒内，于再次充气时引起爆炸。

5. 对未用或已用完的氧气筒，应挂"满"或"空"的标志，以便及时调换氧气筒。

6. 应用氧气带时，以上氧气筒的相关内容省略。

【操作并发症及处理】

1. 无效吸氧

（1）检查氧气装置、供氧压力、管道连接是否漏气，发现问题及时处理。

（2）吸氧前检查吸氧管的通畅性，将吸氧管放入冷开水内，了解气泡的溢出情况。吸管要妥善固定，避免脱落、移位。在吸氧过程中随时检查吸氧导管有无堵塞，尤其是对使用鼻导管吸氧者，鼻导管容易被分泌物堵塞，影响吸氧效果。

（3）遵医嘱或根据患者的病情调节吸氧流量。

（4）对气管切开的患者，采用气管套管供给氧气。

（5）及时清除呼吸道分泌物，保持气道通畅。分泌物多的患者，宜取平卧位，头偏向一侧。

（6）吸氧过程中，严密观察患者缺氧症状有无改善，如患者是否由烦躁不安变为安静、心率是否变慢、呼吸是否平稳、发绀有无消失等，并定时监测患者的血氧饱和度。

（7）一旦出现无效吸氧，立即查找原因，采取相应的处理措施，恢复有效的氧气供给。

2. 气道黏膜干燥

（1）及时补充氧气湿化瓶内的湿化液。对发热患者，及时做好对症处理。对有张口呼吸习惯者，做好解释工作，争取其配合改用鼻腔呼吸，利用鼻前庭黏膜对空气有加温、加湿的功能，减轻气道黏膜干燥的发生。对病情严重者，可用湿纱布覆盖口腔，定时更换。

（2）根据患者缺氧情况调节氧流量，轻度缺氧 1～2L/min，中度缺氧 2～4L/min，重度缺氧 4～6L/min，小儿 1～2L/min。吸氧浓度控制在 45% 以下。

（3）应用加温、加湿吸氧装置。

（4）给予超声雾化吸入，超声雾化器可随时调节雾量的大小，并能对药液加温。

3. 氧中毒

（1）严格掌握吸氧指征、停氧指征，选择恰当的给氧方式。

（2）严格控制吸氧浓度，一般吸氧浓度不超过45%。根据氧疗情况，及时调整吸氧流量、浓度和时间，避免长时间高流量吸氧。

（3）对氧疗患者做好健康教育，告知患者吸氧过程中勿自行调节氧流量。

（4）吸氧过程中，做血气分析，动态观察氧疗效果。一旦发现患者出现氧中毒，立即降低吸氧流量，并报告医生，对症处理。

4. 晶体后纤维组织增生

（1）新生儿尤其是早产低体重儿，勿长时间、高浓度吸氧，吸氧浓度应 <40%。

（2）对于曾长时间高浓度吸氧后出现视力障碍的患儿应定期行眼底检查。

（3）已发生晶体后纤维组织增生者，应早日行手术治疗。

5. 腹胀

（1）正确掌握鼻导管的使用方法。插管不宜过深，成人在使用单鼻孔吸氧时鼻导管插入的深度以 2cm 为宜。新生儿鼻导管吸氧时，必须准确测量长度，注意插入方法，插入鼻导管时可将患儿头部稍向后仰，避免导管进入食道，插入不可过深。

（2）用鼻塞吸氧法、鼻前庭或面罩吸氧法能有效地避免此并发症的发生。

（3）如发生急性腹胀，及时进行胃肠减压和肛管排气。

6. 感染

（1）每日更换吸氧管、氧气湿化瓶及湿化瓶内湿化液，并给予消毒后晾干。

（2）湿化瓶内液体为湿化瓶液。

（3）口腔护理 2 次／日。

（4）插管动作宜轻柔，以保护鼻腔黏膜的完整性，避免发生破损。

（5）如有感染者，去除引起感染的原因，应用抗生素抗感染治疗。

7. 鼻衄

（1）正确掌握插管技术，插管时动作宜轻柔，如有阻力，要排除鼻中隔畸形的可能，切勿强行插管。必要时改用鼻塞法吸氧或面罩法吸氧。

（2）选择质地柔软、粗细合适的吸氧管。

（3）长时间吸氧者，注意保持室内湿度，做好鼻腔湿化工作，防止鼻腔黏膜干燥。拔除鼻导管前，如发现鼻导管与鼻黏膜粘连，应先用湿棉签或液体石蜡湿润，再轻摇鼻导管，等结痂物松脱后才拔管。

（4）如发生鼻衄，应及时报告医生，进行局部止血处理，如使用血管收缩剂或局部压迫止血。对鼻衄出血量多、上述处理无效者，请耳鼻喉科医生行后鼻孔填塞。

8. 肺组织损伤

（1）在调节氧流量后，供氧管方可与鼻导管连接。

（2）应用面罩吸氧患者在改用鼻导管吸氧时，要及时将氧流速减低。

（张岚　戴世英　芮子容）

第十四节　氧气雾化吸入疗法

雾化吸入疗法是应用雾化装置将药液分散成细小的雾滴，以气雾状喷出，经鼻或口吸入达到治疗效果的给药方法。

【操作目的及意义】

1. 治疗呼吸道感染：消炎，减轻呼吸道黏膜水肿，化痰、祛痰，减轻咳嗽。

2. 改善通气功能：解除支气管痉挛，使气道通畅。

【操作步骤】

1. 操作准备

（1）护士准备：衣帽整洁，洗手，戴口罩。

（2）物品准备：氧气雾化吸入装置一套（雾化药液罐、管道）、氧气吸入装置一套（取下湿化瓶）、注射器、蒸馏水、治疗巾或者毛巾、按医嘱准备药液。

（3）患者准备：了解雾化吸入疗法的目的、意义，积极配合医生。

2. 操作方法

（1）用蒸馏水稀释药液 5~10ml，注入雾化器内。

（2）携用物至患者床旁，核对床号、姓名，向患者解释，并介绍使用方法。

（3）与氧气连接，取下氧气装置上的湿化瓶。

（4）患者颈下放置治疗巾或者毛巾。

（5）调节氧流量为 6~10L/min，口含雾化器喷出口，患者吸气时，用手指堵住出气口，呼气时将雾化器从口中取出，同时手指松开出气口，如此重复，将药液全部吸完。

（6）治疗时间一般为 10~20 分钟。

（7）治疗完毕，移开雾化装置，关闭氧气。

（8）清理用物，做消毒处理。

3. 操作评价

（1）雾化吸入过程顺利，雾量是否合适。

（2）吸入过程中观察患者有无其他不适。

（3）雾化吸入时间合适。

【操作重点及难点】

掌握正确的雾化方法和时间。

【注意事项】

1. 雾化器内药液必须浸没弯管底部，否则药液不能喷出。

2. 指导患者做深呼吸，使药液充分吸入，呼气时，需将手指移开出气口，以防药液丢失。

3. 操作中，避开烟火及易燃物，注意安全用氧。

4. 吸入过程中，喷管口应放在舌根部，尽可能深长吸气，以达治疗效果。

【操作并发症及处理】

1. 呼吸困难 及时通知医生，并停止雾化，给予吸氧、叩背，必要时吸痰，严密观察病情变化，并进行记录。

2. 缺氧及二氧化碳潴留 遵医嘱监测血气，给予低流量吸氧，严密观察缺氧和二氧化碳潴留情况，并记录。

3. 哮喘发作加重 遵医嘱用药，采取合适体位，给予氧气吸入，建立静脉通路，监测血氧饱和度，缺氧严重者行气管插管，观察病情变化并记录。

4. 呃逆 评估患者并初步判断，停止雾化，根据医嘱对症处理，观察病情变化并记录。

（张岚　戴世英　芮子容）

第十五节　吸痰术

痰液是喉以下呼吸道病理或生理分泌物。吸痰是为某些痰液不能咳出或者呕吐物误入气管的患者吸引出痰液或者呕吐物，保持呼吸道通畅的一种抢救配合方法。

【操作目的及意义】

1. 清除呼吸道分泌物，保持呼吸道通畅，预防并发症的发生。

2. 用于不能将痰液咳出的危重、年老昏迷及麻醉术后患者，解除其呼吸困难。

3. 用于留取痰标本，做培养和药敏试验。

【操作步骤】

1. 操作准备

（1）护士准备：衣帽整洁，洗手，戴口罩，根据特殊感染患者需要备护目镜。

（2）物品准备：中心负压装置，无菌治疗盘内置适当型号的吸痰管、治疗碗、生理盐水、5% 碳酸氢钠注射液、纱布、注射器、无菌钳、无菌手套，必要时备压舌板、舌钳、开口器。

（3）患者准备：理解吸痰的意义，有安全感，主动配合。

2. 操作方法

（1）向清醒患者解释，以取得合作。

（2）连接吸引器，调节吸引器至适宜负压（压力为 40.0 ~ 53.3kPa，小儿吸痰压力 <40kPa）。

（3）患者头转向操作者，昏迷者可使用压舌板等。

（4）用止血钳或戴手套持吸痰管试吸生理盐水，检查管道是否通畅。

（5）插入口腔或鼻腔，吸出口腔及咽部分泌物。

（6）另换吸痰管，折叠导管末端，插入气管内适宜深度，放开导管末端，轻柔、灵活、迅速地左右旋转上提吸痰管吸痰。

（7）拔出吸痰管后吸入生理盐水冲洗吸痰管。

（8）每次抽吸时间不超过15秒，如痰未吸尽，休息2~3分钟再吸。

（9）整理用物及床单位，洗手，做记录。

3. 操作评价

（1）动作准确熟练、顺序合理。

（2）患者呼吸道的分泌物、呕吐物被及时吸出。

（3）患者呼吸平稳，缺氧症状缓解或解除。

【操作重点及难点】

1. 吸痰前正确评估患者，选择合适的吸痰管及负压。

2. 吸痰前后加大吸氧浓度，吸痰前、中、后均应观察生命体征，如有不适应停止操作。

3. 吸痰动作轻柔，吸痰管一次插到位，然后边旋转边缓缓上提。

【注意事项】

1. 吸痰动作要轻、稳。一次吸痰时间不应超过15秒，连续使用时间不超过3min。

2. 严格无菌操作。

【操作并发症及处理】

1. 低氧血症

（1）选择合适的吸痰管，使其能够将痰液吸出，又不会阻塞气道。

（2）吸痰过程中患者若有咳嗽，可暂停操作，让患者将深部痰液咳出后再继续吸痰。

（3）刺激气管隆突处易引起患者咳嗽反射，不宜反复刺激。

（4）吸痰不宜深入支气管处，否则易阻塞呼吸道。

（5）使用呼吸机的患者，在吸痰过程中不宜脱离呼吸机的时间过长，一般应少于15秒。

（6）吸痰前后给予高浓度吸氧，可给予100%纯氧5分钟。

（7）吸痰时密切观察患者的心率、心律、动脉血压和血氧饱和度的变化。

（8）已经发生低氧血症者，立即加大吸氧流量或给予面罩加压吸氧，酌情、适时静注阿托品、氨茶碱、地塞米松等药物，必要时进行机械通气。

2. 呼吸道黏膜损伤

（1）使用优质、前端钝圆、有多个侧孔、后端有负压调节孔的吸痰管，吸引前先蘸无菌蒸馏水或生理盐水使其润滑。

（2）选择型号适当的吸痰管。

（3）吸痰管避免插入过深而损伤黏膜；插入时动作宜轻柔，禁止带负压插管；抽吸时，吸痰管旋转向外提拉。

（4）每次吸痰的时间不宜超过15秒。若痰液一次未吸净，可暂停3~5分钟再次抽吸。

（5）每次吸痰前先将吸痰管放于无菌盐水中测试导管是否通畅和吸引力是否适宜，调节合适的吸引负压。

（6）对于烦躁不安和极度不合作者，吸痰前可酌情予以镇静。

（7）发生呼吸道黏膜损伤时，可用生理盐水加庆大霉素或丁胺卡那霉素等抗生素进行超声雾化吸入。

（张岚　戴世英　芮子容）

第十六节 鼻 饲 术

鼻饲术是将导管经鼻腔插入胃内，从管内灌注流质食物、水分和药物的方法。鼻饲法适用于不能由口进食的患者，是通过从胃管注入营养丰富的流食来摄取足够的蛋白质、水、药物与热量的一种方法。

【操作目的及意义】

通过鼻－胃管（鼻饲法）供给食物和药物，保证患者摄入足够的热能、蛋白质等多种营养素，满足其对营养和治疗的需要，促进康复。

【操作步骤】

1. 操作准备

（1）护士准备：衣帽整洁，洗手，戴口罩。

（2）物品准备：①无菌治疗巾内置：消毒胃管、压舌板、50ml注射器、治疗碗2个（分别盛有鼻饲液和温开水，温度为38~40℃）、镊子或止血钳、纱布、棉签；②无菌治疗巾外置：手套、润滑油、胶布、别针、听诊器、调节夹或橡皮圈、弯盘、一次性治疗巾或纸巾、医疗垃圾桶。

（3）患者准备：①了解插管的目的、操作过程及配合的相关知识。②根据病情取合适卧位。③戴眼镜或有义齿者操作前应取下，妥善放置。

2. 操作方法

（1）备齐用物携至患者床边。对神志清醒者做好解释安抚，讲清治疗的意义和注意事项，进行精神安慰与鼓励，消除患者的紧张、恐惧情绪，取得配合。

（2）协助神志清醒的患者取平卧位，颌下铺一次性治疗巾，清洁鼻腔。

（3）戴无菌手套，用液体石蜡纱布润滑胃管前段约15~20cm，一手用纱布托持胃管，另一手用镊子夹住胃管，沿一侧鼻孔轻轻插入至咽喉（约 14～16cm 处）时，患者可能出现恶心反应，指导患者做吞咽动作，同时将胃管缓慢插入。如发生呛咳、呼吸困难、发绀等情况，表示误入气管，应立即拔出，休息片刻后重插。插入不畅时可将胃管抽回少许，再向前推进。

（4）胃管插入长度在《基础护理学》中的测量方法是从患者鼻尖至耳垂再至剑突的长度（或发际至剑突的长度），成人约为45～55cm。在临床应用此方法置管时，胃管前端仅达到胃贲门或胃体部，不易吸出胃内容物。通过临床多次试验，采用眉心－脐的体表测量法，胃管即可到达胃体、胃窦部，可有效地观察胃内容物或进行胃肠内营养支持。

（5）昏迷患者因吞咽反射和咳嗽反射消失，不能合作，为提高插管的成功率，临床采用双枕垫头快速插管法，即将两枕垫于患者头下，使其下颌尽量贴近胸骨柄，置胃管入鼻腔后双手快速插管，使管端沿食管后壁滑行至胃内。此方法适用于昏迷不能合作者，快速有效，可减轻对咽喉部黏膜的刺激。

（6）置管到预定长度时，确定胃管在胃内的方法有3种：可用抽吸胃液法、用听诊器在胃部听气过水声或将胃管放入水中看是否有气泡等方法确定胃管在胃内。

（7）用胶布粘贴法固定胃管于鼻翼或颊部。由于患者鼻部出汗或分泌油脂、患者翻身活动等，胶布有可能脱落，导致胃管脱出。也可用两根小线穿过胃管，系于患者耳后，定期观察患者耳后皮肤情况。

（8）整理用物及床单位，洗手，做记录。

3. 操作评价

（1）操作方法正确，动作轻柔，无黏膜损伤、出血及其他并发症。

（2）确保插管位于正确位置，无脱出。

（3）鼻饲饮食清洁，温度适宜，保证患者对基本营养、药物及水分的摄取。

【操作重点及难点】

1. 了解鼻饲的适应证、禁忌证、注意事项。

2. 鼻饲管置管顺利，位置正确。

【注意事项】

1. 插管时动作轻稳，当胃管通过食道的 3 个狭窄处（第一个狭窄位于食道的起端，即咽与食道的交接处，相当于环状软骨和第 6 颈椎体下缘；第二个狭窄在食道入口以下 7cm 处，位于左支气管跨越食道的部位，相当于胸骨角或第 4、5 胸椎之间的水平；第三个狭窄位于食道通过膈肌的裂孔处）时，动作更应轻柔，以免损伤食道黏膜。

2. 每次喂食前必须确认胃管在胃内。

3. 通过鼻饲管给药时，应将药片碾碎，溶解后再灌入。

4. 每次灌食量不超过 200ml，温度 38℃，温度过高易烫伤黏膜，温度过低患者会感到胃部不舒服。

5. 长期鼻饲者，应每日进行口腔护理，胃管每周更换/硅胶管每月更换（晚上拔出胃管，次晨再由另一侧鼻孔插入）。

【操作并发症及处理】

1. 胃食管反流、误吸

（1）选用管径适用的胃管，坚持匀速、限速滴注。

（2）昏迷患者翻身应在管饲前进行，以免胃因受机械性刺激而引起反流。

（3）对危重患者，管饲前应彻底吸痰，以免管饲后吸痰憋气使腹内压增高引起反流。管饲时和管饲后取半卧位，借重力和坡床作用可防止反流。

（4）喂养时辅以胃肠动力药（吗丁啉、西沙必利、灭吐灵）可解决胃轻瘫、反流等问题，一般在喂养前半小时由鼻饲管内注入。在鼻饲前先回抽，检查胃潴留量。鼻饲过程中保持头高位（30°～40°）或抬高床头 20°～30°，能有效防止反流，注意勿使胃管脱出。

（5）误吸发生后，立即停止管饲，取头低右侧卧位，吸除气道内吸入物，气管切开者可经气管套管内吸引，然后胃管接负压瓶。有肺部感染迹象者及时运用抗生素。

2. 鼻、咽、食道黏膜损伤和出血

（1）对长期停留胃管者，选用聚氯酯和硅胶喂养管，质地软，管径小，可减少插管对黏膜的损伤。对需手术的患者，可采取进手术室后，在麻醉医生医嘱下给药镇静后插管。但度冷丁、氟哌啶对呼吸中枢有轻度的抑制作用，需在有麻醉师的配合及备有麻醉机、监护仪的情况下进行。亦可选用导丝辅助置管法，即患者取侧卧位，常规插管12~14cm，助手用舌钳将舌体拉出，术者即可顺利插管。

（2）向患者做好解释说明，取得患者合作。置管动作要轻柔。

（3）长期鼻饲者，应每日用石蜡油滴鼻两次，防止鼻黏膜干燥、糜烂。

（4）用pH试纸测定口腔pH值，选用适当的药物，口腔护理2次/日，按时更换胃管，晚上拔出，翌晨再由另一鼻孔插入。

（5）鼻黏膜损伤引起的出血量较多时，可用经去甲肾上腺素浸湿的纱条填塞止血；咽部黏膜损伤可雾化吸入地塞米松、庆大霉素等，每日2次，每次20分钟，以减轻黏膜充血水肿；食道黏膜损伤出血可给予制酸、保护黏膜药物，如H_2受体阻滞剂雷尼替丁、质子泵抑制剂，黏膜保护剂等。

（张岚　戴世英　芮子容）

第十七节　胃肠减压技术

胃肠减压术是利用负压吸引和虹吸的原理，将胃管自口腔或鼻腔插入，通过胃管将积聚于胃肠道内的气体及液体吸出。常用于急性胃扩张、肠梗阻、胃肠穿孔修补或部分切除术，以及胆道或胰腺手术后。

【操作目的及意义】

1. 利用胃管或双腔管及负压吸引装置，抽吸出胃腔或肠腔的内容物及气体，减低胃、肠道内的压力，解除腹胀，减轻患者痛苦。

2. 借助胃、肠压力的减小，改善胃、肠血液循环并促进其功能的恢复。

3. 胃、肠手术者，可以减少手术中的困难，增加手术的安全性并有利于术后吻合口的愈合。

【操作步骤】

1. 操作准备

（1）护士准备：衣帽整洁，洗手，戴口罩。

（2）物品准备：①无菌治疗盘，内放一次性无菌巾、弯盘内置胃管或双腔管、治疗碗、20ml 或 50ml 注射器、镊子 2 把、纱布 2 块；②胃、肠减压器 1 套；③其他用物：润滑剂、棉签、胶布、听诊器及别针、压舌板、无菌手套。

（3）患者准备：包括安全、告知等。

2. 操作方法

（1）核对医嘱，洗手，戴口罩，准备用物。

（2）床边核对，向患者解释，并协助患者取合适体位。

（3）评估，清洁鼻腔。

（4）戴听诊器，备胶布，整理插胃管用物。

（5）铺巾，置弯盘。

（6）选择粗细合适、质地较柔软的胃管，以减轻局部的刺激；检查并润滑胃管，测量置管长度，插胃管。

（7）验证胃管在胃内，妥善固定胃管。

（8）接胃、肠减压器并固定，贴置管标识，询问患者感受，说明注意事项。

（9）整理用物及床单位，洗手，观察并记录。

3. 操作评价

（1）护士动作轻柔，操作熟练、安全、顺利，确保胃管在胃内。

（2）患者积极配合插管。

（3）保持胃管无污染，负压引流有效。

【操作重点及难点】

1. 为患者选择适当体位。

2. 检查胃管是否通畅，测量胃管放置长度。

3. 为患者进行插管操作，插入适当深度并检查胃管是否在胃内。

4. 调整减压装置，将胃管与负压装置连接，妥善固定于床旁。

【注意事项】

1. 妥善固定胃、肠减压装置，防止变换体位时加重对咽部的刺激，以及受压、脱出后影响减压效果。

2. 观察引流物的颜色、性质、量，并记录 24 小时引流总量。

3. 留置胃管期间应当加强患者的口腔护理。

4. 胃、肠减压期间，注意观察患者水、电解质及胃、肠功能恢复情况。

【操作并发症及处理】

1. 引流不畅

（1）为清醒患者插管时，告知其需配合的注意事项，插管速度尽量与患者的吞咽速度相吻合，以免胃管在患者口腔内盘曲。定时检查胃管，及时发现和纠正滑出的胃管。

（2）为昏迷患者插管时，插管前先撤去枕头，头向后仰，以免胃管误入气管；当胃管插入 15cm 时，将患者头部托起，使下颌靠近胸骨柄，以增大咽喉部通道的弧度，便于胃管顺利通过会厌部，可防止胃管在咽部或食管上段盘旋。

（3）定时更换胃管，以防止胃酸长时间腐蚀胃管，造成胃管不通畅。

（4）定期用生理盐水冲洗胃管。

（5）必要时拔出胃管，更换胃管重新插入。

2. 上消化道出血

（1）插管操作动作宜熟练、轻柔，以防引起机械性损伤。患者出现剧烈恶心、呕吐时暂停插管，让患者休息片刻，待恶心、呕吐缓解后再缓缓将胃管送入，切勿强行插管。

（2）负压引流无液体引出时，要检查胃管是否通畅，如不通畅，可向胃管内注入少许生理盐水，再回抽胃液。

（3）如发现引流液是鲜红色血液，及时报告医生，遵医嘱给予补充血容量及制酸、止血治疗，同时加强口腔护理。

（4）必要时行外科手术治疗。

3. 声音嘶哑

（1）选择粗细合适的胃管，勿强行插管，不宜来回抽插胃管及反复插管。

（2）在胃、肠减压过程中，嘱患者不能说话，遇剧烈恶心、呕吐时，先用手固定胃管，以防胃管上下移动。

（3）病情允许情况下，尽早拔出胃管。

（4）出现声音嘶哑者，注意嗓音保健，加强口腔护理，保持局部的湿润，避免刺激性的食物。

（5）采用物理、生物疗法进行治疗。

4. 呼吸困难

（1）插管前耐心向患者做好解释，讲解插管的目的及配合方法，以取得其理解和配合。插管过程中，严密观察病情变化，如出现呛咳、呼吸困难等症状，立即停止插管，检查胃管有无盘旋在口腔或误入气管，如证实立即拔出胃管，让患者休息片刻再重新插管。

（2）插管后必须确定胃管是否在胃内。

（3）病情允许情况下尽早拔出胃管，反复多次插管或长时间胃肠减压留置胃管的患者，可给予糜蛋白酶或地塞米松雾化吸入，以消除喉头水肿。

（4）根据引起呼吸困难的原因，采取相应的处理措施，必要时给予氧气吸入。

5. 吸入性肺炎

（1）患者咽喉部有分泌物聚集时，鼓励其咳嗽、排痰，咳嗽前先固定好胃管及胃、肠减压装置。不能自行咳痰的患者应加强翻身、拍背，促进排痰。

（2）保证胃、肠减压引流通畅，疑引流不畅时给予处理，防止胃液反流。

（3）口腔护理 2 次/日，以保持口腔清洁、湿润。

（4）病情允许情况下，尽早拔出胃管。

（5）发生吸入性肺炎者，结合病情遵医嘱给予相应处理。

（张岚　戴世英　芮子容）

第十八节　导尿术

导尿术是指在严格无菌操作下，用无菌导尿管经尿道插入膀胱引流尿液的方法。

【操作目的及意义】

1. 为尿潴留患者引流出尿液，减轻其痛苦。

2. 协助临床诊断，如留取未受污染的尿标本做细菌培养；测量膀胱容量、压力及检查残余尿；进行尿道或膀胱造影等。

3. 为膀胱肿瘤患者进行膀胱化疗。

【操作步骤】

1. 操作准备

（1）护士准备：衣帽整洁，洗手，戴口罩。

（2）物品准备：①无菌导尿包：内有弯盘 2 个，粗、细尿管各 1 根，小药杯 1 个（内盛 4 个棉球），血管钳 2 把，润滑油棉签或棉球瓶 1 个，标本瓶 1 个，洞巾 1 块，纱布 1 块，治疗巾 1 块，包布 1 块；②外阴初步消毒用物：治疗碗 1 个（内盛消毒液棉球 10 余个、弯血管钳 1 把）、弯盘 1 个、手套 1 只或指套 2 只，男患者需准备清洁纱布 1 块；③其他：无菌持物钳和容器 1 套、无菌手套 1 双、消毒溶液、治疗车 1 辆、小橡胶单和治疗巾 1 套、大便器及便盆巾、屏风、医疗垃圾桶、手表；④导尿管的种类：一般分为单腔导尿管（用于一次性导尿）、双腔气囊导尿管（用于留置导尿）、三腔导尿管（用于膀胱冲洗或向膀胱内滴药）3 种。

（3）患者准备：患者和家属了解导尿的目的、意义、过程和注意事项，并了解如何配合操作。导尿前清洗外阴。如患者不能配合时，请人协助维持适当的姿势。

2. 操作方法

（1）携用物至床旁，向患者说明导尿的目的，以取得合作。

（2）能自理者嘱其清洗外阴，不能起床者，护士协助清洗。

（3）操作者站在患者右侧，患者取仰卧屈膝位，双腿略向外展，脱去对侧裤腿，盖在近侧腿上，对侧大腿用盖被遮盖，露出会阴。

（4）将小橡胶单及治疗巾垫于患者臀下，弯盘置于近会阴处，换药碗与弯盘放于患者两腿之间，用一无菌纱布"8"字形缠绕左手拇指、示指，右手持止血钳夹 0.1% 新洁尔灭棉球擦洗外阴（阴阜及大阴唇），再以左手拇、示指分开大阴唇，擦洗小阴唇及尿道口，自外向内，由上而下，每个棉球限用一次，擦洗尿道口时，在尿道口轻轻旋转向下擦洗，共擦洗两次，第二次的棉球向下擦洗至肛门，将污棉球放于弯盘内，取下左手指纱布置于换药碗内，撤去换药碗，弯盘置于床尾。

（5）取下无菌导尿包置于病员两腿之间，打开导尿包，倒 0.1% 新洁尔灭于装干棉球的小杯内，戴无菌手套，铺孔巾，使孔巾与导尿包包布形成一无菌区。

（6）取一弯盘置于病员左侧孔巾口旁，用石蜡油棉球润滑导尿管前端后放于孔巾口旁的弯盘内，以左手分开并固定小阴唇，右手用止血钳夹新洁尔灭棉球自上而下，由内向外分别消毒尿道口（在尿道口轻轻旋转消毒后向下擦洗，共两次）及小阴唇，每个棉球限用 1 次。擦洗完毕将止血钳丢于污弯盘内。

（7）用另一止血钳持导尿管对准尿道口轻轻插入尿道约 4～6cm，见尿液流出，再插入 1cm 左右，松开左手，固定导尿管，将尿液引入无菌盘内。

（8）若需做尿培养，用无菌标本瓶接取，盖好瓶盖。

（9）导尿毕，拔出导尿管，脱去手套，放于弯盘内，撤下孔巾，擦洗外阴，协助患者穿好衣裤。

（10）整理用物及床单位，洗手，做记录后送验标本。

3. 操作评价

（1）用物齐全，操作方法和步骤正确、熟练。

（2）无菌观念强，操作过程无污染。

（3）患者主动配合，顺利完成导尿术。

【操作重点及难点】

严格按照无菌操作原则实施导尿术的操作。

【注意事项】

1. 严格执行无菌技术及消毒制度，防止医源性感染。导尿管一经污染或拔出均不得再使用。

2. 插入、拔出导尿管时，动作要轻、慢、稳，切勿用力过重，以免损伤尿道黏膜。

3. 对膀胱高度膨胀且极度虚弱的患者，第一次导尿量不可超过1000ml，以防大量放尿，导致腹腔内压突然降低，大量血液滞留于腹腔血管内，造成血压下降，亦可因膀胱突然减压，导致膀胱黏膜急剧充血，引起尿血。

【操作并发症及处理】

1. 尿道黏膜损伤

（1）导尿前耐心解释，缓解患者的紧张情绪。

（2）根据患者情况选择粗细合适、质地软的导尿管。

（3）操作者应熟练掌握导尿术的操作技能和相关解剖生理知识。

（4）插管时动作应轻柔，切忌强行插管。对于前列腺增生肥大的患者，遇插管有阻力时，可从导尿管末端快速注入灭菌石蜡油5~10ml，借助其润滑作用将导尿管迅速插入。

（5）发生尿道黏膜损伤时，轻者无须处理或采用止血镇痛治疗，严重损伤者根据情况采取尿道修补等手术治疗。

2. 尿道感染

（1）要求无菌的导尿用物必须严格灭菌。操作中严格执行无菌技术操作原则。

（2）插管时动作要轻柔，避免引起尿道黏膜损伤。

（3）误入阴道时应拔出导尿管更换后，重新插入尿道。

（4）发生尿路感染时，尽可能拔除导尿管，根据病情运用相应的抗菌药物进行治疗。

3. 血尿

（1）操作中避免引起尿道黏膜损伤。

（2）插入导尿管后放尿速度不宜过快，膀胱高度膨胀且又极度虚弱者，第一次排尿量不超过1000ml。

（3）凝血机制障碍者导尿前尽量纠正凝血功能，导尿时操作尽量轻柔，避免损伤。

（4）如发生血尿，轻者如镜下血尿，一般无须特殊处理，严重者根据情况进行止血治疗。

（张岚　戴世英　芮子容）

第十九节　灌　肠　术

灌肠术是将一定量的液体由肛门经直肠灌入结肠，以帮助患者清洁肠道、排便、排气或由肠道供给药物，达到缓解症状、协助和治疗疾病等目的的方法。

【操作目的及意义】

1. 软化和清除粪便，解除肠胀气。

2. 清洁肠道，为肠道手术、检查或分娩做准备。

3. 稀释并清除肠道内的有害物质，减轻中毒。

4. 为高热患者降温。

【操作步骤】

1. 操作准备

（1）护士准备：衣帽整洁，洗手，戴口罩。

（2）物品准备：①治疗盘内备灌肠筒一套（橡胶管全长约120cm、玻璃接管、桶内盛灌肠液）、肛管、血管钳（或液体调节开关）、润滑剂、棉签、手套；②治疗盘外备卫生纸、橡胶或塑料袋、治疗巾、弯盘、便盆、便盆巾、输液架、水温计、屏风；③灌肠溶液：常用0.1%～0.2%的肥皂液、生理盐水。成人每次用量为500～1000ml，小儿200～500ml。水温一般为39～41℃，降温时水温为28～32℃，中暑时用水温为4℃的生理盐水。

（3）患者准备：了解灌肠的目的、过程和注意事项，配合操作，灌肠前协助患者排尿。

2. 操作方法（以大量不保留灌肠为例）

（1）携用物至床旁，核对并解释，关门窗，屏风遮挡。

（2）取左侧卧位，臀部移近床缘，垫一次性中单于臀下，弯盘置于臀边。

（3）倒灌肠液，挂灌肠袋于输液架上，戴手套，润滑肛管前端，排气后血管钳夹紧，插管（左手用卫生纸分开臀部，露出肛门，嘱患者张口呼吸，右手持血管钳夹住肛管前端，轻轻插入7～10cm），松钳放液。

（4）灌完夹住橡胶管，拔出肛管，用卫生纸包住，置于弯盘，擦净肛门，撤出垫巾。

（5）助患者平卧，穿好裤，酌情置便盆于患者可触及处，便后观察并记录大便情况。

（6）整理用物及床单位，开窗通风，洗手，做记录。

3. 操作评价

（1）操作方法正确、熟练。

（2）患者排出大便，自述症状改善。

【操作重点及难点】

1. 根据医嘱准备灌肠溶液，温度适宜。

2. 按照要求置入肛管，置入合适长度后固定肛管，使灌肠溶液缓慢流入并观察患者反应。

3. 灌肠完毕，嘱患者平卧，尽量忍耐10～20分钟后再排便并观察大便性状。

【注意事项】

1. 急腹症、妊娠早期、消化道出血的患者禁止灌肠；肝性脑病患者禁用肥皂水灌肠；伤寒患者灌肠量不能超过 500ml。液面距肛门不得超过 30ml。

2. 对患者进行降温灌肠，灌肠后保留 30 分钟后再排便，排便后 30 分钟再测体温。

【操作并发症及处理】

1. 肠道黏膜损伤

（1）插管时向患者详细解释其目的、意义，使之接受并配合操作。

（2）正确选用灌肠溶液，溶液的温度、浓度和量要适宜。

（3）选择粗细合适、质地软的肛管。

（4）插管前常规用液状石蜡润滑肛管前端，以减少插管时的摩擦力；操作时顺应肠道解剖结构；手法轻柔，进入要缓慢，忌强行插入，不要来回抽插及反复插管。

（5）插入深度要适宜，不要过深。成人插入深度约 7～10cm，小儿插入深度约 4～7cm。

（6）患者肛门疼痛时，暂停灌肠。

（7）疼痛轻者，嘱全身放松，帮助其分散注意力，减轻疼痛。

（8）疼痛剧烈者，立即报告医生，予以对症处理。一旦发生肠出血，按肠出血处理。

2. 肠道出血

（1）全面评估患者身心状况，有无禁忌证。

（2）做好宣教工作，加强心理护理，解除患者的思想顾虑及恐惧心理。

（3）插管前必须用石蜡润滑肛管，插管动作要轻柔，忌暴力。

（4）保持一定灌注压力和速度，灌肠筒内液面高于肛门 40～60cm，速度适中。

（5）成人每次灌注量为 500～1000ml，小儿 200～500ml；溶液温度一般为 39～41℃。

（6）患者如出现脉搏快、面色苍白、大汗、剧烈腹痛、心慌气促，可能发生了肠道剧烈痉挛或出血，应立即停止灌肠并嘱患者平卧，同时报告医生。

（7）建立静脉输液通道，根据病情遵医嘱应用相应的止血药物或局部治疗。

3. 肠穿孔、肠破裂

（1）选用质地适中，大小、粗细合适的肛管。

（2）插管时动作要轻柔，避免重复插管。

（3）遇有阻力时，可稍移动肛管或嘱患者变换体位。

（4）伤寒患者灌肠时，灌肠筒内液面不得高于肛门 30cm，液体量不得超过 500ml。

（5）急腹症、消化道出血、妊娠、严重心血管疾病等患者禁忌灌肠。

（6）如患者发生肠穿孔、肠破裂，立即停止灌肠并使患者平卧，同时报告医生，进行抢救。

（7）立即建立静脉通道，积极完善术前准备，尽早手术。

（8）给予吸氧、心电监护，严密观察患者的生命体征。

4. 水中毒、电解质紊乱

（1）全面评估患者的身心状况，对患有心、肾疾病，老年或小儿患者尤其注意。

（2）清洁灌肠前，嘱患者配合合理有效地饮食（灌肠前 3～5 天进无渣流质饮食）。

（3）清洁灌肠时禁止选择一种液体如清水或生理盐水反复多次灌洗。

（4）灌肠时可采用膝胸体位，便于吸收，以减少灌肠次数。

（5）肝性脑病患者禁用肥皂液灌肠，充血性心力衰竭和水钠潴留患者禁用生理盐水灌肠。

（6）如发生水中毒、电解质紊乱，立即停止灌肠并使患者平卧，同时报告医生，进行抢救。

（7）立即建立两路静脉通道，以补充电解质，遵医嘱给予利尿剂等减轻脑水中毒。

（8）给予镇静剂，以减轻患者抽搐。

（9）给予胃肠减压，以减轻患者腹胀。

（10）给予吸氧、心电监护，严密观察患者生命体征的变化。

5. 虚脱

（1）灌肠液温度应稍高于体温（39～41℃），勿过高或过低（高热需灌肠降温者除外）。

（2）灌肠速度应根据患者的身体状况、耐受力调节。

（3）如发生虚脱，立即停止灌肠并助患者平卧、保暖，一般休息片刻后可缓解或恢复正常；如与饥饿有关，清醒后给予口服糖水等；如休息片刻后未缓解，给予吸氧，必要时静脉注射葡萄糖等，症状可逐渐缓解。

6. 肠道感染

（1）灌肠时做到一次性使用插管，不得交叉使用和重复使用。

（2）尽量避免多次、重复插管，大便失禁时注意肛门会阴部位的护理。

（3）肠造瘘口的患者需肠道准备时，可用 16 号的一次性双腔气囊导尿管做肛管使用，插入 7～10cm，注气 15～20ml，回拉有阻力后注入灌肠液，以避免肠道及造瘘口部位感染。此法也适用于人工肛门的灌肠。

（4）可采用口服药物进行术前肠道准备，避免清洁灌肠反复多次插管导致的交叉感染，如 20% 甘露醇加庆大霉素、甲硝唑联合应用于肠道清洁的准备。具体方法为：术前 3 天口服庆大霉素 4 万 U 及甲硝唑 0.2 克，每天 3 次；术前晚、术日早餐禁食；术前 1 天下午 4 时口服 20% 甘露醇 500～1000ml＋生理盐水 500～1000ml。

（5）根据大便检验结果和致病微生物情况，选择合适的抗生素药物。

（6）观察大便的量、颜色、性状等的变化并记录。

（7）根据医嘱应用抗生素药物。

7. 大便失禁

（1）需肛管排气时，一般不超过 20 分钟，必要时隔 2～3 小时后重复插管排气。

（2）消除患者紧张情绪，鼓励患者加强意念以控制排便。

（3）帮助患者重建控制排便的能力，鼓励其尽量自己排便，协助患者逐步恢复其肛门括约肌的控制能力。

（4）必要时适当使用镇静剂。

（5）已发生大便失禁者，床上铺橡胶（或塑料）单和中单或一次性尿布，每次便后用温水洗净肛门周围及臀部皮肤，保持皮肤干燥。

（6）必要时，肛门周围涂搽软膏以保护皮肤，避免破损感染。

8. 肛周皮肤擦伤

（1）患者大便后肛周及时洗净擦干，保持患者肛周局部清洁、干燥。

（2）使用大便器时，应协助患者抬高臀部，不可硬塞、硬拉，必要时在大便器边缘垫以软纸、布垫或撒滑石粉，防止擦伤皮肤。

（3）皮肤破溃时可用烤灯照射治疗，2 次/日，15～30min/次。

（4）以外科无菌换药法擦拭伤口。

（张岚　戴世英　芮子容）

第二十节　快速血糖监测技术

血糖监测技术就是对血糖值的定期检查，以便及时发现问题，及时处理。

【操作目的及意义】

1. 实施血糖监测可以更好地掌控患者的血糖变化，对活动、运动、饮食以及合理用药具有指导意义。

2. 血糖监测的结果可被用来反映饮食控制、运动治疗和药物治疗的结果，并指导患者对治疗方案进行调整，改善治疗状况。

3. 实时血糖检测可以降低糖尿病并发症的风险。

【操作步骤】

1. 操作准备

（1）护士准备：衣帽整洁，洗手，戴口罩。

（2）物品准备：治疗卡片、便携式血糖仪1个、血糖试纸1盒、一次性采血针头1盒、75%医用酒精1瓶、医用棉签1包、治疗盘1个、弯盘1个、记录笔1支、手消毒液1瓶。

（3）患者准备：了解血糖监测的目的、意义，取得配合。

2. 操作方法

（1）将用物携至患者床旁，核对床头卡及腕带信息，再次查对。

（2）向患者解释，取得合作，协助患者取舒适卧位，洗手。

（3）75%乙醇消毒指腹两侧皮肤，待干。

（4）查对。

（5）插入试纸并核对条码。

（6）捏紧指腹，针刺两侧皮肤。

（7）采集自然流出血液至需要量。

（8）血糖仪平放等待显示数值。

（9）按压针刺部位。

（10）协助患者取舒适卧位。

（11）查对。

（12）整理用物，洗手，做记录。

3. 操作评价

（1）无菌观念强，无污染。

（2）态度严谨，坚持三查八对。

（3）操作熟练，方法正确。

（4）关心患者，应用知识宣教到位，沟通有效。

【操作重点及难点】

1. 了解血糖正常值。

2. 熟悉血糖监测的步骤。

【注意事项】

1. 血浆葡萄糖水平比全血葡萄糖水平高10%～15%，在解释血糖水平时应注意所采用的仪器是检测的血浆葡萄糖还是全血葡萄糖。

2. 做好血糖监测日记，包括：血糖测定时间，血糖值，进餐时间及进餐量，运动时间及运动量，用药量及时间，以及一些特殊事件的记录。

【操作并发症及处理】

感染

（1）遵医嘱正确合理使用抗生素。

（2）加强无菌操作观念。

（张岚　戴世英　芮子容）

第二十一节　输液泵/微量注射泵的使用技术

注射泵，其主要结构是一根制作极为精细的螺杆，螺杆上配有一个随着螺杆旋转向前移动的推动装置。通过设定螺杆旋转速度，就可调整其对注射器针栓的推进速度，从而调整所给的药物剂量（给药速度为 0.1 ~ 100ml/h）。

【操作目的及意义】

1. 精确输注血管活性药物，调节血压、心率，维护循环功能。

2. 输注镇静、镇痛等药物，微量给药，流速均匀，以维持药物的最佳有效浓度。

【操作步骤】

1. 操作准备

（1）护士准备：衣帽整洁，洗手，戴口罩。

（2）物品准备：微量注射泵及电源线、专用延长管、输液架、50ml（或 20ml）注射器及抽取的拟输入药液（遵医嘱），必要时备静脉输液用物、医疗垃圾桶、手表。

（3）患者准备：了解治疗目的，并做好准备。

2. 操作方法

（1）使用微量注射泵前：①检查微量注射泵及其专用延长管；②备齐用物至患者床旁，三查八对并解释；③固定微量注射泵于输液架上或床架上；④将微量注射泵接上电源，打开电源开关；⑤将抽取药液的注射器连接延长管，排去空气，检查有无气泡；⑥将注射器正确安装入注射器座中；⑦将输注执行单贴于微量注射泵上或标于注射器上。

（2）正确调节、使用微量注射泵：①根据医嘱设定输注速度；②再次检查有无气泡；③将延长管与患者的静脉通路连接（如无静脉输液通路，则按照静脉输液法重新建立）；④按微量注射泵启动键，观察通畅情况；⑤观察患者的生命体征及反应，必要时重新调整输注速率；⑥若出现报警声，针对原因处理后，再按启动键；⑦安置患者，交待注意事项；⑧记录。

（3）停用微量注射泵：①按微量注射泵停止键；②先关机，如果结束静脉输注可拔针；③安置患者；④终末处理；⑤擦拭微量注射泵，充电备用；

（4）整理用物及床单位，洗手，做记录。

3. 操作评价

（1）能根据生命体征及病情变化及时调整输注速度，输注处无渗漏发生。

（2）输注时微量注射泵出现的报警能得到及时、正确地处理。

【操作重点及难点】

1. 妥善固定输液泵、微量注射泵，根据医嘱设定输液速度。

2. 随时查看指示灯状态。

3. 观察患者输液部位状况，观察用药效果和不良反应，发生异常情况及时与医生沟通并处理。

4. 遵循查对制度，符合无菌技术、标准预防、安全给药原则。

5. 告知患者，做好准备。评估患者生命体征、年龄、病情、心功能等情况及药物的作用和注意事项，患者的合作程度、输液通路的通畅情况及有无药物配伍禁忌。

6. 告知患者输注药物名称及注意事项。

7. 告知患者使用输液泵或微量注射泵的目的、注意事项及使用过程中不可自行调节。

【注意事项】

1. 及时消除报警，常见为管道阻塞和药液贻尽。

2. 更换药液时应先夹闭静脉通道，暂停注射泵，取出注射器，更换完毕后放妥注射器，再启动注射泵。

3. 注射泵使用的环境温度应低于45℃。

4. 注射泵的速度设置在0.1~100ml/h，一般不用于快速输注。

5. 安装注射器时不要用力旋转夹子及用力滑动推进器，以防止药液过多进入体内。

6. 安装注射器时，注射器圈边必须紧靠注射器座。

7. 及时更换药液，保持使用药物的连续性。

8. 每次调整输注速率后，勿忘再按启动键。

9. 熟悉报警信号，并能正确、快速地排除。

10. 输注时应加强巡回，密切观察生命体征及注射部位，及时排除异常情况。

11. 当出现电池低电压报警时，应及时将泵接通交流电源进行充电或关机。

（张岚 戴世英 芮子容）

第二章

常见皮肤病护理操作技术

第一节　湿敷操作技术

湿敷是皮肤科常用的一种局部治疗方法，若选用恰当，操作正规，即能取得满意效果。急性炎症性皮肤肿胀明显并有大量渗出时，以及皮肤糜烂、溃疡时，多采用药液湿敷方法进行治疗。

【操作目的及意义】

1. 湿敷具有清洁、消炎、收敛和止痒的功效。

2. 减轻炎症充血、水肿，促进上皮再生。

【操作步骤】

1. 操作准备

（1）护士准备：衣帽整洁，洗手，戴口罩。根据医嘱查对，评估患者病情，按湿敷面积大小选择适宜的纱布。

（2）物品准备：铺橡胶单、治疗巾、纱布、量杯、无菌手套。

（3）患者准备：协助患者取舒适卧位。

2. 操作方法

（1）调整室内温度，冬季要注意保暖；为患者遮挡屏风，保护患者隐私。

（2）用6~8层纱布制成湿敷垫，在量杯中倒入适量的湿敷溶液，浸透湿敷的纱布，拧至半干，以不滴水为度，敷贴于皮损处。

（3）根据创面渗液情况，湿敷过程是每隔 5 分钟浸透纱布 1 次，湿敷每次 30 分钟。进行湿敷，2 次/日。

（4）湿敷结束后取下纱布，按医疗垃圾处理，湿敷后暴露 5 分钟左右，待干，遵医嘱使用外用药物，整理床单位。

（5）洗手，签字，记录。

3. 操作评价

（1）湿敷方法正确，用于糜烂渗液处；皮肤有痂皮，皮肤肥厚、干燥或有苔藓样变的皮损不宜使用；毛发部位剪除后再湿敷。

（2）片剂配制充分溶解后进行。

（3）详细询问过敏史。

【操作重点及难点】

1. 观察患者局部和全身的情况。

2. 有创面的湿敷应在无菌操作下进行；分泌物较多的创面，应在清洁的基础上进行湿敷。

【注意事项】

1. 每次湿敷面积不超过全身体表面积的 1/3，以免因药液大量吸收而引起中毒。

2. 调整室内温度，冬季要注意保暖；为患者遮挡屏风，保护患者隐私。

3. 湿敷垫与创面应紧密贴合，保持纱布清洁和潮湿。

【操作并发症及处理】

1. 湿敷过程中如出现寒战，应立即停止，注意保暖。

2. 湿敷部位若出现疼痛或其他不适，立即停止湿敷并用生理盐水冲洗。

（汪郭亮）

第二节 外用药涂抹及封包技术

外用药涂抹技术是指为诊断、治疗及预防疾病而在皮肤黏膜表面使用外用药物。封包技术是将药物涂抹在皮损上，用保鲜膜包裹的一种治疗方法。

【操作目的及意义】

1. 外用药涂抹：使药物直接作用于皮肤损伤处，治疗皮肤疾病。

2. 封包：可减少组织水分蒸发，软化皮损，利于药物充分吸收。

【操作步骤】

1. 操作准备

（1）护士准备：衣帽整洁，洗手，戴口罩。评估患者皮损部位、程度、范围。根据皮损特点选择合适的外用药，确定是否需要进行封包。

（2）物品准备：治疗盘、一次性换药盘、无菌手套、软毛刷、压舌板、保鲜膜、3M胶布。检查外用药的有效期，以及颜色性状有无变化。

（3）患者准备：拉开隔帘，保护患者隐私。询问患者之前是否使用过此类药物，前期使用后有无过敏反应，说明操作的目的、方法、意义，抹药过程中的注意事项，取得患者的积极配合。

2. 操作方法

（1）协助患者取舒适体位，调节室温（26～28℃），关闭门窗，拉隔帘遮挡患者，脱去病号服，暴露抹药部位皮肤（头部擦药水时需遮挡眼睛）。

（2）戴手套，打开一次性换药盘，将需混合使用的药膏混合均匀，一次不可配置过多，洗剂使用前先摇匀。

（3）按照先水剂后膏剂的顺序涂抹。涂抹洗剂需先摇匀药液，再用毛刷顺毛囊轻涂于皮损表面；涂抹膏剂需用压舌板稍用力研磨，顺时针揉擦于皮损表面（擦药范围略大于皮损范围）（图2-2-1，图2-2-2）。

（4）抹药后向患者交待注意事项，嘱患者抹药后暴露5分钟待干，观察有无不良反应。

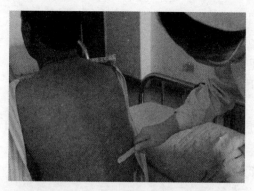

图 2 - 2 - 1 压舌板涂抹膏剂

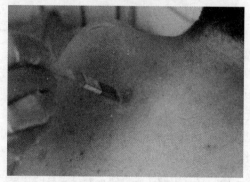

图 2 - 2 - 2 毛刷涂抹洗剂

（5）需封包的患者：抹药后用保鲜膜包裹抹药部位 2 圈，胶带固定，注意松紧适宜，嘱其 6 小时后取下（图 2 - 2 - 3）。

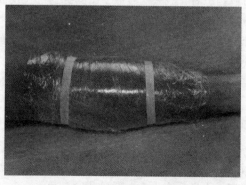

图 2 - 2 - 3 保鲜膜封包抹药皮损

（6）协助患者穿好衣裤，整理床单位，用物处理及签字、记录。

（7）操作完毕，洗手。

3. 操作评价

（1）患者皮损处不适减轻。

（2）患者舒适，未发生药物过敏等不良反应。

【操作重点及难点】

1. 涂抹药物厚度为触之有药，能透露一定皮色。

2. 两种药膏混用时需现用现配，30分钟内用完。

3. 可根据皮损的性质和治疗需要采用不同的用药方法，如皮损浅在或药物透入性强时，可局部涂擦；如果苔藓样变显著，需促进药物深达时，则外用软膏或乳剂后加塑料薄膜封包。

4. 涂抹洗剂采用"点涂法"，以免损伤正常皮肤。

5. 由于角质屏障作用，药物在皮肤表面达到一定的饱和度即停止吸收，因此间断用药比连续用药好，每日外用1~2次即可。

6. 应用硼酸软膏时，要注意不可大剂量长期使用，每次封包面积少于全身面积的1/3，以免引起硼酸中毒。

【注意事项】

1. 刺激性强的药物先选小片皮损试擦，再大面积使用。

2. 对皮肤敏感性强的患者，要选择温和、无刺激性药物，或先用低浓度药物，后逐步提高浓度。

3. 用药前，除了要清洗患处外，对于痂皮，应先消毒并用食物油软化后拭去；对脓性分泌物多的患处，应先用生理盐水清洗，然后涂药；皮损处若见直径大于0.5cm的水疱，要以消毒空针筒抽出内容物，保留疱壁。有毛发的部位用药前，应先剃去毛发，然后再上药。

4. 洗剂不用于糜烂、渗液、有痂皮或皮肤肥厚干燥、苔藓样变的慢性皮损，毛发部位也不宜使用；膏剂不用于毛发部位；酊剂禁用于糜烂、渗出处。

5. 封包前应清洁皮肤，均匀涂擦外用药物，用保鲜膜或保鲜袋包裹涂擦药物处的皮肤，包裹时间为6~8小时，最多不要超过 8 小时。

6. 保鲜膜封包时不可过紧，以免影响皮肤血液循环。

7. 封包法适用于皮损较厚重的四肢、背部，不可全身大面积应用。点滴状皮损处禁用。

8. 封包药物宜选择软膏、霜剂、软性激素。

【操作并发症及处理】

1. 外用药接触性皮炎

（1）刺激性皮炎 刺激性强的药物可在使用后数分钟或数小时内发生反应，刺激性弱的药物则可在用药数日或数周后发生反应。局部通常有烧灼感、疼痛或瘙痒。皮损表现为与药物使用区域边界清楚一致的红斑、水肿、水疱或红斑、糜烂或溃疡。

（2）变应性接触性皮炎 多在用药 12 小时后发生反应，48小时后达到高峰。去除接触致敏原后炎性反应不能马上消退，多维持 1 周左右。表现为湿疹样，有明显瘙痒，局部出现红斑、水疱、糜烂、渗出。一般无疼痛，不出现坏死、溃疡。

（3）速发型接触性反应 较少见。临床表现为接触性荨麻疹。在接触外用药后数分钟至数小时内发生，并在 24 小时消退。表现为一过性潮红或红斑，典型者为风团。

（4）光毒性及光变应性接触性皮炎 指皮肤使用外用药后，再照光所引起的局部皮肤反应。表现类似晒伤，可以遗留明显的色素沉着。处理：立即停用药物，用大量清水清洗抹药部位，加强皮损部位观察；必要时行斑贴试验等实验室检测，明确反应的性质；必要时待反应消退后，减少使用时间或降低药物浓度后再尝试使用。

2. 色素沉着 由药物激发表皮黑素细胞过度表达使黑素合成增多，或者药物与黑素形成稳定的复合物导致巨噬细胞中黑素清除减少所致。处理：对患者进行宣教，使其充分了解药物诱导的色素沉着具有可逆的可能性，多数在停药或治疗后可消失，无须特殊处理。

3. 硼酸中毒 硼酸经皮肤、黏膜或伤口吸收，长期大面积外用，可导致急、慢性或潜在的中毒，临床用于完整皮肤处，发生过敏反应少见。处理：小范围用药，发生中毒反应后立即停药给予对症处理。

（郭丽英）

第三节　光疗操作技术

窄谱中波紫外线（NB–UVB）疗法的疗效优于宽谱中波紫外线（宽谱 UVB），而与 PUVA（补骨脂素与长波紫外线相结合的一种疗法）相当，且起效快，不良反应少。该疗法已成为治疗银屑病和特应性皮炎等的最主要方法之一。

【操作目的及意义】

1. 诱导角质形成细胞产生具有抗炎或免疫调节作用的介质。

2. 抑制免疫反应。

3. 抑制淋巴细胞增殖。

【操作步骤】

1. 操作准备

（1）护士准备：衣帽整洁，洗手，戴口罩。根据医嘱核对患者床号、姓名，第一次照射的患者：照射前询问患者有无光疗过敏史、禁忌证；连续照射的患者：需观察患者上一次照射部位的皮肤反应，并做好记录。评估患者有无光过敏史及紫外线照射禁忌证，测定患者的最小红斑量（MED）。

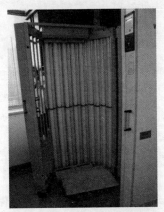

（2）物品准备：防光眼镜、时钟表、窄谱中波紫外线治疗仪（图 2–3–1）。

（3）患者准备：嘱患者照射前两个小时内不能使用外用药，照射后再抹药。向患者解释治疗

图 2–3–1　窄谱中波紫外线治疗仪

的目的、方法及意义，以取得患者的积极配合。

2. 操作方法

（1）接通电源，开机检查机器运转是否正常，预热 5 分钟。

（2）拉好隔帘，嘱患者脱去病号服，暴露照射部位，佩戴防护眼镜（一人一镜），保护好眼睛、乳头及外生殖器，站入光疗仪内，提示患者不要触碰仪器周围灯管。

（3）全身照射时患者站立在治疗舱内，双足踏在指示踏板上，双手握住舱内扶手。

（4）根据患者情况调节照射剂量，初始照射剂量为 0.5 ～ 0.7MED，在患者治疗单上将照射日期及剂量做好记录。

（5）治疗过程中根据患者需要开启舱内风扇，以免大面积辐射使其憋闷不适。

（6）照射过程中注意观察患者的精神状态及全身反应，如出现头晕、胸闷、大汗等不适反应，应及时处理并报告医生。

（7）操作完毕及时关闭机器电源开关，洗手，记录。建立患者治疗档案，包括每次治疗时间、照射剂量、皮肤变化及不良反应的发生、处理，以及累积照射剂量等均应详细记录，并于每次照射前照相存档，以进行治疗前后的疗效对照。

3. 操作评价

（1）治疗结束后，观察患者无痛性红斑、水疱等症状。

（2）患者舒适，无不良反应发生。

【操作重点及难点】

1. 局部照射时应注意遮盖、保护非照射区。女性患者须穿三角内裤遮挡会阴、生殖器。男性患者应将生殖器严密遮盖，并签知情同意书。根据皮损大小、形状修剪内衣，使患者皮损部位充分显露，而正常皮肤得以屏蔽。

2. 连续照射的患者需观察其上一次照射部位的皮肤反应，根据具体情况决定本次的照射剂量。

3. 照射距离的改变可明显影响光的强度，每次治疗时严格保持恒定的距离。

【注意事项】

1. 治疗期间避免过度的皮肤清洗，避免食用有光敏的药物、食物等。

2. 向患者交待治疗后的注意事项，并预约下次照射时间。

3. 避免照射部位过度日晒，外出时衣物遮盖，必要时使用防晒霜。

4. 适应证：目前临床主要用于银屑病、特应性皮炎和白癜风的治疗。

5. 禁忌证：如着色性干皮病、皮肌炎、红斑狼疮、恶性黑素瘤、年幼（＜10岁）、妊娠、甲亢、活动性肺结核等。

6. 定期检查治疗仪，测定光辐射强度。

7. 保持光疗室整洁，无关人员不得入内。

【操作并发症及处理】

1. 皮肤干燥、瘙痒感 均发生在治疗开始的两周内，应停止照射1次，再进行照射时不增加剂量，不良反应随治疗的继续逐渐减轻并消失。局部外搽润肤霜可缓解症状。

2. 色素沉着 照射1~2周后可出现不同程度的色素沉着，光疗结束后2~3个月皮色可逐渐恢复正常。

3. 红斑或水疱 照射后若出现痛性红斑或水疱，则停止照射，直至恢复。红斑部位可用冰袋冷敷，注意防止冻伤，必要时涂抹湿润烧伤膏。

（陈静）

第四节 中药药浴技术

中药药浴是指用中药药液浸泡身体或患病部位来治疗疾病的方法。主要适用于全身慢性瘙痒性皮肤病，如皮肤瘙痒症、泛发性神经性皮炎、异位性皮炎等；全身肥厚浸润性皮肤病，如全身性硬皮病、银屑病等。

【操作目的及意义】

1. 药浴通过热水浴和药物治疗双重作用，使皮肤、肌肉及关节内的血管扩张，明显改善局部血液循环，加快代谢产物排泄，达到清洁、润肤、保湿、止痒、止痛的目的。

2. 药物不通过胃肠，不经过肝脏的"首过效应"，直接作用到病变部位，减少不良反应。

【操作步骤】

1. 操作准备

（1）护士准备：衣帽整洁，洗手，戴口罩。评估患者治疗部位的皮肤状况。

（2）物品准备：浴盆、温水、遵医嘱应用的中药药物（参考药浴处方：透骨草50克、生侧柏叶50克、大皂角15克、苦参50克、马齿苋50克、白鲜皮50克、地肤子50克、蒲公英50克、首乌藤20克、黄柏20克、黄芩20克等，以上中药煎煮2000ml，放入浴盆，水温为37~42℃）。

（3）患者准备：清洁身体或皮损部位。治疗前应向患者做好解释工作，讲明治疗的目的、方法及意义，以取得患者的配合。

2. 操作方法

（1）将治疗药液放置于浴盆内。

（2）调节水温：根据患者的耐热习惯在37~42℃之间调整水温。以清洁为主者，温度37~39℃为宜；以润肤止痒为主者，不超过40℃；以止痛为主者，温度可稍高，但不宜超过42℃。

（3）让患者的身体或患病部位浸入药液中。

（4）观察患者的反应，根据患者对于水温的感受，及时调整水温，以达到最佳的效果。

（5）浸浴过程中，询问患者情况，避免烫伤、心悸、缺氧等不适情况发生。

（6）浸浴过程中，可以采用中间休息2~3次，每次3分钟的方法来适应治疗，累积泡浴时间达到10~20分钟即可（图2-4-1）。

（7）治疗结束后，擦干身体或患处，及时穿衣，注意保暖，避免感冒。

（8）操作完毕，洗手。

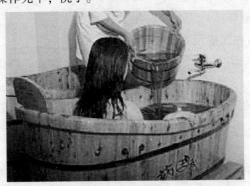

图 2 - 4 - 1 药浴

3. 操作评价

（1）操作方法、流程正确。

（2）患者未出现烫伤、心悸、缺氧等不适情况。

【操作重点及难点】

1. 根据患者的病情选择不同的药浴方法和方药。

2. 病变范围小者，采取局部洗浴；病变范围大者，采取全身洗浴。

3. 药浴以皮肤微微出汗为佳。

【注意事项】

1. 凡皮损严重感染、严重心脑血管疾病、糖尿病血糖控制不佳、结核活动期及意识障碍、有肢体感觉障碍者禁药浴。

2. 饭前不宜药浴，以防低血糖休克；饭后药浴一般应在 1 小时后进行，以免影响食物的消化和吸收。

3. 药浴之前，不宜过量运动，尤其是老年患者更应注意，避免突发心脑血管意外。

4. 水温不应低于正常体温（36 ~ 37℃），否则不发汗，起不到活血行气、除寒、除湿、舒筋利骨的治疗作用。水温高于 43℃容易引发心血管病或皮肤烫伤。

5. 水位一般不能淹没前胸，以双乳以下为宜。

6. 药浴时间以 10~20 分钟为宜。

7. 药浴每日 1 次，1~2 周为 1 疗程。

【操作并发症及处理】

中药药浴治疗时如出现胸闷、心慌现象，立即停止泡浴。让患者平卧，注意保暖，饮温开水或糖水；重者刺人中、素髎、内关、足三里，灸百会、关元、气海等穴并配合其他急救措施。

（王聪敏）

第五节　冷喷与药物面膜操作技术

冷喷与药物面膜操作技术是利用冷喷仪、面膜、抗炎药物对面部皮炎、局部软组织损伤初期的患者进行冷喷、湿敷的技术。

【操作目的及意义】

1. 降低面部皮肤温度，减轻面部皮肤充血、疼痛，控制浮肿及炎症扩散。

2. 提高患者舒适度，加快病程恢复。

3. 缩短住院时间。

【操作步骤】

1. 操作准备

（1）护士准备：衣帽整洁，洗手，戴口罩。评估患者湿敷部位。

（2）物品准备：冷喷仪、无菌生理盐水、面膜纸、抗炎药物、毛巾、蒸馏水。

（3）患者准备：评估患者病情，询问过敏史、合作程度及心理状态。患者取舒适体位，嘱患者冷喷时闭上双眼，避免药物流入眼中。

2. 操作方法

（1）用冷水清洁面部，擦干，冷喷仪内加入蒸馏水到规定水位。

（2）将面膜覆盖到所需湿敷的部位，露出眼、鼻、口等敏感部位。将毛巾围于患者颈下，遮盖双耳。

（3）在距皮肤5cm处均匀喷洒抗炎药物，面膜完全敷贴到皮肤。

（4）调整冷热湿敷仪位置，喷口距皮肤20cm，打开冷开关，喷雾10～15分钟。

（5）关闭冷开关，取下面膜。整理用物，洗手、记录。

3. 操作评价

（1）蒸馏水水位适中。

（2）抗炎药物喷洒均匀，避免进入眼、耳、鼻、口。

（3）冷喷高度20～30cm，冷喷时间为10～15分钟。

【操作重点及难点】

1. 抗炎药物喷洒均匀，避免进入眼、耳、鼻、口。

2. 冷喷高度20～30cm，冷喷时间为10～15分钟。

【注意事项】

1. 打开冷开关，勿用热敷。

2. 蒸馏水水位应在规定水位之内，不能过高或过低。

3. 蒸馏水更换，1次/日。定期清洁、消毒水箱。

4. 喷洒抗炎药物时应用手遮挡眼部，嘱患者闭眼，防止进入眼睛。

【操作并发症及处理】

1. 抗炎药物不慎进入眼中，应及时给予无菌注射用水冲洗。

2. 患者感到面部皮肤过冷，及时缩短治疗时间。

（崔彩娟）

第六节　针清技术

痤疮俗称"粉刺"，是一种以黑头粉刺、丘疹、脓疱、囊肿和结节为特征的常见皮肤病。青壮年多见，好发于颜面、胸背部，常因治疗和预防不当而形成囊肿、瘢痕，属于严重的损容性皮肤病。临床中常采用美容针针清技术辅助治疗痤疮，操作简便，引起炎症反应轻微，疼痛轻，创面愈合快，患者易接受，疗效明显。

【操作目的及意义】

通过实施美容针针清技术能明显改善患者的黑头粉刺、丘疹、脓疱等症状，促进皮损早日消退，提高皮损修复能力，减轻痤疮瘢痕的产生。

【操作步骤】

1. 操作准备

（1）护士准备：衣帽整洁，洗手，戴口罩。询问、了解患者的身体状况，评估患者的痤疮轻重程度和分级（表2-1）。

表2-1 改良的 Samuelson 9 度分级法

分度	分级	标 准
轻度	1级	少量粉刺（<25个）
	2级	中量粉刺（25~50个）
	3级	粉刺伴少量炎性丘疹（<25个）
	4级	粉刺伴少量脓疱与炎性丘疹、脓疱（<25个）
中度	5级	大量粉刺（>50个）伴少量丘疹、脓疱（<25个）
	6级	中量脓疱与炎性丘疹（25~50个）伴粉刺
	7级	大量脓疱与炎性丘疹（>50个）
重度	8级	炎性结节、囊肿伴少量丘疹、脓疱（<25个）
	9级	炎性结节、囊肿伴大量丘疹、脓疱（>25个）

（2）用物准备：治疗盘1个（内置75%乙醇、棉签、消毒脱脂棉、红霉素软膏、硫酸庆大霉素注射液）、暗疮针（图2-6-1）、一次性无菌手套、离子紫外线喷雾机、爽肤水。

（3）患者准备：护士向患者做好解释工作，讲明治疗的目的、方法、意义，以取得患者的配合。

2. 操作方法

（1）患者仰卧位，用消毒毛巾包头，用控油洗面奶清洁面部皮肤，去掉皮肤表面灰尘及过多油脂。

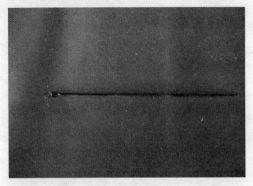

图 2 - 6 - 1 暗疮针

（2）用离子紫外线喷雾机热喷 15 分钟，喷口距面部 20～30cm，使面部的皮肤变软，毛囊皮脂腺口开放。

（3）操作者用 75% 乙醇棉签擦拭皮损局部 3 遍，戴无菌手套，坐于患者头侧，开始实施治疗。

（4）操作者用左手示指、中指或拇指绷紧需治疗部位的皮肤，右手用消毒好的暗疮针与皮损部皮肤平面呈 30°角，从皮损最薄处小心刺动患处（暗疮、粉刺、青春痘等部位）。

（5）再用另一端圆圈部分（图 2 - 6 - 2）轻轻按下患处，保证患处在圆圈之内。以美容针环套粉刺基底朝针刺方向挤压，排出皮脂栓及脓性分泌物，无菌酒精棉签轻轻擦拭脓液。

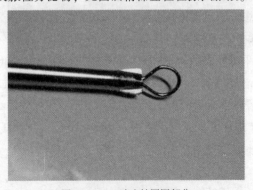

图 2 - 6 - 2 暗疮针圆圈部分

（6）顺势小心地移动美容针，暗疮、粉刺、青春痘将随之而出。每使用一次，暗疮针要用爽肤水清洁，使肌肤更加清爽干净、细腻柔滑。

（7）用美容针分批将黑头粉刺以及毛囊的破屑和皮脂分泌物逐个清除，或将脓肿的底部囊壁刺破，将脓液排出，以达到毛孔排泄通畅（图2-6-3）。

（8）最后用消毒脱脂棉擦拭干净，硫酸庆大霉素注射液擦创面，外涂红霉素软膏，再用冷敷膜敷于面部。每周1次，6次为一疗程。

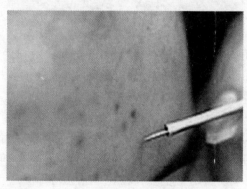

图2-6-3 暗疮针针头刺破囊壁

3. 操作评价

（1）操作方法正确，无交叉感染。

（2）患者未出现不良反应。

【操作重点及难点】

1. 护士操作时动作要轻柔，避免针头损伤面部皮肤和血管。

2. 挑治过程中，注意观察患者的反应。如患者出现不适，应立即停止操作，报告医生。

【注意事项】

1. 针刺前必须清洁面部，先将毛孔扩开，然后清除表面油脂。

2. 美容针必须事先加热消毒，针放在100℃沸水中约5分钟，取出后再放入酒精盒中消毒。

3. 患处充分消毒，防止继发感染。

4. 挑治方向必须顺皮纹，以减少瘢痕的发生。

6. 将脓挤出之后，应立即停止继续挤压。避免过度挤压，减少炎症扩散。

7. 瘢痕体质、孕妇患者禁用。晕针、体虚患者慎用。

【操作并发症及处理】

常见的操作并发症主要是感染，由于操作不当或无菌观念不强而引起。若出现感染，应加强换药，外涂抗生素软膏，以促进创面的愈合。

(李娜)

第七节　冷　疗　法

冷疗法（cryotherapy）是将比人体体温低的物理因子（冷水、冰、蒸发冷冻剂等）作用于患部而进行治疗的一种物理疗法。临床中常应用于皮肤科的冷疗法，包括冷湿敷法、冰袋的应用和冰敷法。

一、冷湿敷法

冷湿敷法通过低温的物理作用，收缩扩张的毛细血管，减轻局部的灼热不适感，同时还能降低感觉神经的兴奋性，抑制皮脂分泌，以达到抗过敏、消炎消肿、舒缓止痒的目的。

【操作目的及意义】

1. 冷湿敷法具有清洁、消炎、收敛和止痒的功效。皮肤经湿敷后，由于液体蒸发，使血管收缩，体表温度降低，渗出减少，水肿消退。

2. 可使皮肤局部温度降低，镇静末梢神经，达到止痒作用。

3. 冷湿敷法适用于急性渗出性皮损，如急性湿疹、皮炎及较小面积的皮肤糜烂等；也可用于渗出少、红肿明显、皮肤感染、糜烂及溃疡者。

【操作步骤】

1. 操作准备

(1) 护士准备：衣帽整洁，洗手，戴口罩。评估患者的皮肤状况。

(2) 物品准备：①换药车上层：湿敷盆或小碗1个（内置冷湿敷液、纱布若干、棉球若干）、冷湿敷垫、无菌换药盘（内装镊子2把、弯盘2个）、无菌手套1副、一次性棉垫若干、橡皮中单、清洁床单、病号服；②换药车下层：医用垃圾袋；③常用冷湿敷液：3%～4%硼酸液、1:2000小檗碱液、生理盐水、1:8000高锰酸钾溶液、自制中药溶液等。

(3) 患者准备：询问患者病史，操作前向患者做好解释工作，讲明操作的目的、意义并交待注意事项，以取得患者的配合。

2. 操作方法

(1) 铺好棉垫。大面积用橡皮布中单，以免浸湿床单。

(2) 清洁皮肤。先用液状石蜡或植物油棉球将皮肤清洁干净，然后将药膏擦干净，再用干棉球擦干皮肤。

(3) 下肢可用支被架，以利于患者下肢活动。

(4) 将4～6层纱布或小毛巾放入湿敷盆中浸透，挤干以不滴水为准，紧贴于皮损处，每隔20～30分钟取下。如此反复5～6次，也可以根据医嘱每天湿敷2次或3次。

3. 操作评价

患者无特殊不适。

【操作重点及难点】

护士在操作过程中，注意观察患者的病情变化，如果患者出现不适，应立即停止操作，报告医生及时处理。

【注意事项】

1. 冷湿敷药液应现用现配制，禁止重复使用。

2. 冷湿敷面积不宜过大，不能超过身体表面积的1/3，以免感染或药物中毒。

3. 冷湿敷垫必须与皮肤紧密接触。

4. 冷湿敷垫要保持清洁。

5. 非一次性用物使用后必须清洁并高压消毒。

【操作并发症及处理】

一般无操作并发症发生。

二、冰袋的应用

【操作目的及意义】

主要用于降温和预防出血；局部消肿、止血，防止发炎或化脓，减轻疼痛。

【操作步骤】

1. 操作准备

（1）护士准备：衣帽整洁，洗手，戴口罩。护士要了解患者病情、意识状态及应用冷疗的目的；评估患者对冷刺激耐受及自理能力；观察患者局部皮肤状况，如颜色、温度、有无硬结、瘀血等，有无感觉障碍及对冷过敏。

（2）物品准备：冰袋或冰囊及套、冰块、盘、帆布袋、木槌、勺和冷水。

（3）患者准备：主动与患者沟通，向患者解释操作的目的、方法及意义，以取得患者的配合。

2. 操作方法

（1）检查冰袋（冰囊）有无破损；将冰块放入帆布袋内，用木槌敲成核桃大小，放入盆中，用水冲去棱角后装入冰袋或冰囊内 1/2 ~ 2/3 满，排尽空气，夹紧袋口，倒提检查无漏水，擦干冰袋外壁水迹，然后套上布套。

（2）携用物至床旁，核对、解释操作的目的和方法，取得患者的配合。

（3）放置冰袋。将冰袋置于所需部位。高热降温时，冰袋置于前额、头颈部，或体表大血管处，如颈部、腋下、腹股沟等；

止血时，冰袋置于所需局部。观察局部皮肤情况，严格执行交接班制度。

（4）使用冰袋时间不超过 30 分钟，撤掉冰袋，协助患者取舒适体位，整理床单位。

（5）冰袋使用结束，将水倒净，倒挂，晾干后吹气，旋紧塞子备用。

3. 操作评价

患者无特殊不适。

【操作重点及难点】

注意观察患者局部皮肤变化，每 10 分钟查看一次局部皮肤颜色，观察患者局部皮肤有无发紫、麻木及冻伤发生。局部皮肤苍白、青紫或有麻木感，应立即停止使用。

【注意事项】

1. 使用冰袋的时间正确，最长不得超过 30 分钟，休息 60 分钟后再使用，给予局部组织复原时间。

2. 使用过程中，检查冰块融化情况，及时更换与添加。注意随时观察冰袋或冰囊有无漏水，布套湿后应立即更换。

3. 冰袋压力不宜过大，以免阻碍血液循环。

4. 如为降温，冰袋使用后 30 分钟需测体温，当体温降至 39℃ 以下，应取下冰袋，并做好记录。

【操作并发症及处理】

一般无操作并发症发生。

三、冰敷法

冰敷法能减轻局部出血、减轻疼痛、控制炎症扩散、降低体温，在临床上广泛应用。冰敷也常用于眼睑整形术后，可减轻术后疼痛、红肿瘀青，缩短恢复时间，有利于提高患者手术满意度。

【操作目的及意义】

1. 激光术后的冰敷，可达到降低局部皮肤温度，减轻出血、水肿和疼痛等症状的目的。

2. 眼睑整形术后的冰敷，可减轻疼痛、红肿、瘀青，减少分泌物，缩短恢复时间。

【操作步骤】

1. 操作准备

（1）护士准备：衣帽整洁，洗手，戴口罩。评估患者身体状况及局部皮肤情况。

（2）物品准备：治疗盘1个（内置冰敷专用冰袋、无菌纱布）。

（3）患者准备：激光或眼睑整形术前向患者做好解释工作，讲明冰敷的目的、方法和注意事项，以取得患者的配合。

2. 操作方法

（1）激光术后，护士立即冰敷降温，冰袋外包裹无菌纱布，敷于术后皮肤，以减少组织的热损伤。每次冰敷时间为20~30分钟，间隔3~5分钟，连续4~10次，自觉无灼热感即可停止。

（2）眼睑整形术后，患者取头高脚低位，轻闭眼，冰袋外包裹一层医用纱布，将冰袋覆盖在患者的切口敷料上，30分钟/次，间隔30分钟，4~10次/日。

3. 操作评价

患者疼痛及水肿减轻，无特殊不适。

【操作重点及难点】

1. 面部神经分布丰富，同一位置不可长期冰敷，应拿冰袋轻贴面部不同部位来回滑动冷敷。

2. 长时间的冰敷有可能引起皮肤冻伤或神经损伤。冰敷时，时间不能超过30分钟；选择神经比较表浅的部位，冰敷时间不应超过10分钟。

【注意事项】

1. 每次激光治疗结束时，应立即冰敷降温，以减少组织的热损伤。避免水肿、细小水疱或血疱形成。严格控制冰敷的时间，治疗后局部反应较严重的，可适当延长时间，以避免副作用发生。

2. 眼睑整形术后，冰袋的位置应正好处于上眼睑的上方，患者无压迫感或疼痛，感觉舒适。

3. 在冰敷时还应注意冷过敏现象，如荨麻疹。冷疗期间均需密切观察患肢末梢感觉、运动、皮温、血运的情况，观察局部有无冻伤、麻木感，检查局部皮肤是否发红或有灰白斑点。如有上述情况发生，应立即停止冰敷。

4. 雷诺氏综合征患者以及有局部血液循环障碍者禁用冰敷，因寒冷刺激时会发生动脉血管痉挛，可能导致组织缺血坏死。

【操作并发症及处理】

一般无操作并发症发生。偶尔会发生冻疮，主要是由于局部冰敷时间过长，如发生冻疮可遵医嘱外涂冻疮膏处理。

（刘丹）

第八节 斑贴试验法

斑贴试验（patch test）是测定机体迟发型接触性变态反应的一种诊断方法。其机制属于Ⅳ型变态反应，人为地将可疑的致敏原配置成一定浓度，放置在以特制的小室内，敷贴于人体遮盖部位（常在后背、前臂屈侧），经过一定时间，根据有无阳性反应来确定受试物是否系致敏原（即致敏物质），是确定皮炎湿疹患者致敏原一个简单、可靠的方法。

【操作目的及意义】

1. 通过斑贴试验可检测接触性皮炎、职业性皮炎、手部湿疹、化妆品皮炎等患者的接触性过敏源。

2. 如能从中查到引起机体过敏的物质，便于进一步进行有效的预防和治疗。

【操作步骤】

1. 操作准备

（1）护士准备：衣帽整洁，洗手，戴口罩。评估患者受试部位皮肤状况，观察局部皮肤是否完整、光滑，有无破损、色素或血管性疾病，是否使用过外用药物。

（2）物品准备：治疗盘1个（内置复合碘消毒液、棉签、0.1%新洁尔灭或生理盐水、无菌纱布、低分子化合物、测试小铝室、滤纸片、判读测量尺）、急救车及急救设备。

（3）患者准备：询问患者最近1周内是否使用过抗过敏药物或激素类药物。进行斑贴试验前应向患者做好解释工作，讲明试验的目的、方法、意义，告知回院观察结果的时间，以取得患者的配合。

2. 操作方法

（1）试验部位：上背部脊柱两侧的正常皮肤。试验前用0.1%新洁尔灭或生理盐水擦拭皮肤，确保检测准确有效。

（2）去除斑试器的保护纸，将准备好的变应原按顺序置于铝制斑试器内。斑试物排列顺序为自上→下，自左→右并做标记。斑试剂用量：软膏制剂用25μl，直接放入斑试器中；液体制剂用25μl滴在放入斑试器中的滤纸片上。注意加斑试物时尽量不要沾到斑试器边缘（图2-8-1）。

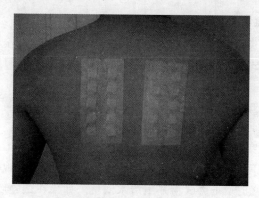

图2-8-1 加斑试物

（3）将加有斑试物的斑试器胶带自下向上贴牢、展平并用手掌轻压几下，以便排除空气。

（4）斑贴试验时间：48小时。

（5）观察结果时间：贴敷后 48 小时，首先去除斑试器，为避免斑试器压迫皮肤可能造成的反应，应在去除斑试器至少 30 分钟后观察结果。

3. 操作评价

（1）变应原测试物均匀平整，与皮肤敷贴紧密。

（2）患者舒适，未发生不良反应。

【操作重点及难点】

1. 禁用原发性刺激物作斑试；不可用高浓度的原发性刺激物做试验；配制试验物与原试验物一致时，浓度必须由低到高，以免引起强烈反应而导致皮肤坏死。

2. 多个试验物或不同浓度试验物斑试时，每两个试验物之间至少间隔 4cm 并有阴性对照（赋形剂）。

3. 阳性反应表示患者对受试物过敏，也可能是原发性刺激或其他因素所致。后者一旦试验物除去，反应可很快消失；阳性反应者则在除去试物后 24～48 小时，反应增加而不是减弱。阴性反应表示患者对试验物不敏感或因操作技术不当而出现假阴性反应。

【注意事项】

1. 皮炎急性期不宜做斑贴试验，患者应在皮炎完全消退两周后做斑贴试验。必须嘱咐受试者，如发生强烈反应，可随时去掉斑试物。

2. 告知患者敷贴于前臂屈侧或背部的测试物要保持均匀、平整。变应原与皮肤敷贴紧密。

3. 观察结果要及时，不得延误而造成检测结果不准确。48 小时后取下受试物并查看结果，如果在 48 小时内出现瘙痒、红肿等，可随时取下斑试物并用清水清洗。如果在试验后 72 小时至 1 周内局部出现红斑、瘙痒等表现，应及时到医院检查。

4. 斑贴期间不宜洗澡、饮酒及搔抓斑试部位。勿做剧烈运动，减少出汗，减少日光照射等。

5. 患者受试前两周及受试期间不要内服皮质类固醇激素（强

的松 15mg/天，即可抑制斑贴试验反应），试验前两天及受试期间宜停用抗组胺类药物。如服用激素及其他抗组胺类药物期间做该项试验可出现假阴性反应。

6. 应保持斑试物在皮肤上 48 小时以上，尽量不要过早地去除斑试物，试验部位要有标记，胶带斑贴一定要密闭，以避免出现假阳性结果。假阴性反应可能与试剂浓度低、斑试物质与皮肤接触时间太短等有关。必要时（如高度怀疑对该变应原过敏而 72 小时呈阴性者），在斑贴后第 7 天进行第二次观察或重复试验。

7. 斑贴过筛试验的同时，不应忽视对患者实际接触的可疑致敏物质进行斑贴试验。对于患者自己带来的物质必须熟悉其理化性质，已知有刺激性的物质，如酸、碱、盐及腐蚀性物质不要直接进行测试。注意区分过敏反应及刺激反应，夏季高温、潮湿的环境，多汗，皮肤柔嫩或特应性皮炎容易使患者出现刺激性反应，必须注意与真正的过敏反应相鉴别。对于刺激反应，临床上停用刺激物即可；对于过敏反应，则应避免再次接触相同抗原，可选用较低致敏性的替代物，还需注意交叉反应的可能性。

8. 由于斑贴试验是皮肤激发试验，可以引起如接触性荨麻疹甚至全身严重过敏反应的速发型接触性反应，故有此类病史的患者不要使用可能引起速发型变态反应的变应原进行斑贴试验。

9. 禁忌证：①已知对测试的变应原过敏，如已知对对苯二胺过敏的染发皮炎患者不应再测试对苯二胺；青霉素皮试阳性的患者不应测试青霉素；②由于对妊娠和哺乳的影响不明确，孕妇和哺乳期妇女不能进行斑贴试验；③有速发型接触性反应，如接触性荨麻疹，尤其是全身严重过敏反应（过敏症）的患者不能进行可疑变应原斑贴试验；④已知对皮肤有毒、有害、有明显刺激性的物质，如酸、碱、盐、腐蚀性化学物质等不能直接进行斑贴试验；⑤对无行为控制能力的患者或不能保证斑贴试验条件的患者不能实施斑贴试验。

10. 斑试物为低分子化合物，应在低温暗处密封保存，可放置于冰箱内（2~8℃）。

11. 斑贴试验虽然准确可靠，但高度敏感患者亦有引起过敏性休克的危险，试验时做好急救准备，对有严重反应史的病例应避免行此试验。

【操作并发症及处理】

1. 接触性致敏 指在斑贴试验阴性结果后 10~20 天，在试验部位出现阳性反应，此时重复斑贴试验往往阳性。处理：减少斑贴试验的次数和时间。

2. 暴发性反应 指斑贴试验过程中原有皮肤病复发或加重。处理：皮肤急性期不宜做斑贴试验。

3. 其他 使用患者自带物测试时，测试物选择及配制不当，试验部位可能出现脓疱、溃疡、坏死、色素沉着或减退、瘢痕、肉芽肿及继发感染等。处理：根据皮损症状，对症治疗。脓疱、溃疡、坏死的处理：加强换药，外涂抗生素乳膏，促进创面的愈合；色素沉着或减退的处理：色素沉着或减退一般为可逆性的，可不必处理，持久性的色素沉着可采用激光治疗；瘢痕的处理：可采用激光治疗或局部注射皮质类固醇激素混悬液，明显的瘢痕可采用手术切除；肉芽肿的处理：采用手术切除。

(王聪敏)

第九节 光斑贴试验法

光斑贴试验（photo-patch test）是通过在皮肤表面直接敷贴，并同时接受一定剂量适当波长的紫外线照射，检测光毒性与光变应性皮炎的光敏剂以及机体对某些光敏剂的光毒性或光变应性反应的一种皮肤试验。主要用于研究在曝光部位出现湿疹样皮损，并且日晒后有加重的患者，如慢性光线性皮炎、多形性日光疹和其他光敏感性皮肤病。该试验是此类疾病唯一的诊断方法。

【操作目的及意义】

主要用于检测光线过敏性皮肤病患者，证实有无光敏物质，确定光变应原，以此来诊断光变应性接触性皮炎。特别对外因性光敏物质有检测价值。

【操作步骤】

1. 操作准备

（1）护士准备：衣帽整洁，洗手，戴口罩。观察患者照射部位有无皮损、炎症。

（2）用物准备：0.1%新洁尔灭或生理盐水、无菌纱布或棉签、光源（汞气石英灯或水冷式石英灯）、斑试器、急救车及急救设备。

（3）患者准备：进行光斑贴试验前向患者做好解释工作，讲明试验的目的、方法和意义，以取得患者的配合。皮肤光斑贴试验并不完全是非创伤性的过程，试验前告知患者可能出现的不良反应，并填写知情同意书。清洁测试区皮肤。

2. 操作方法

（1）试验部位：患者上背部两侧。试验前用0.1%新洁尔灭或生理盐水擦拭皮肤。

（2）光源：一般治疗用汞气石英灯或水冷式石英灯。光源到皮肤的距离为50cm。

（3）首先照射UVB（280～320nm）和UVA（320～400nm），在前臂屈侧或腹部测定患者的最小红斑量（MED）。

（4）用可疑光敏物质于背部同时做三处闭合斑贴试验，配置斑试物（浓度≤10%）。具体操作步骤与斑贴试验相同。

（5）24小时后，将两处斑贴去除后进行照射，斑贴部位的四周用黑布遮盖。将其中一处用亚红斑量（UVB）（略低于MED）照射；另一处用加有窗玻璃滤过的同一灯源（UVA）照射，剂量为10个MED；第三处在除去斑试物后，立即用敷料覆盖，避免任何光线照射，用作对照。第一、二处光照时，另外分别照射无可疑物的一个区作为对照，亦可同时测定多种光敏物质，每一光敏物质做三处。无论是测定一种还是多种光敏物质，均于照射后24小时、48小时及72小时分别观察结果。

3. 操作评价

（1）操作方法正确。

（2）患者未发生不良反应。

【操作重点及难点】

1. 首次测试者一定要测定最小红斑量，以免发生不良反应。

2. 观察结果要及时、准确。一旦发生过敏反应，及时报告医生，做好急救处理。

【注意事项】

1. 皮炎急性期应避免皮肤光斑贴试验。

2. 疑诊为光毒性接触性皮炎或光毒性药疹的患者，不宜接受此试验。

3. 变应原应保证与皮肤完全接触，紧密敷贴皮肤，避开肩胛骨和中线。

4. 斑贴期间不宜洗澡、饮酒及搔挠斑试部位。勿做剧烈运动，减少出汗，减少日光照射等。

5. 光斑贴试验虽然准确可靠，但高度敏感患者亦有引起过敏性休克的危险，试验时做好急救准备，对有严重反应史的病例应避免行此试验。

【操作并发症及处理】

一般情况下未出现意外事件。对于贴敷物＋照射的部位皮肤发红、浮肿或发生小丘疹（有时发生小水疱）的阳性患者，无须特殊处理，几天后皮疹可自行消退。

（王聪敏）

第十节　皮肤点刺试验法

皮肤点刺试验（SPT）是将少量高度纯化的致敏原液体滴于患者前臂，再用点刺针轻轻刺入皮肤表层，是临床常用的过敏源检测方法特异性 IgE 的体内试验。因皮肤点刺液的剂量及浓度仅为皮内试验的万分之一，故其安全性、灵敏度及准确度高。由于该方法皮损小，患者无痛苦，就如被蚊叮一样等特点，已逐渐取代了传统的皮内试验。

【操作目的及意义】

主要用于测试速发型变态反应，适应于荨麻疹、丘疹性荨麻疹、特应性皮炎、药疹、过敏性鼻炎、哮喘等，以便临床诊断和治疗。

【操作步骤】

1. 操作准备

（1）护士准备：衣帽整洁，洗手，戴口罩。了解患者身体状况，评估患者受试部位皮肤情况：观察局部皮肤是否完整、光滑，有无破损、色素或血管性疾病，是否使用过外用药物。

（2）用物准备：治疗盘1个（0.1%新洁尔灭或75%乙醇、无菌纱布或棉签、一次性点刺针），变应原点刺液（图2-10-1）包括组胺（阳性对照液）、生理盐水（阴性对照液）、吸入性过敏源、食物性过敏源，急救车及急救设备。

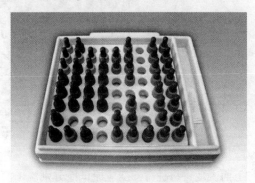

图2-10-1 变应原点刺液

（3）患者准备：询问患者最近一周内是否使用过抗过敏药物或激素类药物。进行斑贴试验前应向患者做好解释工作，讲明试验的目的、方法、意义，交待清楚回院观察结果的时间，以取得患者的配合。

2. 操作方法

（1）试验部位：选择前臂掌侧皮肤进行点刺。儿童患者可选取背部皮肤作检测区域。

（2）患者手臂放松放在桌上，用75%乙醇清洁试验部位皮肤。

（3）先在皮肤上做标记，标记部位相距不小于3cm。用点刺针尖呈直角通过滴在皮肤上的试液刺入皮肤表皮1mm（以不出血为度，图2-10-2），1秒后提起弃去，对每种试液应更换新的点刺针。

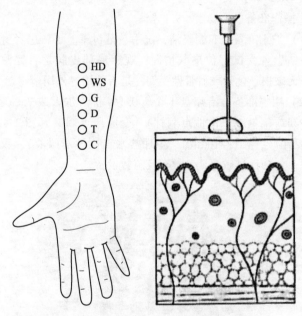

图2-10-2 点刺针刺入皮肤的部位及深度

（4）自下而上地将每种待测变应原试液分别滴1滴在标记部位旁的皮肤上（比针尖略大即可）。

（5）5分钟后将全部液滴擦去，30分钟后观察并记录皮肤反应（图2-10-3）。

（6）为记录反应形态，可用圆珠笔依风团和红晕的外缘绘两个圈，内圈绘风团用实线，外圈绘红晕用虚线。

（7）后用透明胶带贴平在风团和红晕上，使圈色粘到胶带上，揭下后转贴到计算纸上作为记录。

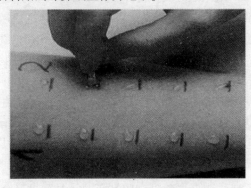

图 2 - 10 - 3 标记部位进行点刺试验

3. 操作评价

（1）操作方法正确。

（2）患者未发生不良反应。

【操作重点及难点】

1. 点刺结束后，嘱患者不要搔抓皮肤，以免影响检测结果。

2. 护士密切观察患者的不良反应。如患者对该过敏源过敏，则会于 15 分钟内在点刺部位出现类似蚊虫叮咬的红肿块，出现痒的反应，或者颜色上有改变。

3. 对于出现强阳性者，做好急救处理。

【注意事项】

1. 患者宜在基本无临床症状时进行。有明显损害全身症状的疾病、试验部位的皮肤病患者不宜进行。

2. 为了确定各个患者的皮肤反应，应设生理盐水及组胺液做阴性及阳性对照。用组胺液（阳性对照）及生理盐水（阴性对照）进行对照试验，点刺后 10 ~ 20 分钟读出试验结果。

3. 结果为阴性时，应继续观察 3 ~ 4 天，必要时，3 ~ 4 周后重复试验。

4. 有过敏性休克史者禁止行此类试验。由于物理原因（压力、水、寒冷等）因素和药物所致荨麻疹和伴有慢性扁桃体炎、恶性肿瘤、甲状腺疾患患者不宜行此类试验。

5. 应准备肾上腺素注射液，以抢救可能发生的过敏性休克。

6. 抗组胺药物、皮质类固醇和伴有抗组胺作用的药物，会引起假阴性结果。因此受试前 3 天应停用抗组织胺类药物，受试前 7 天停用糖皮质激素类药。

7. 孕期点刺试验可能引起过敏反应，故应尽量避免检查。

8. 皮肤点刺试验准确可靠，但对高度敏感患者亦有引起过敏性休克的危险，试验时做好急救准备，对有严重反应史的病例应避免行此试验。

9. 变应原点刺液应在低温暗处密封保存，可放置于冰箱内（2～8℃）。

【操作并发症及处理】

1. 一般情况下未出现过意外事件。对于贴敷物＋照射的部位皮肤发红、浮肿或发生小丘疹（有时发生小水疱）的阳性患者，无须特殊处理，几天后皮疹可自行消退。

2. 过敏反应的处理

（1）过敏患者可能会发生较强烈的局部反应。必要时可局部使用含类固醇乳膏或口服抗组胺药物。

（2）个别患者会出现扩散性副作用甚至严重的全身反应（过敏性休克）。过敏性休克可发生在给予变应原后几秒至几分钟，往往在局部反应前出现，其典型警觉症状是舌头上下、咽部、特别是手心和脚底瘙痒刺激和热感，进而呼吸困难（呼吸道堵塞症状），面色苍白，冒汗，头晕，出现濒危感，皮肤花斑等。出现全身过敏症状时起效最快的抗过敏药物为盐酸肾上腺素，皮下注射，30 分钟后可重复使用。应用肾上腺素后再快速开通静脉通道，给予扩容及皮质激素等对症治疗。

（王聪敏）

第十一节 过敏源特异性 IgE 抗体检测法

过敏源特异性 IgE 抗体检测通过试剂盒进行检测，采用酶联免疫法检测血清或血浆中的过敏源特异性 IgE 抗体。本试剂盒是一种体外定性的酶联免疫法，可同时独立地检测各种常见的过敏反应。由于过敏源的选择不同，试剂盒检测的内容有多种形式。每个反应管均带有阳性、阴性对照和总 IgE，有助于结果的分析。

【操作目的及意义】

通过试剂盒进行检测过敏源特异性 IgE 抗体，主要用于临床中对过敏反应、花粉热、气喘、过敏性湿疹、皮炎、呼吸不畅和鼻炎的诊断。

【操作步骤】

1. 操作准备

（1）护士准备：衣帽整洁，洗手，戴口罩。评估患者的身体状况。评估患者血管，以保证患者静脉采血的成功率。

（2）用物准备：治疗盘 1 个（内置复合碘消毒液、棉签、一次性采血针、真空采血管或普通塑料采血管、剪刀、计时器、1ml 注射器、无菌纱布）、过敏源特异性 IgE 抗体检测试剂盒。

（3）患者准备：护士向患者做好解释工作，讲明试验的目的、方法、意义，以取得患者的配合。

2. 操作方法

（1）试剂盒在使用前须平衡至室温（20～30℃）30 分钟。

（2）抽取患者静脉血 3ml，离心后用注射器抽取血清或血浆。

（3）标本孵育：①去掉试剂盒尾端的白色封头和顶端的红盖，让反应管内的缓冲液排出，用纱布擦拭细头；②将注射器接在反应管的顶端，将标本由细头抽到注射器接头处；③将反应管平放，在室温下（20～30℃）反应 90～100 分钟。

（4）结合液孵育：①将标本从反应管排出，抽出注射器的推杆，由注射器针筒向反应管内注入 1ml 清洗液，将注射器的推杆插入并推至底，用纱布擦拭细头；②将绿色的结合液由细头抽到注射器的接头处；③将反应管平放，在室温下（20～30℃）孵育2小时。

（5）清洗：①将结合液由反应管排出，抽出注射器的推杆。加5滴清洗液到注射器针筒中，让它流下。再在注射器针筒内注入1ml清洗液，使其流过反应管。将注射器的推杆插入并推到底，用纱布擦拭细头；②在塑料烧杯中注入少量（约2ml）清洗液。通过反应管将清洗液抽到注射器中。抽出注射器的推杆，让清洗液流出；③在注射器筒内注入1ml清洗液，使其自然流下。重复一次。将注射器的推杆插入并推入底，用纱布擦拭细头。

（6）加入底物液，判断结果：①将黄色的底物/指示剂通过反应管抽到注射器中；②平放反应管，观察标本在30～60分钟由黄到紫的颜色变化（图2-11-1）。

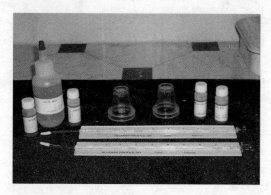

图2-11-1　观察标本的颜色变化

3. 操作评价

（1）采集血标本方法正确。

（2）操作流程正确，结果准确。

【操作重点及难点】

1. 清洗时要充分洗掉游离的结合液，否则会出现假阳性结果。

2. 血清或血浆和结合液充满反应管，达到注射器接头处即可，不要进入注射器中。当向反应管中加入试剂（标本、结合液或底物/指示剂）时，应快而平稳地抽取，以便排出管中的空气。为了观察到明显的颜色变化，一旦加入底物/指示剂后，请勿动反应管，避免晃动管内的液体。

【注意事项】

1. 试剂盒仅供体外诊断用。不使用时保存在 2～8℃。

2. 如果不小心破坏了显色反应过程，或清洗不彻底，请在 10 分钟内重复再清洗，这样不会影响结果。

3. 当抽出注射器推杆时，要慢慢地退出，以防在注射器针管内产生泡沫。

4. 干扰因素：血红蛋白浓度 > 150mg/L、胆红素浓度 > 60μmol/L 或甘油三酯 > 7.1mmol/L 的样本不建议用本试剂盒进行检测。

5. 结合液试剂中含有叠氮钠，叠氮钠和铅、铜接触时会形成具有爆炸潜能的叠氮金属盐，处理时一定要用大量水冲洗，以防叠氮化合物堆积。

【操作并发症及处理】

一般情况下临床未见并发症的研究报道。

（刘鲁燕）

第十二节　吸入性及食物性过敏源
特异性 IgE 抗体检测法

吸入性及食物性过敏源特异性 IgE 抗体检测法（欧蒙印迹法），是一种半定量检测方法，一份膜条可以同时检测 36 种过敏源抗体。通过过敏源直接刺激过敏体质的人群释放 IgE 抗体，过敏源、抗体结合产生一系列的生物学效应（比如嗜碱性粒细胞和肥大细胞的释放），从而引起机体出现全身或者局部的症状，如荨麻疹、湿疹和皮炎等疾病的发生，属于 I 型超敏反应。

【操作目的及意义】

1. 通过吸入性及食物性过敏源特异性 IgE 抗体检测查找过敏源。

2. 以便临床上用于过敏性皮炎、荨麻疹、湿疹、过敏性鼻炎、哮喘、银屑病、过敏性婴儿湿疹、小儿遗尿、小儿乳糜泻等疾病的诊断和治疗。

【操作流程】

1. 操作准备

（1）护士准备：衣帽整洁，洗手，戴口罩。询问、了解患者的身体状况。评估患者血管，以保证患者静脉采血的成功率。

（2）用物准备：治疗盘1个（内置复合碘消毒液、棉签、一次性采血针、真空采血管或普通塑料采血管、剪刀、计时器、1ml注射器、无菌纱布）、吸入性及食物性过敏源特异性IgE抗体检测试剂盒及分析系统（图2-12-1）。

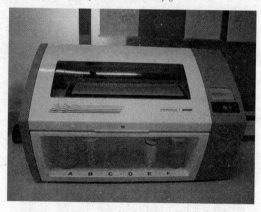

图2-12-1　IgE抗体检测试剂盒及分析系统

（3）患者准备：护士向患者做好解释工作。只需采集患者少许的静脉血，痛苦小，可以忍受，特别适用于儿童。并讲明试验的目的、方法、意义，以取得患者的配合。

2. 操作方法

（1）所有试剂在使用前须平稳放置于室温（20~30℃）30分钟。

（2）抽取患者静脉血3ml，离心后用注射器抽取血清或血浆。

（3）预处理：将检测所需的膜条朝上放置在温育槽中，分别加入1ml通用缓冲液，于室温温育5分钟后吸去温育槽中的液体。

（4）血清温育第一次（分手动法和自动法）：①手动法：a（省时）：在温育槽中分别加入 1ml 未稀释的患者样本，在摇摆摇床上室温（18～25℃）温育 60 分钟；b（省血清量）：将至少 1ml 已 1:11 稀释的样本在摇摆摇床上室温温育过夜（12～24 小时），温育时需加盖以防挥发；c（兼具省时和省血流量）：在每条特殊的温育槽中加入 400μl 未稀释的患者样本，在摇摆摇床上室温温育 60 分钟。②自动法：方案 b 中，1:11 稀释样本过夜温育，反应液体量为 1.65ml（1.5ml 通用缓冲液加 150μl 的样本）。

（5）清洗（分手动法和自动法）：①手动法：吸去每个温育槽内液体，在摇摆摇床上用 1ml 通用缓冲液清洗膜条 3 次，每次 5 分钟；②自动法：1:11 稀释样本过夜温育的方案 b 中，第一步清洗时缓冲液的量为 1750μl。

（6）酶结合物温育第二次：在每个温育槽中加入 1ml 酶结合物（碱性磷酸酶标记的抗人 IgE，单克隆），于摇摆摇床上室温温育 60 分钟。

（7）清洗：吸去每个温育槽内液体，在摇摆摇床上用 1ml 通用缓冲液清洗膜条 3 次，每次 5 分钟。

（8）色原/底物温育第三次：在每个温育槽中分别加入 1ml 色原/底物液，于摇摆摇床上室温温育 10 分钟。

（9）终止反应：吸去槽内液体，用蒸馏水或去离子水清洗膜条 3 次。

（10）结果判断：将检测膜条放置在结果判定模板中，风干后判断结果。

3. 操作评价

（1）采集血标本正确。

（2）操作流程正确，结果准确。

【操作重点及难点】

1. 严格按操作流程进行检测，保证结果的准确性。

2. 在判断结果时必须考虑到条带的位置和颜色强度。通过比较结果判断模板和已温育的检测膜条可确定抗相应过敏源 IgE 抗体。

【注意事项】

1. 本检测试剂仅用于体外诊断，不使用时保存在 2～8℃ 冰箱，不要冷冻。

2. 试剂盒中部分试剂含有毒性的叠氮钠，应避免接触皮肤。

3. 待测样本于 2～8℃ 条件下通常可保存 14 天。稀释后的样本应在同一个工作日内检测。稀释后的缓冲液必须在一个工作日内用完。

4. 底物液因对光敏感，使用后应立即盖紧瓶盖。

5. 废物处理：患者样本、血清和温育过的膜条必须作为潜在传染源处理。

【操作并发症及处理】

一般无操作并发症发生。

（李娜　刘鲁燕）

第十三节　食物特异性 IgG 抗体检测法

食物特异性 IgG 抗体检测（酶联免疫法）是利用酶联免疫法（ELISA）微孔板技术检测抗体。血清加到包被有食物抗原的微孔中，使之发生反应，然后去除为结合的抗体，加入结合有辣根过氧化物酶的抗人 IgG 抗体，使之与已结合的抗体反应。结合的辣根过氧化物酶催化发色底物 TMB 产生发色反应。终止反应后，在 450nm 波长处读出吸光度值，吸光度值的大小与检验抗体含量成三次多项式线性关系。

【操作目的及意义】

通过试剂盒检测过敏源特异性 IgG 抗体，主要用于消化道不适症状的鉴别诊断和治疗。

【操作步骤】

1. 操作准备

（1）护士准备：衣帽整洁，洗手，戴口罩。询问、了解患者的身体状况。评估患者血管，以保证患者静脉采血的成功率。

（2）用物准备：治疗盘1个（内置复合碘消毒液、棉签、一次性采血针、真空采血管或普通塑料采血管、剪刀、计时器、1ml注射器、无菌纱布）、过敏源特异性 IgG 抗体检测试剂盒，具有450nm、能测量2.0吸收单位的全自动或半自动酶标仪。

（3）患者准备：患者无须特殊准备，也无须禁食。护士向患者做好解释工作，讲明试验的目的、方法、意义，以取得患者的配合。

2. 操作方法

（1）试剂盒在使用前须平稳放置于室温（20~30℃）30分钟。

（2）抽取患者静脉血3ml，离心后用注射器抽取血清或血浆，血清用量为20μl。

（3）试剂配制：①清洗缓冲液：将30ml浓缩清洗液（3：200）加入到蒸馏水或纯化水中，使终体积为2000ml。标明此为清洗缓冲液，保存在2~8℃；此条件下，清洗缓冲液可保存6个月。②显色剂：使用前30分钟将底物液 A 和 B 等比例混合。10ml显色剂可用于1整块微孔板的显色。

（4）试剂盒微孔板可拆分，沿中线将微孔板分成两块，每半块微孔板均可检测标准血清、空白和阳性对照，并可根据检测结果绘制一条标准曲线；每半块微孔板可同时检测3位患者的样本。

（5）绘制标准曲线：取4支12×75mm玻璃管，分别标记50，100，200和400μl。分别在这4个管中加入150μl样本稀释液。在标有400U/ml的管中加入150μl标准血清混合后，取150μl加入到标有200U/ml的管中；再混合后，取150μl加入到标有100U/ml的管中；再混合后，取150μl加入到标有50U/ml的管中。这样就得到了浓度为100U/ml、200U/ml和400U/ml的标准血清各150μl，浓度为50U/ml的标准血清300μl，从每管中各取100μl按下表加入到微孔内，按步骤9~15操作，以浓度为横坐标，吸光度值为纵坐标绘制标准曲线，并按三次多项式计算回归方程（表2-2）。

表2-2 绘制标准曲线表

管标号	反应孔号	管标号	反应孔号
50U/ml	2A 和/或 8A	200U/ml	4A 和/或 10A
100U/ml	3A 和/或 9A	400U/ml	5A 和/或 11A

（6）在反应孔1A 和/或7A 中加入100μl 样本稀释液，反应孔6A 和/或12A 中加入100μl 阳性对照。

（7）样本用样本稀释液100 倍稀释；取20μl 血清加到2.0ml 样本稀释液中，混匀。

（8）分别取100μl 已稀释的样本（步骤7）加到包被有不同抗原的微孔内。

（9）在室温（20～28℃）孵育60 分钟 ±2 分钟。

（10）使用洗板机或手工操作，用清洗缓冲液洗三次微孔。每次均要使清洗缓冲液填满微孔，清洗后要把微孔吸干。

（11）分别向各微孔中加100μl 酶标抗体结合液，在室温（20～28℃）孵育30 分钟 ±2 分钟。

（12）按步骤10 清洗微孔3 次。

（13）分别向微孔中加100μl 显色剂。在室温（20～28℃）孵育10 分钟 ±2 分钟。

（14）向每孔内加50μl 终止液，并用软纱布小心清洗微孔板底部残留溶液（此时反应孔中的溶液由蓝色变为黄色）。

（15）用酶标仪读数在450nm 波长下用空白孔调零，读取各微孔的吸光度值。

3. 操作评价

（1）采集血标本正确。

（2）操作流程正确，结果准确。

【操作重点及难点】

严格操作流程，勿缩短或延长孵育时间，保证结果的准确性。

【注意事项】

1. 本检测试剂仅用于体外诊断。不使用时保存在2～8℃冰箱中。

2. 本试剂盒用于定性检测人血清中 14 种食物特异性 IgG 抗体，包括牛肉、鸡肉、鳕鱼、玉米、蟹、鸡蛋、蘑菇、牛奶、猪肉、大米、虾、大豆、西红柿、小麦。

3. 终止液为强酸，应小心处理。使用时应戴手套，并戴防护眼镜以及穿上适当的防护衣。如不慎接触皮肤，应用大量的清水冲洗。

4. 本试剂盒禁止用于健康人群体检，因正常人群体内可能含有对某种食物特异性的 IgG 抗体，不能仅凭任何一个试验结果做出最终临床诊断。

5. 处理试剂和患者样本时应将之视为潜在传染源处理。

6. 本试剂盒为一个完整的系统，不能与其他试剂混用。

【操作并发症及处理】

一般无操作并发症发生。

(李娜　刘鲁燕)

第十四节　特异性脱敏疗法

特异性脱敏疗法又称减敏治疗，或称特异性免疫治疗方法，是将不能避免的并经皮肤试验或其他方法证实或怀疑的主要抗原性物质，制成一定浓度的浸出液，以逐渐递增剂量及浓度的方法进行注射、含服、经皮渗透，通过从低到高系列浓度过敏源的不断刺激，使机体对该过敏源产生免疫耐受现象，对再接触过敏源不产生反应，从而达到脱敏的目的。临床上常见的脱敏疗法有注射脱敏、舌下含服脱敏、脱敏贴。本节重点介绍注射脱敏的操作技术。

【操作目的及意义】

1. 临床上主要用于慢性荨麻疹、慢性湿疹、异位性皮炎等过敏性疾病的治疗。

2. 脱敏疗法最适用于吸入性过敏源引起的过敏性鼻炎或者过敏性哮喘。因为吸入性过敏源到处飘散，难以避免，故采用脱敏疗法是一种预防哮喘复发的重要措施。

【操作步骤】

1. 操作准备

（1）护士准备：衣帽整洁，洗手，戴口罩。评估患者的病情及过敏源情况，针对过敏源进行脱敏治疗。

（2）物品准备：治疗盘 1 个（内置复合碘消毒液、棉签、一次性注射器、过敏源提取物）、记录单、急救药品及物品、吸氧设备。

（3）患者准备：治疗前先行过敏源测试，找出相应的过敏源。向患者做好解释，告知治疗过程中的注意事项及可能出现的情况，以取得患者的配合。

2. 操作方法

（1）常规消毒皮肤，将过敏源提取物皮内注射。

（2）按照患者过敏源测试的结果，将相应的过敏源制成注射剂。

（3）根据过敏源的性质和患者的敏感程度决定过敏源注射的剂量和疗程，定出首次注射的浓度。

（4）注射时从低浓度到高浓度，1 ~ 2 次/周，连续 1 ~ 3 个月。

（5）详细记录患者每次脱敏注射的时间、浓度及病情。

3. 操作评价

（1）操作方法及剂量准确。

（2）患者未出现任何不适感。

【操作重点及难点】

1. 严格按照患者的过敏源进行配制提取物。

2. 注射过程中严密观察患者的全身反应。患者注射后 30 分钟内应留在医院观察，以便有紧急情况如呼吸急促、皮肤红肿、发痒等症状能尽快处理。

【注意事项】

1. 高度过敏者不宜用本疗法，用时应从最大的皮试阴性量开始。

2. 必须做好过敏性休克的抢救准备。

3. 严格掌握每次注射过敏源的剂量。

4. 治疗过程中如病情加重明显，应暂停该治疗。

【操作并发症及处理】

1. 过敏性休克及处理

（1）吸氧。

（2）遵医嘱立即皮下注射盐酸肾上腺素。如症状不缓解，30分钟后可重复使用。

（3）快速开通静脉通道，给予扩容及皮质激素等对症治疗。

2. 荨麻疹及处理 给予抗过敏药物治疗。

3. 其他症状 若皮肤瘙痒，遵医嘱给予外擦炉甘石洗剂及抗过敏药物对症治疗。

（李娜 刘鲁燕）

第十五节 生物反馈操作技术

生物反馈疗法是在行为疗法的基础上发展起来的一种心理治疗技术，可以把自身肌电信号的强弱反映在生物反馈仪的面板上，显示心理和生理的放松程度，以此达到治疗的目的。

【操作目的及意义】

1. 帮助慢性身心性皮肤病患者达到内环境平衡。

2. 指导患者掌握非药物治疗的自我调节方法。

【操作步骤】

1. 操作准备

（1）护士准备：衣帽整洁，洗手，戴口罩，戴手套。评估患者心理因素对疾病的影响。治疗室环境温馨整洁，座位舒适。

（2）物品准备：生物反馈仪（图2-15-1）、电极片、四节五号电池、75%乙醇、舒适座椅。

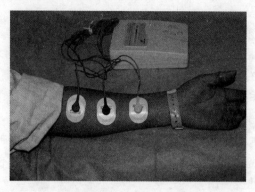

图2-15-1　生物反馈仪

（3）患者准备：向患者讲解生物反馈疗法的原理、目的、方法及意义，以取得患者的积极配合。

2. 操作方法

（1）将生物反馈仪装入电池，接通电源。从前臂伸侧粘贴电极片。

（2）嘱患者取舒适坐位。评估前臂，用75%乙醇棉球在拟放置电极的位置上对皮肤进行擦试，局部皮肤待干。从前臂伸侧擦试部位按近心端到远心端，按照红、黑、黄的顺序连接电极线。三个电极片间距大致均等。黑色电极线连接在中间，红色和黄色电极线任意连接在两侧。

（3）打开电源开关，面板信号灯从1号开始移动到16号灯，然后回到第3号灯，一次训练时间为30分钟。按确认键开始，每天坚持1~2次，每次30分钟。

（4）信号灯由16位移向15、14……，表明已开始放松；信号灯能够在6至4信号灯之间往返移动，表示放松状态良好，个别情况可到达4至2信号灯，此时患者可感觉到全身放松。

（5）训练结束：仪器发出蜂鸣声，仪器面板上闪烁的信号灯停止移动，表明放松训练结束；关闭电源，将前臂的电极线和电极片取下，清洁后保存。

3. 操作评价

（1）患者能够正确连接电极线。

（2）患者能够在家中正确使用肌电型生物反馈操作仪。

【操作重点及难点】

患者应从单纯生物医学模式转变到生物、心理、社会的新医学模式观念，利用自身修复能力来调整机体的紧张状态。

【注意事项】

1. 适用于依从性好的患者。

2. 默认工作状态时左边第三个指示灯亮，表示操作时间为30分钟。

3. 电极片可长期反复使用于一位患者，使用后的电极一定要保持干净，贴上原有保护膜保存。

4. 开机时第16位电瓶指示灯闪烁，表示电池容量已不足，应立即更换电池。

5. 指导患者控制情绪的方法。当患者由于疾病引起焦虑时，指示灯数值将逐渐增大。此时指导患者有意识调整情绪，利用积极心态或者可以缓解焦虑心情的音乐及图片引导患者调整心态，放松心情，使数值保持较低。

【操作并发症及处理】

此项操作方便、简单，一般无并发症产生。

（梁斌）

第十六节　疱病清创换药技术

疱病清创换药技术是利用无菌物品、药品对大疱类皮肤病、重症药疹、重症多形红斑等引起的水疱、脓疱及疱壁破溃进行专科清创、换药的技术。

【操作目的及意义】

1. 清除大水疱的脓液、分泌物和痂皮等，减轻炎症反应，促进皮损快速愈合。

2. 提高患者舒适度,加快疾病恢复。

3. 缩短住院时间。

【操作步骤】

1. 操作准备

(1) 护士准备:衣帽整洁,洗手,戴口罩,戴无菌手套。患者评估:评估创面发生部位、面积、程度,是否有水疱、糜烂、渗血、结痂。

(2) 物品准备:无菌干棉签、一次性换药盘、纱布块、生理盐水、强氧化离子水、频谱仪、吸氧管、生物胶喷雾剂、银锌霜皮肤黏膜抗菌剂、医用高渗黏性敷料、纳米银抗菌医用敷料或凝胶敷料等。

(3) 患者准备:评估患者的病情,对疼痛的耐受程度、合作程度和心理状态。嘱患者取舒适体位,局部创面垫治疗巾,后背等大面积创面垫一次性护理垫。保持操作环境清洁无菌,需要时用隔帘遮挡患者。

2. 操作方法

(1) 清创:用镊子夹取蘸有生理盐水的无菌棉球,清除表面即将脱落的痂皮、渗出物及残留药物。水疱松弛者用 10ml 注射器进行无菌抽疱。面颈部厚痂涂药膏软化,脱落后予以清除。头皮处厚痂用橄榄油或食用香油焖敷软化后清除。

(2) 消毒:酸性氧化电位水消毒。创面面积较大者行酸性氧化电位水浴。

(3) 吹氧:氧流量调到最大,距创面 5～10cm,时间为 3～5分钟,加快干燥过程,促进肉芽生长。

(4) 低频电疗:频谱仪照射(灯管距离创面 30cm,每部位30 分钟)。

(5) 协助患者取舒适体位,整理床单位,整理治疗车内物品。洗手,脱去手套。做相关记录。每班做好交接,观察敷料有无脱落、渗液外溢,是否出现过敏反应,发现异常及时更换。

3. 操作评价

（1）清创时，动作轻柔，不硬揭痂皮。

（2）抽疱方法正确，无菌抽疱，保留疱壁。

（3）食用油使用前加热数秒。

（4）有效预防离子水浴后发生感冒。

（5）吹氧：距离正确，时间正确，保护剂使用合理。

（6）使用含银敷料时，禁止碘伏消毒。

【操作重点及难点】

1. 全身大面积创面者可使用棉签轻轻滚动、均匀涂抹一层银锌霜皮肤黏膜抗菌剂，起到干燥、抑菌、防止粘连的作用。

2. 涂有银锌霜的创面配合使用两层纳米银抗菌医用纱布，渗出多者选用干性，创面较为干燥或需要包扎者选用油性。

3. 外裹两层纱布将创面完全覆盖，用绷带或胶布固定。特殊受力部位应包扎牢固，防止反复摩擦创面。

4. 换药时，粘连处用温盐水浸润后再轻揭敷料。根据情况1～2天换药1次。

5. 局部创面糜烂、渗出较多者，尤其是容易受压的部位，可选用凝胶敷料均匀涂抹，厚度为2mm左右，外用黏性高渗海绵敷料粘贴，有效吸收渗液、减压、干燥创面。3天给予换药1次。

【注意事项】

1. 为避免患者劳累或长时间暴露体位引起受凉，操作时动作应熟练，时间不能过长。

2. 抽疱时注意无菌操作，适用于松弛型水疱或大疱（直径小于1.0cm为水疱，超过1.0cm为大疱）低位穿刺。保护创面，使疱壁覆盖在创面之上，防止造成创面感染。

3. 橄榄油或食用香油使用前需加热，冷却后焖敷。根据疱液性质适当抽疱，部分疱液可自行吸收。

4. 吹氧时间应根据创面渗出程度随时调整，以创面肉芽组织刚好干燥为度。吹氧后使用壳聚糖系列喷雾剂喷创面，形成微膜以保护创面。

5. 使用频谱仪照射时，灯管高度要适宜，以患者感觉温热为准，避免引起烫伤。

6. 使用银离子敷料时，禁止用碘伏消毒，因银与碘接触生成碘化银，影响药性。

【操作并发症及处理】

1. 低频电疗操作不当引起的皮肤烫伤，发现后立即给予冰敷，严重者涂抹湿润烧伤膏。

2. 表皮大面积脱落患者使用抗菌剂过量，因过多吸收产生毒性反应时，应立即使用无菌生理盐水进行冲洗。

（崔彩娟）

第十七节　刮除术

刮除术是皮肤科门诊常见易行的手术，可用于浅表皮损的活检或治疗。它的最大优点是简单、快捷。如作为活检的手段，刮除术最大的缺点是得不到完全的组织。刮除术的适应证为各种突出性的生长物，如各种疣（传染性软疣、寻常疣、跖疣、尖锐湿疣等）、化脓性肉芽肿、脂囊瘤、软组织纤维瘤、小的皮角及老年性角化症等。

【操作目的及意义】

主要用于去除皮肤体表上的生长物，防止疾病的复发或自身接种。

【操作步骤】

1. 操作准备

（1）护士准备：衣帽整洁，洗手，戴口罩。评估患者的病情及疣体的大小。观察患者局部皮肤状况，如颜色、温度、有无硬结、瘀血、感染等。

（2）物品准备：治疗盘1个（内置复合碘消毒液、棉签、75%乙醇、一次性注射器、盐酸利多卡因注射液、液态苯酚、三氯化铁溶液、红霉素软膏、创可贴或无菌纱布、胶布、无菌手套），大小不一的圆头刮匙各 1 把（图 2-17-1），手术剥离刀 1 把或二氧化碳激光治疗仪、排烟机。

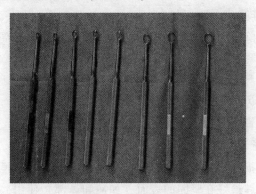

图 2-17-1　圆头刮匙

（3）患者准备：术前向患者做好解释工作，讲明治疗的目的、方法和注意事项，以取得患者的配合。

2. 操作方法

（1）用防擦的记号笔标记皮损边缘。

（2）常规消毒皮肤，铺消毒孔巾，术者戴无菌手套。

（3）用盐酸利多卡因注射液做局麻，其中可加 1:1000 盐酸肾上腺素注射液数滴。主要注射于损害底部，使之周围隆起而较坚实，有利刮除。

（4）可用尖刀切去或用二氧化碳激光烧灼疣周角质环，使疣面尽量暴露以利于刮除。

（5）选取大小合适的刮匙，用优势手握住刮匙，另一只手分开皮肤并拉紧。稳定地牵拉刮匙并用力向下做刮和剜的动作，使皮损从下方的正常真皮剥离，刮除全部病变组织。对位于皮下的脂囊瘤等，在瘤体中央做一 2~3cm 长的切口，刮匙伸入其中，将脂囊瘤与周围组织分离，将其挤出或掏出。

（6）以液态苯酚涂布于刮除后的创面，如流血不止，可用棉签外涂三氯化铁溶液压迫止血，再以抗生素软膏涂后包扎。

3. 操作评价

（1）严格操作流程，防止交叉感染。

（2）创面治疗彻底，患者无特殊不适。

【操作重点及难点】

1. 刮除跖疣前，宜先用水杨酸脱去跖疣表面及其周围的角质块，再刮除之，有利于伤口早期愈合。

2. 局麻药深度要适宜，使损害明显隆起，以便于手术。正常刮除后可以看到真皮，呈白色并见残留毛囊。

3. 损害与周围组织分离要彻底，以便彻底刮除。

【注意事项】

1. 皮损如有炎症，应先消炎治疗，待炎症消退后再刮除。

2. 刮匙最好在坚固的表面（如额和鼻部）使用，在松软的表面（眼睑和唇）难以使用。

3. 敷料包扎，嘱患者勿使敷料被水浸湿以防感染。

4. 术后 3 天换药，创面用抗生素软膏；必要时口服抗生素。

5. 对于较大的疣体，可先刮除再用激光烧灼。使用激光烧灼时，要开启排烟机，以利于汽化物的排出，减少对患者和工作人员的伤害。

【操作并发症及处理】

一般情况下操作并发症不常见。偶有创面感染发生，主要与无菌操作不严格或患者护理伤口不当有关，如有感染，加强换药，必要时遵医嘱口服抗生素，促进创面的愈合。

（王聪敏）

第十八节 局部封闭疗法

局部封闭疗法（block therapy）是指将局部麻醉药品或其他药物直接注射于病变部位的一种治疗方法，疗效确切，易于操作，为皮肤科常用技术，对多种皮肤病有确切疗效。该法是皮损局限而外用药物或全身给药疗效欠佳时，被广泛采用的有效治疗方法。

【操作目的及意义】

通过封闭疗法，临床上治疗神经性皮炎、结节性痒疹、Raynaud 病、带状疱疹、瘢痕疙瘩、疥疮结节等。穴位封闭可用于治疗白癜风、腋臭、斑秃等。

【操作步骤】

1. 操作准备

（1）护士准备：衣帽整洁，洗手，戴口罩。评估患者病情。观察患者局部皮肤状况，如颜色、温度、有无硬结、瘀血、感染等。

（2）物品准备：治疗盘 1 个（内置复合碘消毒液、棉签、一次性注射器、盐酸利多卡因注射液及曲安奈德混悬液、创可贴或无菌纱布、胶布）、无菌手套。

（3）患者准备：治疗前向患者做好解释工作，讲明操作的目的、方法和注意事项，以取得患者的配合。

2. 操作方法

（1）按医嘱抽吸药液，常规消毒局部皮肤。

（2）在预定的封闭点以两手指按压，固定激痛点及痛性筋束。

（3）然后将针穿至激痛点，回吸无血，即可缓慢浸润，并逐渐浅出，至皮损肿胀发白为止。

（4）以同法在其周围做浸润。较大皮损，其周围可多方位多次注射。具体疗程根据皮损消退情况而定。间隔 7～10 天，重复注射 1 次，一般 2～3 次即可。少数较大皮损 3～4 次。注射间隔时间逐渐延长，第 3 次间隔 10～15 天，第 4 次间隔时间 15～20 天。

（5）拔出针后，垫无菌纱布，轻轻按揉，使药液散开。

3. 操作评价

（1）严格无菌操作，无交叉感染。

（2）患者未诉不适感。

【操作重点及难点】

1. 局部解剖位置要准确。尽量找出最重的压痛点。

2. 可多点注射，如胸背部皮损，有时除了在相应神经根部注射外，还要在其远端某些疼痛部位做 1~2 处的封闭注射。

3. 若压痛点不明确，则根据其皮损部位估计相应的受损神经给予处理。

【注意事项】

1. 对封闭药物过敏、严重肝病、重症肌无力、心肌炎及心内膜炎、血压低于 10kPa、注射部位化脓性感染者均禁用。

2. 注意药物过量及过敏反应，一旦出现头晕、恶心、寒战、面部潮红等症状，应立即停用，并迅速采取相应的抢救措施。

3. 药液宜现用现配。注意无菌操作，严防医源性感染。

4. 注射前应测血压，必要时查血、尿常规。治疗期间应口服维生素。

5. 皮损内注射要注意不要注射到皮下，否则可能引起皮肤萎缩。另外糖皮质激素注射后局部可能出现色素沉着、多毛、毛细血管扩张等，需和患者提前沟通。

【操作并发症及处理】

1. 手术损伤及处理 主要与局部解剖位置不准确有关，造成关节、血管、神经、缺血坏死等损伤。处理方法：根据损伤的部位与性质，对症治疗。

2. 感染及处理 主要由于操作不当或无菌操作不严格引起。处理方法：加强换药，促进创面愈合。

3. 中毒反应及处理 主要由药物浓度偏高，剂量偏大，注射速度偏快引起。处理方法：严格按照医嘱剂量用药；推注药物速度应缓慢。

（余明莲）

第十九节 冷冻疗法

冷冻疗法是利用制冷或通过冷冻仪器的低温作用于病变组织使之破坏，或诱导生物效应，而达到去除病灶的一种常用技术。

冷冻疗法的作用原理：①冷冻可引起细胞内外冰晶形成，使细胞受到机械性损伤而死亡；②冷冻使组织中水分结冰，细胞脱水，电解质浓缩，细胞发生中毒死亡；③低温使细胞膜的主要成分——类脂蛋白复合物发生变性，导致细胞膜破裂；④低温引起局部血液循环障碍，导致组织坏死。

【操作目的及意义】

冷冻疗法主要治疗：①寻常疣、跖疣、尖锐湿疣、扁平疣；②化脓性肉芽肿；③血管瘤；④淋巴管瘤；⑤瘢痕疙瘩；⑥结节性痒疹；⑦雀斑；⑧基底细胞上皮癌和鳞状细胞癌等。

【操作步骤】

1. 操作准备

（1）护士准备：衣帽整洁，洗手，戴口罩。评估患者病情、皮损大小。观察患者局部皮肤状况，如颜色、温度、有无硬结、瘀血、感染等。

（2）物品准备：治疗盘1个（内置复合碘消毒液、棉签、红霉素软膏、创可贴或无菌纱布、胶布、无菌手套），液氮罐。

（3）患者准备：治疗前向患者做好解释工作，讲明操作的目的、方法和注意事项，以取得患者的配合。

2. 操作方法

（1）常规消毒皮肤。可使用冷冻器械（接触法或喷射法），也可用棉签蘸液氮作薄涂或压迫治疗。

（2）棉签法：①根据皮肤病变的大小，选择相应大小的棉签；②在容器内饱蘸液氮，迅速置于病变上，并施加一定压力。

（3）接触法：包括浸冷式冷刀和封闭式接触治疗两种。

①使用浸冷式冷刀时，将其放入液氮数分钟至液氮停止沸腾，冷刀与液氮温度相同后，与皮损处紧密接触。适于浅表及小范围皮损。

②封闭式接触治疗，根据皮损的大小选择适当的铜制或银制冻头，连接在冷冻治疗器的喷管上进行冷却，冻头接触皮损，需施加一定压力。接触法冷冻深度较棉签法深，可达 2～5mm，易

于控制，适用于较大、较深皮损的治疗。

（4）喷射法：有浅冻和深冻两种。

①浅冻：是利用低压、小口径喷管在皮损表面螺旋式或粉刷式喷射。多用于大面积的浅表皮损。

②深冻：用较大口径的喷管，压力在 $1 \sim 1.5 \mathrm{kg/cm^2}$，通常是对病变进行间歇性喷射（即喷 $2 \sim 3$ 秒，停 $2 \sim 3$ 秒交替）。多用于大面积较深的皮损。

3. 操作评价

（1）皮损治疗彻底，无交叉感染发生。

（2）患者无特殊不适。

【操作重点及难点】

1. 按病损大小选择冷冻头，然后抵于病损处，输出液氮，待表面出现冰霜时开始计时，或观察至局部病灶组织变白、发硬时为度。在操作过程中应注意安全，防止将液氮溅及正常组织。

2. 冷冻停止后使其自然复温或用其他方法加速复温，不可将冷冻治疗器铜头强行撕脱。

3. 冷冻剂量随病损性质、部位、深浅、液氮气流量和冷冻方法而异，一般在 10 秒至 3 分钟之间，婴幼儿冷冻时间应酌情缩短。

【注意事项】

1. 有全身症状或有严重器质性疾病患者，不宜行冷冻治疗。

2. 治疗前应向患者说明治疗过程中可能发生的情况，如疼痛、水肿、起疱等。

3. 除年老、体弱或病损位于指、趾端或外阴部外，一般不需麻醉。

4. 根据需要可重复冻、融 $1 \sim 3$ 次。

5. 治疗时患者如有头晕、恶心、面色苍白，应立即停止治疗，平卧休息。

6. 冷冻完毕后，应详细告诉患者术后注意事项及处理方法，并嘱休息片刻后方可离去。

7. 对冷冻过敏、肢体麻痹、局部循环障碍、局部皮肤感觉障碍者，勿采用冷冻疗法。

【操作并发症及处理】

对于冷冻并发症应高度重视，有些并发症易引起坏死。常见并发症及其处理如下：

(1) 疼痛 一般可耐受。疼痛剧烈时，遵医嘱给予止痛药。

(2) 水肿 冷冻治疗后往往局部会发生水肿，一般数天后可自行消退。

(3) 水疱 对较为深在的皮损进行冷冻治疗后，均会有水疱甚至血疱形成，可在无菌操作下抽出疱液，并保护创面，避免感染。

(4) 皮下气肿 对皮肤破损处进行液氮喷雾法治疗时，可发生皮下气肿，一般在1~2天内自然消退，不需要进行特殊处理。

(5) 系统反应 冷冻治疗过程中或治疗结束后，可能发生荨麻疹、发热性中毒反应、虚脱、心脏传导阻滞，特别是后者，应请专科医生诊治。

(6) 出血 对小的出血；可压迫止血；如为动脉出血，需行结扎止血。

(7) 继发感染 可致创面延迟愈合和形成明显瘢痕，治疗时，应严格无菌操作。治疗后的创面结痂不可强行撕脱，应使其自然脱落。

(8) 色素脱失 色素细胞对低温较敏感，故色素脱失是冷冻治疗常见的并发症。一般在数月内可逐渐消退，但在冷冻过深时，可致永久性色素脱失。

(9) 色素沉着 是冷冻治疗引起的炎症继发性改变，可在数月内逐渐消退。

(10) 慢性溃疡 部分老年患者或糖尿病患者，在血运较差部位进行较深的冷冻治疗，可形成经久不愈的慢性溃疡。对此类患者的治疗应谨慎，若已形成溃疡，氦氖激光照射加换药治疗常有一定疗效，也可采用手术方式修复。

(11) 瘢痕形成 较深的冷冻后，可有瘢痕形成。冷冻治疗形成的瘢痕一般为柔软的萎缩性瘢痕，偶有增生性瘢痕形成。

(12) 神经损伤 研究报道较为少见，主要影响感觉神经，一般恢复较慢。对有神经干浅表分布的部位，如指侧、下颌角、耳后区等处治疗时，应熟悉解剖结构，注意避免神经损伤。

（王聪敏）

第二十节　微波疗法

微波是一种高频电磁波，微波电场极性按 300MHz～300GHz 的频率高速变化，是无限电波中一个有限频带的简称。微波疗法主要是利用微波的穿透性和选择性好的特点及其介质加热效应来达到治疗和康复的目的。其作用于人体内电介质偶极子随电场频率的变化而发生取向变化，在振动摩擦中产生热效应及非热效应，从而起到改善局部血液循环、灼除、凝固、止血等作用。

【操作目的及意义】

微波疗法用于皮肤科，主要治疗：①寻常疣、跖疣、尖锐湿疣；②色素痣；③血管瘤；④皮赘、汗管瘤及其他皮肤赘生物等。

【操作步骤】

1. 操作准备

（1）护士准备：衣帽整洁，洗手，戴口罩。评估患者病情及皮损大小。

（2）物品准备：治疗盘 1 个（内置复合碘消毒液、棉签、一次性注射器、盐酸利多卡因注射液、红霉素软膏、无菌纱布、胶布、无菌手套、生理盐水）、微波治疗仪及探头。

（3）患者准备：治疗前向患者做好解释工作，讲明操作的目的、方法和注意事项，以取得患者的配合。

2. 操作方法

（1）常规消毒皮肤。用盐酸利多卡因注射液做局部浸润麻醉或神经根阻滞麻醉。

（2）接通电源，启动电源开关使机器预热，待指示灯亮或音响提示机器可进入正常工作状态。

（3）根据皮损的大小、深浅选择相应的治疗辐射器（针状探头、平面探头、环状探头等）及功率。

（4）协助患者取舒适体位，暴露治疗部位，检查皮肤感觉。

（5）将治疗探头直接接触皮损处或刺入皮损内，踏下脚踏开关，待皮损凝固成灰白色时松开脚踏开关（治疗时间依皮损大小及深浅定在 1~6 秒不等）。

（6）关机切断电源。

（7）用碘伏或生理盐水降温，创面涂抗生素软膏，较大创面可用无菌纱布保护。

3. 操作评价

（1）严格操作流程，防止交叉感染。

（2）患者无特殊不适。

【操作重点及难点】

1. 操作时不要碰探头，以免损伤自己。不要将辐射器转向眼球、阴囊部位。

2. 治疗中，辐射器不能与金属接触。

【注意事项】

1. 严禁空载（即在探头未接触病灶时不能踏开关），以防止微波泄露。

2. 安装心脏起搏器或心脏电极者、妊娠期妇女、免疫缺陷、高血压、冠心病等疾病患者禁止做微波治疗。

3. 用新洁尔灭溶液浸泡消毒的探头，必须风干后使用，以免发生过载。

4. 在创面脱痂之前，不能浸水，也不能强行撕脱痂皮，以防止感染。

5. 由于微波是内外同时加热，故治疗深度不易掌握，对治疗色素痣及面部皮损时要慎重，防止瘢痕发生。

【操作并发症及处理】

1. 烫伤及处理 由于操作不当等原因引起。评估局部烫伤情况，如发生皮肤潮红等，应立即停止使用，并在局部涂凡士林以保护皮肤；如有水疱形成，可用一次性注射器抽吸，促进吸收；如水疱已破溃，则用消毒棉球擦干，以保持干燥。

2. 瘢痕增生及处理　通常与治疗创面大小或自身瘢痕体质有关，可早期应用预防瘢痕增生的药物。较大的瘢痕可采用激光治疗或局部注射皮质类固醇激素治疗。

（王聪敏　李娜）

第二十一节　高频电外科疗法

医学上将频率在 100kHz 以上的电流称为高频电流。高频电外科治疗属于电外科的一种，主要是应用高频振荡电流产生的电火花或组织内分子快速振荡产生的高热，以破坏并除去病变组织。高频电外科疗法包括电火花和电干燥技术、电凝固及高频电脱毛。

【操作目的及意义】

1. 电火花、电干燥及电凝固治疗主要治疗皮肤表皮层的疣状和斑状皮损、皮肤良性肿瘤、皮肤血管增生性病变、癌前病变和小面积恶性肿瘤。

2. 高频电脱毛主要去除多余的毛发。

【操作步骤】

1. 操作准备

（1）护士准备：衣帽整洁，洗手，戴口罩。评估患者的病情、皮损大小。观察患者局部皮肤状况，如颜色、温度，有无硬结、瘀血、感染等。

（2）用物准备：治疗盘1个（内置复合碘消毒液、棉签、一次性注射器、盐酸利多卡因注射液、红霉素软膏、无菌纱布、胶布、无菌手套）、高频电治疗仪。

（3）患者准备：治疗前向患者做好解释工作，介绍操作的目的、方法和注意事项，以取得患者的配合。患者脱毛前剃除目标区域毛发，以治疗前 3～4 天为佳。

2. 操作方法

（1）局部常规消毒。盐酸利多卡因注射液局部麻醉。

（2）将机器接通电源，检查输出旋钮是否在零位；开机预热 2～3 分钟。

（3）治疗中根据需要调节适当的输出量。

（4）治疗时，边去除皮损边清除焦痂，直至皮损完全去除。

（5）暂停治疗时，将输出旋钮置零位。结束治疗后，先将输出旋钮置零位再关机。

（6）治疗后的创面涂抗生素软膏，保持创面干燥、清洁。

（7）高频电脱毛：局部常规消毒，将针状电极沿毛干方向插入毛囊 2～3mm。术后外涂抗生素软膏。

3. 操作评价

（1）严格无菌操作，无交叉感染发生。

（2）皮损或毛发治疗彻底，患者无特殊不适。

【操作重点及难点】

治疗骨、软骨和关节附近病变时，应谨慎操作，调整电流量，避免此类组织的损伤。

【注意事项】

1. 治疗时须选择木制床椅，切不可在金属床椅上接受治疗。

2. 治疗中应使电路始终处于谐振状态。

3. 高频电室有屏蔽网。

4. 对真皮层皮损需先行试验性治疗，确定疗效。

5. 皮肤菲薄处（如眼睑）或动度大（如唇、颊）等部位的皮损，应严格控制治疗的范围和深度，以免产生瘢痕。

6. 术后注意防晒，慎用化妆品，以减轻色素沉着。

7. 注意术中不可损伤毛囊周围组织，减少瘢痕形成。瘢痕体质者禁用。

【操作并发症及处理】

1. 瘢痕及处理　多发生于真皮层皮损。而小的浅瘢痕可在数月内逐渐长平，凸起瘢痕半年后逐渐变平软。因此，对真皮层的皮损，特别是皮肤菲薄处或动度大的部位，须严格控制治疗深度和范围，术后制动或选择其他美容方法。

2. 色素异常及处理　色素沉着可在数月内逐渐消退。色素脱失极少发生。

（陈飞跃）

第二十二节　电凝固疗法

电凝固疗法是利用减幅振荡的高频振荡电流作用于病变组织，在局部产生大量的热能，使组织蛋白产生凝固性坏死，从而达到组织破坏和止血的作用。

【操作目的及意义】

电凝固疗法主要用于治疗以下几种皮肤病：①直径不超过1cm的皮肤恶性肿瘤；②较大的皮肤良性肿瘤；③各种皮肤赘生物等。

【操作步骤】

1. 操作准备

（1）护士准备：衣帽整洁，洗手，戴口罩。评估患者病情、皮损大小。观察患者局部皮肤状况，如颜色、温度，有无硬结、瘀血、感染等。

（2）用物准备：治疗盘1个（内置复合碘消毒液、棉签、一次性注射器、盐酸利多卡因注射液、红霉素软膏、无菌纱布、胶布、无菌手套）、电凝治疗仪、电极。

（3）患者准备：治疗前向患者做好解释工作，介绍操作的目的、方法和注意事项，以取得患者的配合。

2. 操作方法

（1）常规消毒皮肤，用盐酸利多卡因注射液做局部浸润麻醉。

（2）将一30～60cm² 的铝板制成的非作用电极以衬垫包裹缚于臀部。

（3）根据皮损的大小、部位选择适当的治疗电极（单极或双极）。单极治疗时，将治疗极接触或插入皮损，因其仅为治疗电极周边组织凝固，故适用于小范围皮损治疗。双极治疗时，将双电极插于皮损相对边缘，凝固范围限制于两极间，适用于范围较大、较深的损害。

（4）通电后将治疗电极置于皮损处，非作用极隔衣置于肢体部。

（5）当皮损坏死变白后即可移开电极。

（6）治疗后的创面外涂抗生素软膏，并保持创面干燥、清洁。

3. 操作评价

（1）严格无菌操作，无交叉感染发生。

（2）皮肤肿物治疗彻底，患者无特殊不适。

【操作重点及难点】

待麻醉剂起作用后再实施治疗，操作时注意对准皮损部位，勿烫伤周围正常皮肤。

【注意事项】

1. 电凝治疗时须用木制床椅，切不可在金属床椅上接受治疗。

2. 治疗中应使电路始终处于谐振状态。

3. 对真皮层皮损需先行试验性治疗，确定疗效。应注意病变的深浅，治疗深浅度的掌握要恰当。

4. 孕妇及有出血倾向、严重心血管疾病、肺结核等患者不宜用该疗法。

5. 瘢痕体质者不宜用该疗法。

6. 治疗时注意绝缘，周围不能有酒精等易燃品。

【操作并发症及处理】

1. 瘢痕及处理　多发生于真皮层皮损。小浅瘢痕可在数月内逐渐长平，凸起瘢痕半年后逐渐变平软。因此，对真皮层的皮损，特别是皮肤菲薄处，活动度大的部位，须严格控制治疗深度和范围，术后制动或选择其他美容方法。

2. 色素异常及处理 色素沉着可在数月内逐渐消退。色素脱失极少发生。

（敖俊红）

第二十三节 电磁波谱治疗仪操作技术

电磁波谱治疗仪具有宽频谱特性，涉及可见光、红外线全频段，并延伸至微波范围。治疗仪以直接照射方式作用于人体，皮肤吸收微波热后，局部循环得到进一步改善，同时降低张力，使疼痛缓解，加速组织愈合。

【操作目的及意义】

1. 改善局部血液循环，消除肿胀，促进炎症消散。

2. 降低神经系统的兴奋性，促进新陈代谢，增强组织修复，加快伤口愈合。

3. 减少创面渗出，提高机体免疫功能。

【操作步骤】

1. 操作准备

（1）护士准备：衣帽整洁，洗手，戴口罩。评估患者治疗部位皮肤状况。治疗前需检查仪器的功能和各部件是否处于完好状态。

（2）物品准备：电磁波谱治疗仪。

（3）患者准备：注意屏风遮挡，保护患者隐私。与患者做好解释工作，告知治疗中可能发生的问题。

2. 操作方法

（1）协助患者取舒适卧位，暴露患处。

（2）根据患者的需要将治疗仪辐射头与患处的距离调整到

30～40cm，固定良好。

（3）打开开关，设定时间，20～30分钟/次（治疗仪需预热10分钟），2次/日。

（4）治疗结束后，将物品摆放原位，关闭机器电源，签字，记录治疗仪工作时间。

3. 操作评价

（1）患者皮损处渗出减少，疼痛减轻。

（2）患者舒适，未发生烫伤等意外事故，无不良反应。

【操作重点及难点】

1. 接通电源预热完毕后，护士要在患者身边观察5分钟，询问患者的皮肤感觉温度是否太高或太低，并随时调节温度，待患者皮肤感觉舒适后才可离开。

2. 治疗仪工作时必须有护士巡视，以免辐射头掉落烫伤患者。

3. 辐射板使用1000小时后需更换。

4. 使用完毕后，待仪器温度降至室温后，再行妥善保存。

【注意事项】

1. 对有轻度躁动的患者进行治疗时，要有家属陪同看护。

2. 治疗仪在工作时或冷却过程中，切忌触摸辐射板，以免烫伤。

3. 治疗面部时，应保护或遮盖眼睛。

4. 高血压患者禁止照射头部。

5. 仪器通电后禁止用毛巾、衣物等物品覆盖，以免发生危险。

6. 严禁在浴室等潮湿场所使用。

【操作并发症及处理】

发生烫伤后，立即停止照射。应使用大量清水冲洗创面，妥善保护，不要挑破伤处水疱，必要时使用湿润烧伤膏等治疗烫伤药物涂抹患处。

（王莹）

第二十四节　伍德灯检查技术

伍德灯又称伍氏灯或滤波紫外线灯，其通过含氢化镍之滤片而获得 320～400nm 长波紫外线，此波段的紫外线照射在皮肤上，很易被表皮散射或反射，而表皮和真皮的黑素以及真皮的胶原可吸收这一光波，并发出非特异性的荧光，有利于对皮肤病的诊断。

【操作目的及意义】

通过伍德灯照射，主要用于对皮肤病的诊断及鉴别诊断、皮肤病皮损范围、损害深度的界定、皮肤病疗效的判断、监控局部用药情况和药物代谢情况等方面的检查。

【操作步骤】

1. 操作准备

（1）护士准备：衣帽整洁，洗手，戴口罩。评估患者皮损情况，包括局部皮肤状况，如颜色、温度、有无硬结、瘀血、感染等。

（2）物品准备：伍德灯（技术参数：体积：21cm × 29cm × 8cm；UV 灯管：BLB－T5/4W；放大镜：50 ×、100 ×；光谱范围：320～400nm；最大峰值：365nm；工作方式：连续工作状态；电源电压：220V；电源频率：50Hz；电源电流：0.35A；功率因数：0.31～0.33）（图 2－24－1）。

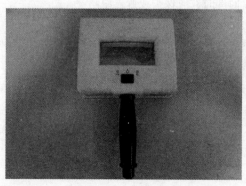

图 2－24－1　伍德灯

（3）患者准备：询问患者病史，检查前向患者做好解释工作，介绍检查的目的、意义和注意事项，以取得患者的配合。

2. 操作方法

（1）环境准备：伍德灯操作必须在绝对的暗室环境下使用，透过放大镜进行检测。

（2）将伍德灯电源线连接电源，按下开关数秒后灯即亮。

（3）伍德灯在使用前预热 1 分钟，保证伍德灯光源功率稳定，具有足够的能量，从而达到满意的荧光成像效果。

（4）患者需要在暗室内待 1 分钟，以利于适应暗环境，看清被检查的皮损发出的荧光。

（5）伍德灯与需观察皮损的距离保持 10cm 左右，以皮损在伍德灯下呈现清晰荧光图像为准。

（6）操作者手持观测仪，接通电源后，患者将皮损部位放入仪器背面的遮光布罩中后，即可在正面通过透镜来观察患者的皮肤状态，对照荧光颜色表就可判断患者的皮肤状态。

3. 操作评价

（1）检查荧光图像清晰，结果易于诊断。

（2）患者体位舒适，未诉不适。

【操作重点及难点】

1. 检查距离：以皮损在伍德灯下呈现清晰荧光图像为准。照射距离过近，伍德灯管中心处皮损会有暗色阴影，光线过强，致皮损显示模糊；照射距离过远，伍德灯下皮损处的光线晦暗，皮损显示不清楚。

2. 排除干扰因素：①在进行伍德灯观察时，应尽量避免周围有反射或荧光物体，清除检查部位皮肤上遗留的衣物棉絮和纤维；②鉴别和排除外用药物、香料和敷料等残留物对荧光诊断的干扰和影响，如凡士林软膏产生的蓝色或紫色荧光、含有水杨酸的药物产生的绿色荧光、检查者白大衣产生的蓝色荧光、患者体表残留的肥皂的荧光等。

【注意事项】

1. 患者在伍德灯检查前一般不需要局部清洗皮肤，也不得涂用药物，以免影响观察与判断。

2. 检查面部时，患者应闭目，避免直视光源。

3. 环境准备十分重要。自然光下或密闭性不好的暗室内都将无法观察或极大地丧失或削弱伍德灯下的观察效果和应用价值。

4 注意清洁防护罩和反光板，确保最大光度输出；清洁时，用软布和普通家用清洁剂即可，请确保所使用的清洁剂不会损伤油漆及塑料。

5. 伍德灯检查适应证：①色素异常性皮肤病：白癜风、晕痣、无色素痣、雀斑等疾病的诊断与鉴别诊断；②感染性皮肤病：真菌性皮肤病，如各种头癣、花斑糠疹的诊断；某些细菌性皮肤病，如痤疮、红癣等疾病的诊断与疗效判断；③红斑鳞屑性皮肤病：银屑病的诊断以及与其他红斑鳞屑性皮肤病的鉴别诊断；④神经精神障碍性皮肤病：如皮肤垢着病；⑤具有一定价值的适应证：部分体癣与股癣、马拉色菌毛囊炎等疾病；⑥某些代谢性皮肤病：如卟啉病。

6. 病损处于照射时如呈现荧光，则为阳性。

7. 伍德灯毕竟只是一种辅助诊断的仪器，若其检查结论为阴性且结合临床症状仍不能确诊时，应当进行病理等进一步的检查。

【操作并发症及处理】

一般无操作并发症发生。

（徐晓敏　王聪敏）

第二十五节　真菌镜检及培养技术

当真菌侵犯人体后，医生将按它们对人体的侵犯部位来划分，因此真菌可分为浅部真菌和深部真菌两大类。浅部真菌主要会引起皮肤黏膜等浅表感染；深部真菌则可侵犯全身器官和组织，如严重败血症、心内膜炎、脑膜炎等致死性疾患。真菌镜检法是一种方便、准确诊断真菌病的检测方法，常采用直接检查（包括不染色直接涂片镜检、负染色法、革兰氏染色法、荧光染色法）和真菌培养。

一、真菌镜检法

【操作目的及意义】

有疑似真菌感染症状的患者，通过镜检可检测出白色念珠菌、新型隐球菌、热带念珠菌等真菌，辅助临床真菌感染性皮肤病的诊断和治疗。

【操作步骤】

1. 操作准备

（1）护士准备：衣帽整洁，洗手，戴口罩。评估患者检查部位皮损情况。

（2）物品准备：钝刀、拔毛镊、载玻片、盖玻片、10%～20%氢氧化钾（钠）溶液、酒精灯、火柴、小片滤纸、显微镜。

（3）患者准备：询问患者有无外伤史及手术史、有无破伤风接种史。对女性患者，应详询分娩史及脐带处理的情况。检查受伤部位、创口情况，是否使用过抗真菌药物或其他药物。进行检查前注意正常的生活饮食习惯。向患者做好解释工作，讲明检查的目的、方法、意义，交待清楚出结果的时间，以取得患者的配合。

2. 操作方法

（1）以拔毛镊取折断的、带白鞘的或纤细且无光泽的头发；用钝刀刮取病损边缘部的皮屑，或用小刀刮取变色、松脆的甲屑。

（2）取标本少许置于载玻片上，滴1～2滴氢氧化钾（钠）溶液，加盖玻片。

（3）然后在酒精灯上微烘，加速角质溶解，但勿使其沸腾。

（4）驱逐水疱，轻轻按压盖玻片，使标本压薄成云雾状，标本宜薄而均匀。以滤纸吸取多余药液，然后镜检。

（5）镜检时光线应稍暗，先置低倍显微镜下观察找到菌丝和孢子后，再用高倍镜证实。

（6）普通光学显微镜下可见真菌菌丝和孢子菌可判断为阳性。打印报告结果以便医生做临床诊断。

3. 操作评价

（1）标本采集正确。

（2）患者皮肤未出血。

【操作重点及难点】

1. 采集标本时，刮取力度不可过大，否则易引起皮肤出血。

2. 酒精灯微烘时，温度不可过高，以免影响检查结果。

3. 制片时，溢出的封固液应吸去，以免腐蚀镜头。

4. 毛发标本不可过度施压，以免破坏毛发的结构而影响对菌丝孢子与毛干相对位置关系的判断。

5. 取材部位：①体癣、股癣：在皮损边缘部位刮取少许鳞屑；②足癣：在皮损边缘取水疱或鳞屑；③甲癣：取正常甲与病甲交界部位的甲屑；④头癣：拔取断发或失去光泽的病发。

6. 镜下观察结果：①墨汁涂片：用于检查隐球菌及其他有荚膜的孢子。方法是取一小滴墨汁与标本混合，盖上盖玻片后直接镜检；②涂片或组织切片染色：涂片染色可显示真菌形态和结构。革兰染色适用于白念珠菌、孢子丝菌等；瑞氏染色适用于组织胞浆菌；组织切片通常用 PAS 染色，多数真菌可被染成红色。

【注意事项】

1. 检查前禁忌：注意个人卫生，避免吃对皮肤有强烈刺激性的食物。

2. 拔毛镊或钝刀在使用前后均应火焰消毒并等冷却后使用。

3. 拔毛时可以使用放大镜或在过滤紫外灯下选择病发。

4. 镜检时所见菌丝或孢子应注意与纤维、表皮细胞间隙、气泡、油点等相鉴别。

5. 通过显微镜观察标本要仔细，避免漏诊。检查时应遮去强光，先在低倍镜下检查有无菌丝和孢子，然后用高倍镜观察菌丝和孢子的形态、特征、位置、大小和排列等。

6. 采取标本应保质、保量、防污染，否则直接影响检查结果。

7. 几种深部真菌病标本镜检注意点：①念珠菌病：皮肤、指甲或趾甲标本的镜检方法同前；痰液或口腔黏膜损害标本涂片，可按皮肤标本处理后镜检，亦可用革兰染色法检查；②孢子丝菌病：直接镜检一般无诊断价值，应取脓液及病变组织做真菌培养；③着色真菌病：检查痂与脓液，方法同表皮真菌病，病原体为单个或成群的棕色厚壁分离孢子；④隐球菌病：先在载玻片上滴一小滴优质墨汁（最好是印度墨汁），再取皮肤感染脓性物或脑脊液1滴，经接种环与之充分混合，盖上盖玻片，直接在显微镜下寻找荚膜厚壁圆形孢子。

【操作并发症及处理】

一般无操作并发症发生。

二、真菌培养法

真菌培养的目的在于从临床标本中分离真菌，以确定是否有真菌感染，特别是在直接检查为阴性时。在培养过程中可对真菌的形态、镜下结构、生理特点和生化特性进行充分研究，以了解其全部生活史，推断其应归隶的科、属和种，指导临床治疗。培养的另一个目的在于获得纯培养，进行各种科学研究，为临床诊断和治疗及抗真菌药物的筛选和改进等服务。真菌培养按临床标本接种时间分为直接培养和间接培养；按培养环境则可分为试管培养、大培养（平皿培养）和小培养3种。

【操作目的及意义】

从临床标本中对致病真菌进行培养，是为了进一步提高对病原体检出的阳性率，以弥补真菌镜检的不足，同时确定致病菌的种类。

【操作步骤】

1. 操作准备

（1）护士准备：衣帽整洁，洗手，戴口罩。评估患者检查部位皮损情况。

（2）物品准备：真菌培养检查除需要一般真菌检验用到的器具外，还应准备真菌专用的接种针、接种环或接种钩（用铂丝或镍丝制成）、微型小铲、刀片、针头等，常规分离鉴定使用的培养基为沙氏葡萄糖琼脂（SDA）斜面培养基，加0.05%氯霉素。

（3）患者准备：询问患者检查部位是否使用过抗真菌药物或其他药物。进行检查前向患者做好解释工作，讲明检查的目的、方法、意义，交待清楚报告结果的时间，以取得患者的配合。

2. 操作方法

（1）以拔毛镊取折断的、带白鞘的或纤细且无光泽的头发；将接种刀用火焰消毒冷却后，用钝刀刮取病损边缘部的皮屑，或用小刀刮取变色、松脆的甲屑。

（2）取部分毛发、皮屑、鳞屑、甲屑等置于载玻片上。将接种环用火焰消毒冷却后，接种环蘸取皮屑，以无菌技术分数次接种于培养基内（保留标本，如有污染或不长时再补种）。

（3）迅速盖好培养基，放入培养箱内（25℃培养）。

（4）结果观察及报告：标本接种后，每周至少观察2次，观察菌落的生长速度、外观、大小、质地、颜色，菌落的边缘，菌落的高度和下沉现象等。一般浅部真菌超过2周、深部真菌超过4周仍无生长，可报告阴性。如有真菌生长，报告"×××生长"。

3. 操作评价

（1）标本采集、培养方法正确。

（2）患者未诉特殊不适。

【操作重点及难点】

1. 采集的标本须保证一定数量：一般痰液、血液、脑脊液、骨髓等不应少于5ml，胸水不少于20ml。

2. 采集的标本应立即检查，如不能做到，则须存放于冰箱。

为确保标本新鲜和检查结果正确，存放于冰箱不得超过 2 小时（尤其是深部组织标本）。

3. 真菌在相应的培养基上生长，可根据其不同的菌落颜色、形态、边缘及生长速度来确定菌种。

【注意事项】

1. 所有标本均应放于无菌容器中送检，采集标本时应尽量避免杂菌污染。直接培养应注意无菌操作，消毒严格，动作准确、迅速，防止污染，提高培养的阳性率。

2. 采集标本应存放于灭菌的器皿中，注明患者姓名、年龄、性别、住院号、标本编号、标本种类、采集日期、请求检查的真菌，并标明患者原发疾病、真菌感染可能的诱因、真菌感染的症状和体征等内容。

3. 病原真菌对营养的要求高于一般的真菌，有些菌种更需要供给特殊的营养。同一菌种在不同的培养基上，或虽使用同样的培养基但培养温度不同，也会产生不同形态的菌落，其颜色、质地、结构和生长速度也可不同。

【操作并发症及处理】

一般无操作并发症发生。

（王聪敏）

第二十六节　淋球菌涂片检查及培养技术

淋病奈瑟菌（以下简称淋球菌）是由革兰阴性双球菌引起的细菌感染，人类是唯一的自然宿主，常通过性生活感染。男性通常表现为急性尿道炎，女性表现为宫颈炎，可以无症状。泌尿生殖系统的其他器官、直肠、咽部和眼也可感染。临床中采用淋球菌直接涂片检查和培养作为诊断淋病的重要依据。

【操作目的及意义】

对未经治疗的男性急性淋球菌性尿道炎、女性宫颈炎患者进行检测，通过对大量黄白色脓性分泌物进行涂片染色检查，查找白细胞胞质内的淋球菌，以便做出淋病诊断。对临床症状轻或不明显、涂片检查不典型或阴性的患者，需进一步做淋球菌培养。

【操作步骤】

1. 操作准备

（1）护士准备：衣帽整洁，洗手，戴口罩。评估患者临床症状进行检查。

（2）物品准备：无菌生理盐水棉拭子、载玻片、盖玻片、一次性手套、革兰氏染色液、小片滤纸、显微镜、Thayer- Martin 培养基。

（3）患者准备：询问患者病史、不洁性生活及接触史，有无使用过抗生素。向患者做好解释工作，讲明检查的目的、方法、意义，交待清楚出结果的时间，以取得患者的配合。

2. 操作方法

（1）直接涂片检查法

①用无菌生理盐水棉拭子，伸入男性尿道口内 2～4cm 处，轻轻转动取出分泌物。

②女性先用无菌的脱脂棉擦去阴道内黏液，用无菌的脱脂棉拭纸插入宫颈口内 2～4cm 处旋转取出分泌物。青春期前女童可采取阴道标本。

③淋菌性结膜炎者取结膜分泌物。

④淋病性关节炎时可取关节穿刺液。

⑤前列腺炎患者取前列腺液。

⑥盆腔炎者在腹腔镜下取材。

⑦咽部感染者应从咽隐窝或咽后壁取材。

⑧若为直肠标本，将棉拭纸伸入肛门 2～3cm，轻轻拉动，停留数秒后取出（不沾粪便）。

⑨标本直接涂片固定；初染：草酸铵结晶紫染 1 分钟，自来水冲洗；媒染：加碘液覆盖涂染约 1 分钟，自来水冲洗；脱色：加 95% 乙醇数滴，并轻轻摇动进行脱色，20 秒后水洗，吸去水

分；复染：沙黄染色液（稀）染 2 分钟后，自来水冲洗，干燥，镜检（100×油镜），查找革兰氏阴性双球菌。

淋球菌镜检记录

革兰氏染色法

样品名称　　样品编号	
收样日期　　检测日期	
样品状态　　检测环境　　　　　℃；　　　　　% Rh	
检测方法　　革兰氏染色法　　　　检测地点　　　微生物实验室	
检测依据　　样品数量	
检测仪器名称、型号及编号　尼康 YS100 型　双目普通生物显微镜　02－07C；	

实验记录与结果：

一、实验使用试剂

试剂名称：革兰氏染色液

试剂批号：　　　　　有效期：

二、结果记录

样品编号	样品子编号	镜检结果	报　告

＊注：镜检结果，阴性记为"－"；阳性记为"＋"

检测人：　　　　　　　　　　　　　　复核人：

年　　月　　日　　　　　　　　　　　年　　月　　日

（2）淋球菌培养法

①取标本同直接涂片检查法。由男性患者前尿道取材时，应用小拭子伸入尿道口 2～4cm，取出的分泌物应略带黏膜。从女性患者宫颈取材时，应先用温水湿润扩阴器（不能用液体石蜡等润滑油），应将棉试纸充分吸附分泌物。

②将标本接种于培养基内，置于隔水式温箱或 5% 二氧化碳

环境中孵育 24 ~ 48 小时。培养温度以 35 ~ 36℃ 为宜。

③观察菌落生长，然后进行鉴定。

3. 操作评价

（1）标本采集、镜检、培养方法正确。

（2）患者未诉特殊不适。

【操作重点及难点】

1. 采集标本时，刮取力度不可过大，否则易引起出血。

2. 涂片时不要用力涂擦，应将棉拭子在载玻片上轻轻滚动。涂擦过重，细菌容易破裂变形，致细菌从胞内溢出。

3. 尿道或宫颈分泌物中找到细胞内淋球菌，可作为淋病的初步诊断依据，但该法敏感性不肯定、易漏诊。

4. 对于男性尿道标本，每高倍镜下多形核细胞大于 4 个，有细胞内双球菌可诊断。

【注意事项】

1. 涂片法不能用来判定淋病是否治愈以及作为诊断淋菌性直肠炎及口腔炎的依据。

2. 涂片厚薄适宜。过厚，加之染色过程中脱色时间不足，革兰染色易呈紫色。因此，脱色时间要视涂片厚薄而定。

3. 固定涂片时，迅速通过火焰 2 ~ 3 次，避免加热过度使细胞变形。热度以不烫手为宜。

4. 取材后立即接种于培养基上。淋球菌有较强的自溶倾向，留取标本后时间不宜过长。

5. 取材是培养获得成功的关键。因为淋球菌好发于柱状上皮细胞，取材深度一定要够。

6. 女性患者取材时，将棉拭子插入宫颈管，转动并停留 10 ~ 30 秒，蘸取少量黏膜，阳性率才高。女性患者宫颈分泌物中杂菌较多，故其阳性结果仅供参考。对女性淋病的检查主张用淋球菌培养。

7. 对症状不典型的男性患者，最好在晨起排尿前或排尿后 2 ~ 3 小时后取材。必要时做前列腺按摩取材。

8. 观看菌落特征最好在 36 小时左右。培养 24 小时，菌落小，难以辨认其特征。超过 36 小时，菌落特征也会有较大改变。

【操作并发症及处理】

一般无操作并发症发生。

（王聪敏）

第二十七节　衣原体、支原体检查技术

一、衣原体检查技术

衣原体是介于细菌与病毒之间的，专性真核细胞内寄生的原核细胞型微生物。常引起男女泌尿生殖系疾病的是 D－K 型，临床症状类似淋病。常采用直接涂片染色法、细胞培养法、衣原体抗原检测法（C－C 快速法）、免疫荧光法等进行衣原体检测。这里主要讲述衣原体抗原检测法（C－C 快速法）。

【操作目的及意义】

对未经治疗的男性沙眼衣原体尿道炎、女性宫颈炎患者进行检测，通过对分泌物进行检查，做出非淋菌性尿道炎的诊断。

【操作步骤】

1. 操作准备

（1）护士准备：衣帽整洁，洗手，戴口罩。评估患者临床症状进行检查。

（2）物品准备：棉拭子、衣原体抗原检测试剂盒、一次性手套。

（3）患者准备：询问患者病史、不洁性生活及接触史，是否使用过抗生素。向患者做好解释工作，讲明检查的目的、方法、意义，交待清楚出结果的时间，以取得患者的配合。

2. 操作方法

（1）取材：用无菌生理盐水棉拭子，伸入男性尿道口内 2～

4cm 处，轻轻转动取出分泌物。女性先用无菌的脱脂棉擦去阴道内黏液，用无菌的脱脂棉拭子插入宫颈口内 2～4cm 处旋转取出分泌物。

（2）将检测试剂盒从密封袋中取出，放置在洁净、干燥和水平的工作台上，标明样品编号或名称。如果检测试剂盒保存于低于室温处，须将检测试剂盒和试剂提前取出，放置室温后方可使用。

（3）将样品处理管放在工作台上，加入 6 滴溶液 A。

（4）将采样拭子放入含有溶液 A 的样品处理管中，室温放置，在处理过程中不断旋转并在管壁挤压拭子，尽量使液体流出，重复多次处理 2 分钟。

（5）然后加入 6 滴溶液 B，旋转拭子，尽量使液体流出，然后按感染物品的处理方法将拭子丢弃。

（6）处理后的样品如在 60 分钟内使用，不影响试剂盒的检测结果。

3. 操作评估

（1）采集部位、方法正确。

（2）观察结果及时、准确。

【操作重点及难点】

1. 等待结果的出现，加样 10 分钟时可判读结果。红线显示的时间根据拭子所采集衣原体含量的不同而变化，有些阳性样品可在 60 秒后出现结果。为了确保阴性结果，请勿在 15 分钟后判读结果。

2. 用 A、B 液处理样本拭子滴加的溶液量应相等。

【注意事项】

1. 标本选送的正确与否，直接影响到阳性分离率。

2. 因衣原体感染女性子宫柱状上皮细胞和男性尿道上皮细胞，为确保采集到足够的标本量，应将棉拭子沿表面反复滚动 10～30 秒。

3. 女性避免与阴道接触；男性在标本采集之前 1 小时内不应小便。

4. 采集时必须从上皮部位用力拭刮，脓性分泌物不适用于衣原体检查，应先消除再采样。

【操作并发症及处理】

一般无操作并发症发生。

二、支原体检查法

支原体是介于病毒与细菌之间的一类无细胞壁、能用非活体细胞进行培养的最小微生物。常引起泌尿生殖道感染的是解脲支原体（UU）和人型支原体（MH）。临床中常通过分泌物送检标本进行支原体培养，以便于临床诊断。

【操作目的及意义】

对未经治疗的男性支原体尿道炎、女性宫颈炎患者进行检测，通过对分泌物进行检查，做出非淋菌性尿道炎的诊断。

【操作步骤】

1. 操作准备

（1）护士准备：衣帽整洁，洗手，戴口罩。

（2）物品准备：液体培养基（内含牛心浸液、小牛血清、新鲜酵母浸膏、0.05% 尿素、0.002% 酚红和抗生素）、恒温普通培养箱、棉拭子、一次性手套。

（3）患者准备：询问患者病史、不洁性生活及接触史，是否使用过抗生素。向患者做好解释工作，讲明检查的目的、方法、意义，交待清楚出结果的时间，以取得患者的配合。

2. 操作方法

（1）用无菌生理盐水棉拭子，伸入男性尿道口内 2～4cm处，轻轻转动取出分泌物。女性先用无菌的脱脂棉擦去阴道内黏液，用无菌的脱脂棉拭子插入宫颈口内 2～4cm 处旋转，取出分泌物。

（2）将棉拭子立即接种到支原体液体培养基并适当搅拌。

（3）用无菌微量移液器吸取 50uIEPS 于培养基中或是把棉拭子放入培养基中混匀挤干后取出。

（4）放入 37℃ 的恒温普通培养箱中，24 ~ 48 小时后观察结果。

3. 操作评估

（1）采集部位、方法正确。

（2）观察结果及时、准确。

【操作重点及难点】

同衣原体检测法。

【注意事项】

同衣原体检测法。

【操作并发症及处理】

一般无操作并发症发生。

（王聪敏）

第二十八节　皮肤镜检查技术

皮肤镜检查是一种在人体上应用且无创的诊断技术，可以放大皮肤，观察到表皮、表皮和真皮交界及真皮乳头的颜色和结构，能够观察皮肤颗粒层以上的微细变化。它在诊断色素改变性疾病及判断其良恶性方面有着无可比拟的优势，是色素性皮肤病的诊断工具。这里主要介绍手持式皮肤镜的操作步骤。

【操作目的及意义】

皮肤镜检查主要用于各种色素性疾病和多种皮肤肿瘤的诊断，可显著提高肉眼诊断的准确性。

【操作步骤】

1. 操作准备

（1）护士准备：衣帽整洁，洗手。评估患者皮损部位及大小。

（2）物品准备：照相机（图 2 - 28 - 1）、皮肤镜（图 2 - 28 - 2）。

（3）患者准备：检查前向患者做好解释工作，介绍检查的目的、方法、意义，交待注意事项，以取得患者的配合。

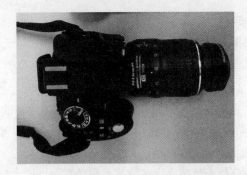

图 2 - 28 - 1　照相机

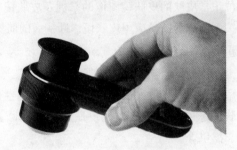

图 2 - 28 - 2　皮肤镜

2. 操作方法

（1）根据患者皮损部位，协助患者取舒适卧位。

（2）将皮肤镜与数码相机相连接，并检查仪器的性能。

（3）操作者右侧前端的皮肤镜接触皮损，在光源（偏振光或普通光可切换）照射下通过与之相连的数码相机屏幕观察皮损并拍照。

（4）将所收集的图片通过数据线导入电脑，通过人工或计算机辅助，识别出图像中存在的各种皮肤镜指征及其特点，然后将这些指征与各相关皮肤病的皮肤镜诊断标准进行对比，从而得出可能性最大的诊断。

（5）操作完毕，将皮肤镜与相机分离，并做好记录。记录患者的姓名、性别、年龄、皮损部位、病程、临床表现及皮肤镜下皮损特征，然后利用皮肤镜的模式分析法进行诊断。

3. 操作评价

（1）操作流程正确。

（2）患者舒适，无不良反应发生。

【操作重点及难点】

1. 偏振光皮肤镜，通过用偏振滤光片滤掉皮表的漫反射光线，选择性收集透射光线观察，无须使用浸润液，即可观察到皮表下的结构。

2. 图像分析人员接受皮肤镜技术相关专业培训十分重要，其对于不同部位正常皮肤的皮肤镜图像的掌握及皮肤镜指征与组织病理的对应关系的理解，是应用皮肤镜诊断疾病的前提与基础。

【注意事项】

1. 皮肤镜在皮肤科的应用，主要包括色素痣、蓝痣、Spitz痣、非典型痣、黑素瘤、色素型基底细胞癌、脂溢性角化病等疾病诊断。皮肤镜还可用于特殊部位皮肤损害的诊断，如掌跖部位、颌面部、黑甲等。

2. 对于有经验的检测者，皮肤镜可显著提高恶性黑素瘤的诊断准确率。

3. 皮肤镜的局限性。过大的结节或疣状的皮损、过度的色素沉着或角化、多毛区及皮肤皱褶处均不宜进行普通的皮肤镜检查。皮肤镜的诊断准确率并非100%，也存在一定的假阳性与假阴性。

【操作并发症及处理】

皮肤镜检查是非创伤性技术，操作简单，患者无痛苦，一般无操作并发症发生。

（王聪敏）

第二十九节　皮肤CT检查技术

三维皮肤CT是基于光学聚焦原理，利用计算机三维断层成像技术，直观、实时、动态地观测皮肤病发生、发展、疗效及其皮损情况的先进检测与治疗复合型的仪器。与传统病理活检相比，其具有无创、无痛、患者舒适度高以及检查迅速等优点，患者依从性高。

【操作目的及意义】

利用皮肤 CT 对色素痣、黑素瘤、基底细胞癌、日光性角化病、急性刺激性接触性皮炎和急性过敏性接触性皮炎等疾病的诊断以及皮肤肿瘤的边界判定等进行检查。

【操作步骤】

1. 操作准备

（1）护士准备：衣帽整洁，洗手。评估患者皮损部位及大小。

（2）物品准备：皮肤 CT 系统包括激光光源、自动显微镜、扫描模块（包括共聚焦光路通道和针孔、扫描镜、检测器）、数字信号处理器、计算机以及图像输出设备（显示器、彩色打印机）等（图 2 - 29 - 1）、松柏油、黏合剂。

（3）患者准备：检查前向患者做好解释工作，讲明检查的目的、方法、意义，交待清楚注意事项，以取得患者的配合。

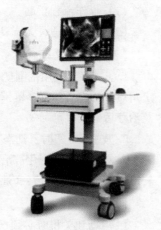

图 2 - 29 - 1　皮肤 CT 系统

2. 操作方法

（1）开机并检查仪器的性能。

（2）根据患者皮损部位，协助患者取舒适卧位。

（3）反射共聚焦显微镜（皮肤 CT）选用波长为 830nm 的激光器盒、30 倍的数值孔径为 0.9 的税金物镜。激光器的功率为 5～10mW，不会对组织造成伤害。

（4）带聚合物口的金属环用一级黏合剂附在皮肤上，它能使皮肤与物镜外罩用磁性相吸，以固定成像的位置在皮肤损伤处涂抹上一些松柏油，因为油的折射率与角质层的聚合物很相近，浸油将窗口与样品光学相连。

（5）转换物镜平行于皮肤表面，获取一组二维图像序列，用软件接缝起来实行图像拼接，显示大范围的视野。软件用 8×8 的图像拼接出 4×4 的视野，每个图像都是在 30 倍放大率下显示 $500 \mu m$ 的视野。深度图像构成一个 Z – 堆线。深度上的拼接图像序列可显示皮肤的三维形态，可见白细胞运输和血液流动。

（6）操作完毕，做好记录。记录患者的姓名、性别、年龄、皮损部位、病程、临床表现及皮肤 CT 下皮损特征，然后医生进行诊断。

3. 操作评价

（1）操作流程正确。

（2）患者舒适，无不良反应发生。

【操作重点及难点】

1. 皮肤 CT 应用范围能描述正常和非正常形态学的变化；测定角质层及皮表厚度；鉴别接触性和刺激性皮炎；监测伤口愈合及治疗后的效果。

2. 皮肤 CT 实时、动态地进行监测，对同一皮损进行多次成像，以便对其发展变化、治疗后的改善状态进行观察。还可以再一次在检查中观察可疑病灶。

【注意事项】

1. 启动和关机时必须严格执行皮肤 CT 运行记录制度，记录仪器运行状况、开关机时间。

2. 皮肤 CT 检查的适应证：白癜风、银屑病、刺激性接触性皮炎、扁平苔藓、硬皮病、色素痣、非典型增生痣、扁平疣、黄褐斑、皮脂腺增生、黑色素瘤、皮肤纤维瘤、血管瘤等。

3. 皮肤 CT 要配置稳定电源。由专人负责皮肤 CT 的日常维护和管理。

4. 系统的保养与普通光学生物显微镜相似。必须经常对设备进行清洁。

5. 严禁擅自处理、拆卸、调整系统各主要部件。

6. 严禁非本科室人员私自拷贝系统中存储的数据，拷贝数据使用的 u 盘须格式化后方能插入系统，以免系统被外来病毒入侵。

【操作并发症及处理】

皮肤 CT 检查是非创伤性技术，操作简单，患者无痛苦，一般无操作并发症发生。

（敖俊红）

第三十节　皮肤超声检查技术

皮肤超声检查技术是应用生物物理学、光学、电子学、信息技术和计算机科学等学科的理论和技术，检查评价皮肤生理学和病理学特征的一门技术。高频超声皮肤成像技术能简便、准确、无创地观察、测量皮肤的表皮、真皮层、皮下组织等细微结构，对于皮肤结构的观察及疾病的诊断有一定的价值。

【操作目的及意义】

1. 高频超声皮肤成像技术主要用于各种痣、寻常疣、瘢痕、角化病、硬皮病、血管瘤、皮肤肿物（包括脂肪瘤、黑色素瘤、基底细胞癌等良性、恶性肿瘤）等疾病的检查。

2. 高频探头能精确、无创地测量皮肤各层厚度和病变的范围及深度，有利于皮肤疾病的早期发现、术前诊断、手术方式的选择以及评估疾病发生、发展和临床疗效等。

【操作步骤】

1. 操作准备

（1）护士准备：衣帽整洁，洗手，戴口罩。评估患者受试部位皮肤状况：观察局部皮肤是否完整、光滑，有无破损、色素或血管性疾病，是否使用过外用药物。

（2）物品准备：治疗盘 1 个（内置耦合剂、纸巾、一次性手套）、高频超声皮肤成像系统（包括超声扫描探头、模块化设计的

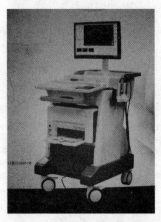

图2-30-1　高频超声皮肤成像系统

下位机和由 PC 机组成的上位机)（图2-30-1）。

（3）患者准备：进行检查前应向患者做好解释工作，讲明检查的目的、方法、意义，交待注意事项，以取得患者的配合。

2. 操作方法

（1）协助患者取舒适体位。一般采用仰卧位或根据病变部位采用不同的检查体位，并拍照。

（2）从登录窗口进入到主窗口界面，输入患者的病案号、姓名、性别、年龄等信息。

（3）检查者戴上手套，高频探头外套上无菌套，防止交叉感染。

（4）嘱患者靠近设备，将拟检查部位表面向上。受检部位的皮肤涂抹适当厚度的耦合剂，将超声扫描探头置于检测部位的皮肤表面（图2-30-2）。

（5）探头与皮肤表面垂直，检查部位的皮肤置于最佳聚集区内，以便获取清晰的皮肤表层声像（图2-30-3）。

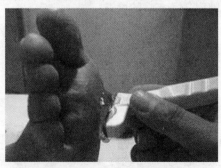

图2-30-2　超声扫描探头置于皮损表面

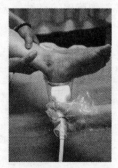

图2-30-3　皮损检测

（6）先用超声观察正常皮肤声像表现，再根据显示的图像状况，移动探头，寻找最适合反映病变的位置，确定清晰显示皮肤各层结构时再脚踏开关左键或鼠标点击左键，使图像冻结。

（7）测量、记录皮肤表皮、真皮及病变异常声像，并存储相应的声像图（图2-30-4，图2-30-5）。

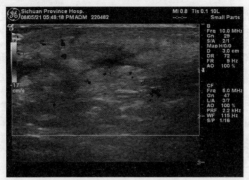

图2-30-4　声像图

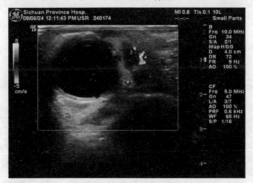

图2-30-5　声像图

3. 操作评价

（1）操作流程正确。

（2）患者舒适，无不良反应发生。

【操作重点及难点】

1. 检查时在病变处均匀、平整地涂上较厚的耦合剂或使用水囊，避免病变部位的不平整、气泡的干扰。

2. 通过对疾病所在部位做纵横切面的扫查，观察病变生长部位、形态、内部回声以及与周围组织及脏器的关系，测量其范围、基底部距离皮肤表面的深度，观察其内血流分布状态，测量血流速度、阻力指数，并对区域淋巴结进行扫查。

【注意事项】

1. 启动仪器后，首先调节仪器的分辨率，以保持显像清晰。

2. 本系统安装在室内通风处，避免阳光直接照射。

3. 严格遵守操作程序进行检查。对测量数据或诊断有异议时应及时重复检查和测量，避免漏诊和误诊。

4. 扫描时尽量使探头垂直向下，保持换能器浸入水中。

5. 使用时防止患者交叉感染，注意水囊的清洗、消毒和灭菌。

6. 禁忌证：皮肤外伤和感染者慎用。

【操作并发症及处理】

由于皮肤超声检查技术属于无创性操作，一般无并发症发生。

（王聪敏）

第三十一节　甲襞微循环检查技术

甲襞微循环主要用于对人体手指末梢的甲襞微循环毛细血管的显微动态透视检查，实时动态、清晰地显示微循环血管的形状、血液流动的状态、血管周围的图像。甲襞微循环图像分析系统能较好地解决晃动对自动测量速度的影响，管径测量采用自动跟踪技术测量输入枝及输出枝管径，操作方便且直观、无创，可在健康体检中提供有一定临床意义的相关信息，为疾病的防治、健康宣教提供客观的依据。

【操作目的及意义】

1. 甲襞微循环检查主要观测毛细血管形态、流态、周围状态，显示疾病的病理变化过程及疗效跟踪观察。

2. 作为对多种疾病发生微循环改变的早期诊断、指导治疗和观测疗效。

3. 皮肤科主要用于系统性红斑狼疮、进行性系统性硬化症、硬皮病、雷诺氏症、风湿性关节炎、类风湿、过敏等疾病的早期诊断。

【操作步骤】

1. 操作准备

（1）护士准备：衣帽整洁，洗手。询问、了解患者身体状况。检查室温度和湿度应保持相对恒定。检查室温度应保持在22～24℃，相对湿度为70%左右。

（2）用物准备：甲襞微循环图像分析系统（显微镜、光源、目镜测微尺、照相及录像设备、固定托架）（图2－31－1）、石蜡油或香柏油、纸巾。

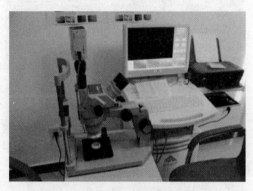

图2－31－1　甲襞微循环图像分析系统

（3）患者准备：行检查前应向患者做好解释工作，讲明检查的目的、方法、意义，以取得患者的配合。检查前一小时避免剧烈运动或重体力劳动，不吸烟、不洗手、不吃东西。检查前休息15～30分钟。告知患者检查一般在上午或下午，复查最好在同一时间。检查前禁服对心血管有影响的药物。

2. 操作方法

（1）提前打开汞灯预热10分钟，受试者于检查前在检查室（室温22～24℃，相对湿度70%）安静休息15～30分钟。

（2）受检者一般取坐位，举手的高度应与心脏同高。

（3）将示指或中指放于检查台上，在甲襞皮肤处滴 1 ~ 2 滴石蜡油或香柏油，目的是提高透亮度，减少皮肤散射。

（4）先用 20 倍镜从左向右观察录像、采集图片，主要观测微血管清晰度和襻周状态。

（5）再用 50 倍镜观察录像、采集图片，主要分析微血管形态和血流动态。必要时在卤素灯下观察血色和襻周状态。

（6）受试者均平行观测左右手指，采用甲襞微循环分析软件分析手指甲襞微血管数目、管径、血液流速等数据（图 2 - 31 - 2）。

（7）检查完毕后打印结果报告。

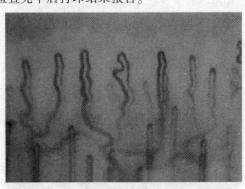

图 2 - 31 - 2　甲襞微血管图像

3. 操作评价

（1）操作方法正确，结果准确。

（2）患者未发生不良反应。

【操作重点及难点】

检查时，观察血管襻要认真、仔细，以免产生不真实结果，造成临床诊断困难。

【注意事项】

1. 检查时注意记录某些因素如室温、皮肤角质化、皮肤粗糙以及某些职业对清晰度的影响等情况。

2. 记录每毫米内的管襻数，可取三个视野的平均数。以远心端第一排血管襻中部 1/2 以上为管襻计数区。

3. 一般情况下，管径可测 3 条血管祥的输入枝、祥顶与输出枝，如有特殊要求最好测 10 条血管的管径，取平均数。输入枝和输出枝管径测量部位为血管祥的中部，但要避开阶段性扩张或收缩以及管祥扭曲明显的区段。

4. 管祥长度为输入枝到祥顶部的直线距离，而不是输入枝到输出枝的实际长度。一般可测 3 条，如有特殊要求最好测 10 条。

5. 管祥形态：形态特殊的畸形管祥应记录并绘图。

6. 将对数管祥（60% 以上）血流状态作为观察时的流速，用半定量法将流速分为六个等级：线流、线粒流、粒线流、粒流、粒缓流和粒摆流，注意不要选择血管运动性明显的管祥测量流速。如出现血管运动性时，应注意其间隔和频率的变化。

7. 注意红细胞聚集程度的辨别、白细胞与血浆柱的区别、白血栓与白细胞和血浆柱的区别，注意乳头下静脉丛的充盈及可见程度以及乳头浅、平坦的改变。

【意外并发症处理】

一般无不良反应及并发症发生。

（王聪敏）

第三十二节　皮肤病患者超声导引下 PICC 置管操作技术

PICC 系指经外周静脉穿刺置入的中心静脉导管（peripherally inserted central catheter，简称 PICC）。PICC 经上肢的贵要静脉、头静脉、肘正中静脉；新生儿和儿童还可以选择头、颈部和下肢的隐静脉穿刺置管，导管的末端位于上腔静脉下 1/3 处或上腔静脉和右心房交界处的中心静脉导管。使用超声和微插管鞘技术进行上臂的 PICC 置管，成为各个医院中专业护士置入 PICC 导管的"金标准"。我国 2008 年底至 2009 年初有几家医院相继开展了超声引导下 PICC 置管技术。常用血管超声仪的构造有：超声主机、探头、电源系统、超声支架、超声附件等（图 2-32-1）。

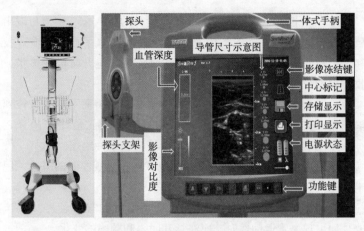

图 2-32-1 常用血管超声仪的构造

【操作目的及意义】

1. 皮肤病患者皮肤潮红，皮损严重，甚至有时全身皮肤破溃，静脉输液穿刺困难，实施中心静脉置管风险较大，病情急需的情况下采用超声引导下的 PICC 置管技术，为这种严重的皮肤病患者建立一条生命通道。

2. 利用超声技术准确地判断出血管位置，并尽可能地避开破损皮肤，采取严格的消毒预防感染措施，建立一条相对时间较长的静脉通路，解决这类患者的输液困难问题。

3. 使这类患者避免了反复静脉穿刺的痛苦，杜绝了液体外渗，保证了治疗的顺利实施。

【操作步骤】

1. 操作准备

（1）护士准备：衣帽整洁，洗手，戴口罩。向患者详细介绍置管的方法、目的、意义和作用以及可能出现的并发症，使患者对置管过程、置管后的维护得到充分知情，消除患者的顾虑，取得其同意并签署置管知情同意书。讲解术中配合要领；系统评估，选择合适类型的 PICC 导管。评估患者的血管情况、凝血功能、穿刺部位皮肤情况，避开肘窝、感染及有皮损的部位。对严重的皮肤病患者，必要时可选择皮肤不易损伤的腋下部位作为

PICC 置管的穿刺点（图 2 – 32 – 2）。

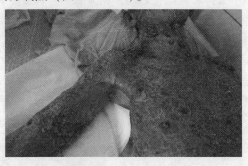

图 2 – 32 – 2　皮肤病患者选择腋下部位作为 PICC 置管穿刺点

（2）物品准备

①无菌物品：消毒棉签、500ml 生理盐水、2% 利多卡因注射液 1 支、正压接头、PICC 导管、微插管鞘穿刺套件、导针器套件。

②PICC 置管穿刺包：内有手套 2 副、口罩 2 个、防水治疗巾 1 块、孔巾 1 块、隔离衣 1 件、无菌大单 1 条、镊子 2 把、洗必泰大棉球 6～10 个、弯盘 1 个、溶液碗 1 个、直剪 1 把、纱布 6 块、小方纱 2 块、输液贴 2 块、10ml 注射器 2 支、1ml 注射器 1 支。

③血管超声仪。

④其他必需品：皮尺、胶布、超声耦合剂（俗称导电凝胶）、治疗巾、弯盘、止血带、弹力绷带、手消毒液、医嘱本、置管记录表格。

（3）患者准备：协助患者取平卧位或半坐位，暴露操作区域，必要时穿刺手臂用强氧化离子水清洗，做好术前准备，让患者练习术中配合要领。

2. 操作方法

（1）携用物至床旁，对患者进行两种以上的身份识别，血管超声仪摆放在操作者的对面，方便操作者在目视屏幕下双手操作。

（2）选择穿刺血管：前臂上段扎止血带，先摸到肘窝处的动脉搏动，大概在肘窝上 2cm 处找肱动脉与肱静脉，涂抹少量的耦合剂，用探头轻轻压迫，可见其搏动，为肱动脉；与之伴行的可被压扁的为肱静脉。因肱静脉汇合于内侧的贵要静脉，所以将探头向内侧、向上慢慢移动，找到内径较大的血管，用探头压迫，可以压扁，不见搏动就是首选的穿刺血管——贵要静脉。在预穿刺点处做好标记。

（3）测量导管置入长度：患者取平卧位或半坐位，上臂外展与躯干呈90°，从预穿刺点测量至右胸锁关节再向下返折至第三肋间的长度；也可以从穿刺点至腋窝处，腋窝处至右胸锁关节，右胸锁关节至第3肋间隙进行测量（图2-32-3）。（注意：体外测量的长度不可能与体内的静脉解剖完全一致）。

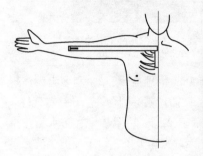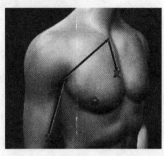

图2-32-3　测量导管置入长度

（4）消毒置管部位皮肤：用2%洗必泰酒精棉球环形消毒患者置管上肢的皮肤，用力摩擦消毒30秒，消毒范围为穿刺点上下各10cm左右到整臂。

（5）采取最大化的无菌屏障：臂下铺无菌治疗巾，放无菌止血带于治疗巾上，铺孔巾暴露穿刺点，将患者的前臂及手全部置入这块无菌巾下，铺无菌大单覆盖患者全身，遵守最大化无菌屏障原则（图2-32-4）。

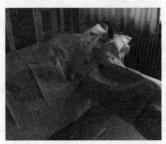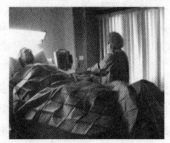

图2-32-4　最大化的无菌屏障

（6）按无菌原则投递 PICC 导管、导针器套件（内有导针架、无菌导电糊、无菌探头套）（图 2 – 32 – 5）、微插管鞘穿刺套件（图 2 – 32 – 6）、贴膜、输液接头。用 1ml 注射器抽吸好利多卡因。更换无菌手套，用生理盐水冲洗手套上的滑石粉，冲洗至水清为止，用无菌纱布擦干。

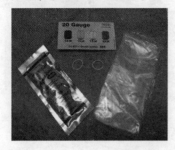
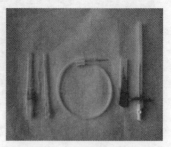

图 2 – 32 – 5　导针器套件　　　　　图 2 – 32 – 6　微插管鞘穿刺套件

（7）预冲导管及套件：用注射器抽吸盐水，先预冲导管，注意观察导管的完整性；预冲延长管、连接器、减压套筒和正压接头，浸润导管外部，使之浸于生理盐水中。

（8）安放无菌探头罩：取无菌耦合剂少许涂在探头上，部分涂于穿刺点附近。探头上罩无菌罩，罩和探头之间不可有气泡，用橡胶圈固定牢固（图 2 – 32 – 7）。

（9）穿刺点处局部麻醉：以 2% 利多卡因注射液 0.1～0.2ml 皮内注射。将微插管鞘穿刺套件移入床旁无菌区，摆放整齐合理（图 2 – 32 – 8）。

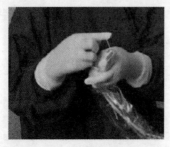
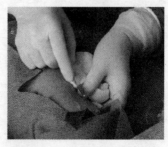

图 2 – 32 – 7　安装无菌探头套　　　　图 2 – 32 – 8　穿刺点处局部麻醉

（10）安装导针器：根据血管深度选择导针器规格，并安装在探头上的突起处（图2-32-9，图2-32-10）。

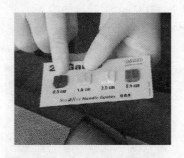

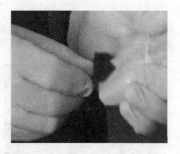

图2-32-9 按血管深度选择导针架　　　　图2-32-10 安装导针架

（11）扎止血带。皮肤病患者如果穿刺周围的皮肤质量不好，

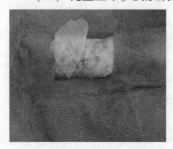

为了预防导管感染，在穿刺部位上覆盖无菌手术薄膜后再穿刺置管（图2-32-11）。

（12）静脉穿刺：右手取穿刺针，针尖斜面向上（即向探头一侧）插入导针器沟槽，操作者观察血管超声仪屏幕进行静脉穿刺。在超声显示屏上可在血管内看见一白色亮点，血从针尾处缓缓流出，即为

图2-32-11 穿刺部位覆盖
无菌手术薄膜

穿刺针已进入血管（图2-32-12，图2-32-13，图2-32-14）。

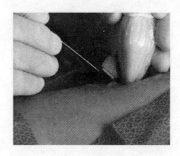

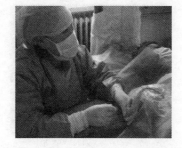

图2-32-12 超声下静脉穿刺

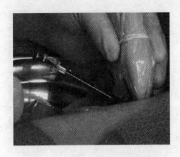
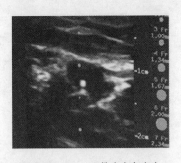

图 2 - 32 - 13　超声下静脉穿刺　　　图 2 - 32 - 14　血管内白色亮点
　　　　　　　成功　　　　　　　　　　　　　　　为针尖回声

（13）送导丝：穿刺成功后固定穿刺针保持不动，小心地移开探头。左手固定好穿刺针，右手取导丝置入穿刺针，导丝入血管后，随即降低进针角度，继续推送导丝，松止血带。体外导丝保留 10～15cm，遇到阻力不可用力推送导丝。如送导丝不成功，导丝与穿刺针必须一起拔出，避免穿刺针针尖将导丝割断，导致导丝断裂于体内（图 2 - 32 - 15）。

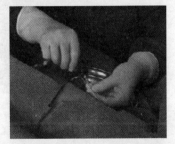

图 2 - 32 - 15　送导丝

（14）撤针：撤除穿刺针，保留导丝在原位。

（15）扩皮：解剖刀沿导丝上方，做皮肤切开以扩大穿刺部位，注意不能切割到导丝。导丝下方垫无菌纱布。

（16）送插管鞘：沿导丝送入插管鞘，边旋转插管器边用力持续向前推进，使插管鞘完全进入血管，注意推进插管鞘时与血管走向保持一致。然后拧开插管鞘上的锁扣，分离扩张器、插管鞘，同时将扩张器和导丝一起拔出（图 2 - 32 - 16，图 2 - 32 - 17）。

（17）送管：固定好插管鞘，插管鞘下方垫无菌纱布，将导管自插管鞘内缓慢、匀速送入。当送入 10cm 左右时，嘱患者将头转向静脉穿刺侧，并低头使下颌贴近肩部，以防止导管误入颈静脉（图 2 - 32 - 18）。

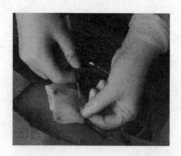
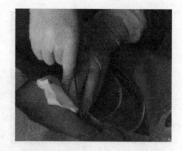

图 2 – 32 – 16 送穿刺鞘

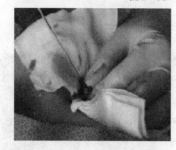
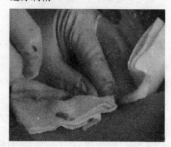

图 2 – 32 – 17 插管鞘的内套管　　　　　图 2 – 32 – 18 送导管
　　　　　和导丝一起拔出

（18）撤出插管鞘：插管至预定长度后，取无菌纱布在鞘的末端处压迫止血并固定导管，从血管内撤出并撕裂插管鞘（图 2 – 32 – 19）。

（19）判断导管位置：助手协助超声检查，超声检查同侧及对侧的锁骨下静脉和颈内静脉处，判断导管有无进入颈内静脉，正常在同侧锁骨下静脉处可见导管回声。如果发现导管异位到颈静脉可立即调整（图 2 – 32 – 20，图 2 – 32 – 21，图 2 – 32 – 22）。

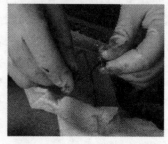
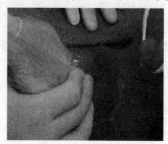

图 2 – 32 – 19 撤出并撕裂插管鞘　　　　图 2 – 32 – 20 超声检查颈静脉

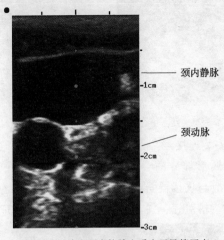

图 2 - 32 - 21　检查颈内静脉查看有无导管回声

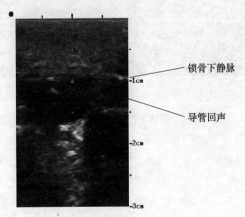

图 2 - 32 - 22　检查锁骨下静脉查看有无导管回声

（20）撤出支撑导丝：校对插管长度，将导管与支撑导丝的金属柄分离，缓慢平直撤出支撑导丝（图 2 - 32 - 23，图 2 - 32 - 24）。

（21）修剪导管体外长度：保留体外导管 5 ~ 6cm，垂直剪断导管。注意：不要剪出斜面和毛碴（图 2 - 32 - 25）。

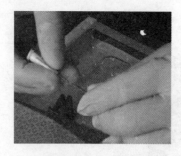
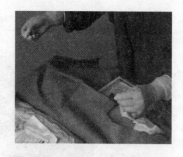

图 2 - 32 - 23　分离导丝　　　　图 2 - 32 - 24　平直撤出支撑导丝

（22）安装连接器：先将减压套筒套在导管上，再将导管连接到连接器翼形部分的金属柄上，一定要推到底，导管不能起褶，否则导管与连接器固定不牢；将连接器翼形部分的倒钩和减压套筒上的沟槽对齐，锁定两部分（图 2 - 32 - 26）。

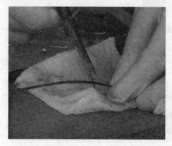
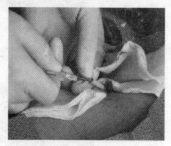

图 2 - 32 - 25　修剪导管长度　　　图 2 - 32 - 26　安装连接器

（23）冲洗导管：用盛有 20ml 生理盐水的注射器抽回血，在透明延长管处见到回血即可，不要把血抽到注射器内。然后再用生理盐水脉式冲冲管。安装正压接头，用生理盐水冲管，正压封管（图 2 - 32 - 27，图 2 - 32 - 28）。

（24）撤孔巾：无菌方式撤除孔巾，注意不要牵拉导管，无菌生理盐水纱布清洁穿刺点及周围皮肤的血迹。

（25）固定导管：用 2% 洗必泰酒精棉球清洁穿刺点及周围皮肤，用皮肤保护剂擦拭固定部位待干，安装思乐扣，固定导管。穿刺点上方放置小方纱，10cm × 12cm 透明敷料无张力粘贴，透明敷料应完全覆盖住思乐扣。胶布蝶型交叉固定贴膜下缘，再以胶带横向固定。胶布横向固定延长管，无菌包裹正压接头，弹力绷带加压止血（图 2 - 32 - 29，图 2 - 32 - 30，图 2 - 32 - 31，图 2 - 32 - 32）。

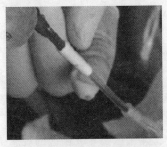

图 2 - 32 - 27　检查回血方法

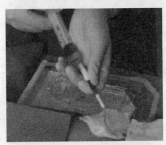

图 2 - 32 - 28　脉冲式冲管正压封管

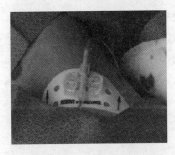

图 2 - 32 - 29　思乐扣的安装
　　　　　　　　及固定法

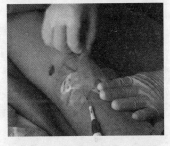

图 2 - 32 - 30　透明敷料完全覆盖
　　　　　　　　住穿刺点和思乐扣

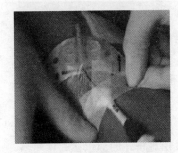

图 2 - 32 - 31　外露导管的交叉固定法

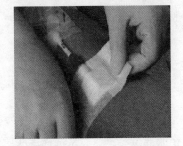

图 2 - 32 - 32　正压接头的固定法

　（26）在胶布上记录 PICC 导管和操作时间，并以此横向固定连接器。用弹力绷带加压止血（图 2 - 32 - 33）。

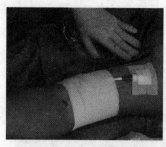

图2-32-33 弹力绷带加压止血

（27）整理用物，脱手套，协助患者活动手臂。

（28）交待置管后注意事项，拍 X 线片确定导管位置。

（29）填写 PICC 置管患者记录档案，建立病历，贴条形码，填写《PICC 长期护理手册》，交患者妥善保管。

3. 操作评价

（1）遵守最大化无菌防护原则，无菌区与非无菌区的观念明确，整个操作过程中无污染。

（2）能够正确使用血管超声设备，能够正确区分动脉和静脉。

（3）能够在超声引导下熟练进行静脉穿刺和 PICC 置管。

（4）PICC 置管程序正确，操作规范。

（5）PICC 导管固定牢固，思乐扣应用正确，贴敷贴时能够做到无张力粘贴。

（6）脉冲式冲管，正压封管手法正确。

（7）健康宣教、沟通到位。

【操作重点及难点】

1. 正确使用血管超声设备，且能在超声下正确判断置管静脉，能正确区分动脉和静脉。

2. 超声下的静脉穿刺技术，手眼分离的操作方法。

3. 塞丁格穿刺技术与方法。

4. PICC 置管规范化的操作流程。

【注意事项】

1. 给皮肤病患者 PICC 置管穿刺时，尽量避开有感染及有损伤的部位实施。尽量选择皮肤质量相对较好的部位穿刺。

2. 全身皮肤破溃的患者，只有在迫不得已的情况下才能实施 PICC 置管。

3. 合理选择消毒剂，避免对皮肤病患者的皮肤造成损伤和疼痛，必要时用强氧化离子水清洗，然后用碘伏纱布垫按压消毒。

4. 要有严密的监控措施，预防感染。

【操作并发症及处理】

1. 误穿动脉　立即拔出穿刺针或血管鞘，局部加压止血，预防血肿。

2. 导管送入困难　导管送入困难是 PICC 置管过程中最常见的问题，发生率达 10.7% ~ 55%，如果血管痉挛，造成送管困难时，要安慰患者，解除患者的紧张情绪，帮助患者保持舒适和放松状态，降低应激反应的强度。出现送管困难时调整送管的角度和方向；快速推注 10 ~ 20ml 生理盐水后，立即送管；调整患者体位，变换穿刺侧上肢的角度及高低。

3. 导管异位　在 PICC 置管中我们预想通过压闭同侧的颈内静脉以及必要的头位辅助，把 PICC 导管末端放到上腔静脉，但是有时达不到理想的效果。导管异位的发生率达 3.7% ~ 40%，如果异位到颈静脉，把 PICC 导管拔至平耳唇以下，患者头颈部向异位导管对侧倾斜，使异位处的颈静脉和腋静脉的夹角变大，用生理盐水快速冲管，利用盐水的重力作用可以纠正异位。导管可以异位到不同部位，处理方法也不完全相同，必要时可以在 X 线下动态调整。

（乔爱珍）

第三十三节　皮肤专科 PICC 导管
换药操作技术

操作者需经过培训，取得 PICC 换药资格证后对 PICC 导管插管处进行维护。包括清洁、消毒、更换敷料、更换肝素帽、冲洗导管、脉冲式正压封管等操作。

【操作目的及意义】

1. 对 PICC 导管进行维护，更换敷料、肝素帽，保持清洁和导管通畅。

2. 降低静脉炎的发生率和导管的感染率。

3. 维持 PICC 通路的长期使用。

【操作步骤】

1. 操作准备

（1）护士准备：衣帽整洁，洗手，戴口罩。核对医嘱，携用物至床旁，核对患者床号、姓名、腕带。

（2）物品准备：手消液、碘伏棉签、胶布、皮尺、PICC 换药包、纱布块、透明贴膜、PICC 维护记录单、弯盘 1 个、10ml 注射器、正压输液接头、生理盐水 10ml。

（3）患者准备：向患者做好解释，协助患者取舒适卧位，暴露换药侧上肢；臂下垫治疗巾，测量臂围、评估导管（与原始记录对比）。去除固定输液接头的纱布及胶带。

2. 操作方法

（1）洗手，使用 10ml 注射器，抽取 10ml 生理盐水，与新输液接头连接，排气备用（勿将接头从包装袋内取出）。

（2）去除旧接头，消毒路厄氏接口截面 10 遍、侧面 10 遍，另取一根棉签消毒接头下方皮肤。消毒棉签勿伸入路厄氏接口内侧。将备好的接头与路厄氏接口连接，抽回血至延长管内一半，以脉冲式手法冲管，正压封管。

（3）以零角度撕揭贴膜四周，自下而上去除整个贴膜，变换导管位置后，用一条胶布固定导管。

（4）洗手，打开无菌换药包及透明敷料，戴无菌手套，将弯盘放置于治疗巾上。

（5）以穿刺点为中心消毒皮肤：范围在穿刺点上下 10cm，左右到臂缘，共消毒 6 遍：第 1 个棉球顺时针消毒皮肤，第 2 个棉球逆时针消毒皮肤，第 3 个棉球顺时针消毒皮肤，第 4、5、6 个棉球按上述步骤消毒，第 7 个棉球消毒白色固定翼，另取 3 个棉球，将导管分成三部分，依次消毒。

（6）安装固定翼，导管出皮肤处盘绕 L、S 或 U 形弯，输液贴固定白色固定翼。导管盘绕流畅，避免打死折；固定翼安装位置距穿刺点 1~1.5cm。

（7）覆盖贴膜，以穿刺点为中心，贴膜下端贴至连接器的一半，输液贴反折交叉固定，加强固定，标注换药日期，纱布包裹输液接头。一次性网套包裹整个换药区域。

（8）整理床单位，处理用物，洗手，再次核对，交待注意事项，填写 PICC 维护记录单。

3. 操作评价

（1）消毒接头方法正确，接头敷料固定牢固、舒适，接头与路厄氏接口连接方法正确，无污染。

（2）消毒皮肤彻底，范围在穿刺点上下 10cm，左右至臂缘，消毒导管方法正确。

（3）冲管方法正确。

（4）绷带固定牢固，外形美观，松紧适度。

【操作重点及难点】

1. 了解患者病情及 PICC 导管基本信息，有分泌物的患者查询分泌物培养结果，体温升高患者插管前抽取血培养。

2. 脉冲式冲管、正压封管方法正确，消毒皮肤干净彻底，无鳞屑附着。导管出皮肤处盘绕 L、S 或 U 形弯，无死折。

3. 贴膜使用方法正确，无张力粘贴。需使用 10cm×12cm 贴膜；无菌贴膜覆盖区域：以穿刺点为中心，贴膜下端贴至连接器的一半，整个外露导管覆盖于无菌贴膜下。

【注意事项】

1. 皮损较多的患者需反复按照"顺逆顺"的原则消毒，将鳞屑擦净为止。注意避免脓性分泌物或鳞屑顺针眼处进入体内。

2. 输液接头与路厄氏接口连接时，要推出少量液体，避免空气进入体内。

3. 原则上换药 1 次/周，但皮肤科患者由于皮损较多应每日或隔日换药，贴膜松动或破损者及时更换贴膜。初期尽量减少换药次数。

4. 贴膜要无张力粘贴，以免造成患者皮肤压伤；勿将胶布直接粘贴于导管上。网套完全覆盖输液接头和贴膜。

5. 严格无菌技术，无菌手套只能触摸消毒过的区域。

6. 做好置管后的宣教：告知患者行动时应谨慎，避免将导管拉出，避免用置管侧肢体进行剧烈活动、提重物，避免游泳，可淋浴，淋浴时应用保鲜膜缠绕 3 圈防止进水。注意观察置管处有无异常，一旦发现异常及时通知医生。

【操作并发症及处理】

1. 穿刺部位化脓　需参照脓液培养结果进行插管和换药。发热患者插管前应做双侧上肢血培养。

2. 机械性静脉炎　当沿静脉走向出现发红、肿胀、疼痛时，抬高患肢，促进静脉回流，缓解症状。穿刺点出血时，用纱布块或明胶海绵加压止血。有出血倾向的患者置管后 24 小时内可用弹力绷带加压包裹。红肿处手臂和手指做轻微活动。红肿处热敷30 分钟。休息半小时后再敷数次。可外用喜疗妥等消肿软膏。

3. 导管感染　接头处的操作是 PICC 最常见的感染来源，置管部位皮肤的定植菌群、更换敷料、接头或冲管时都有可能促使微生物进入管道。典型症状为寒战、高热、发冷，PICC 导管内细菌培养阳性。临床应以预防为主，每个环节严格把关，严格执行无菌操作及手卫生。定期换药，发现渗液较多或粘贴不牢时及时换药。确定感染后应撤出导管，及时使用抗生素。

4. 导管脱出　准确测量脱出长度，评估脱出后体内导管长度，根据情况在血管超声引导下重新定位导管位置。脱出后不能人为送入体内。患者呈半坐卧位或抬高床头，在导管推注没有阻力的情况下快速冲管。

（乔爱珍　梁斌）

第三十四节　血管成像仪辅助
静脉穿刺技术

血管成像仪是无害的近红外光装置，直接投射至皮肤表面，显示准确的"静脉地图"，能帮助医护人员定位不同的静脉，为医护人员在穿刺前、中、后提供全程的协助。

【操作目的及意义】

1. 由于皮肤科患者穿刺部位皮肤潮红，表层有大量的鳞屑，影响了护理人员对血管的评估，如定位、深浅、粗细、充盈度、分叉处、静脉窦的判断，所以穿刺难度相对加大。根据皮肤病患者皮损和血管的特点，结合血管成像导航仪应用于皮肤科，可以显著提高皮肤病患者静脉输液困难人群的首次静脉穿刺成功率，降低此类患者穿刺的次数以及减少穿刺的时间。

2. 因为可直接看见血管，减少了患者和家属的紧张感及其对护理人员的不信任感，减轻了护理人员的输液操作压力。

3. 判断输液失败或输液过程中针头脱出血管外的情况等，以便及时处理输液中渗液的问题。

【操作步骤】

1. 操作准备

（1）护士准备：衣帽整洁，洗手，戴口罩。仪表端庄、服装整洁、指甲头发符合标准；了解患者病情及将选用血管的状况和患者自理、合作程度；评估外用药使用情况；了解医嘱、药物对血管的影响程度；向患者解释输液方法，告知输液中可能发生的问题；介绍血管成像仪的原理和操作方法，取得患者的配合。

（2）物品准备：备齐用物，放置合理。按医嘱准备用物、检查液体名称及有效期。撕掉外包装，轻挤压液体袋，检查有无漏液，检查溶液内有无沉淀、絮状物等。将输液卡片贴于液体袋上，检查一次性输液器的有效期及包装，检查血管成像仪（图 2 - 34 - 1），使其处于备用工作状态。

（3）患者准备：环境安静、清洁，嘱患者排尿后取舒适体位。

2. 操作方法

（1）将用物放置在治疗车上，携至床旁，查对床号、姓名（患者自述）、腕带，向患者解释，了解患者的需要，嘱患者排尿。协助患者取舒适卧位，认真评估血管，再次洗手（快速）。

垫好治疗巾，放好止血带，选择穿刺部位，撕好输液贴，准备好长胶布，固定输液架位置。

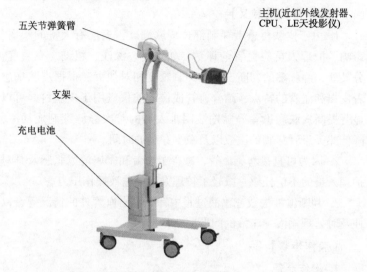

五关节弹簧臂

主机(近红外线发射器、CPU、LE天投影仪)

支架

充电电池

图2－34－1　血管成像仪

（2）拉开液体拉环，消毒袋口。打开一次性输液器，将输液器针头插入液体瓶内，再次查对；挂上输液瓶，排尽输液管内空气，关闭调节夹，将输液器头皮针置于莫菲氏滴管旁。

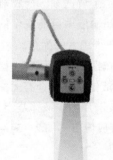

（3）抬起血管成像仪摇臂，调整机头位置，使之与成像仪的区域垂直（呈90°），并将机头定位在评估区范围内，缓慢将装置移开，直至达到对焦距离，此时装置镜头距离目标位置约为13英寸（33cm）（图2－34－2）。当影像边缘的文字清晰可见时，即完成了对焦操作。

（4）边扎止血带（位置距离穿刺点上方>6cm）边嘱患者握拳，碘伏消毒皮肤2遍，正反各1次。消毒范围以穿刺点为中心，直径>5cm，待干。

图2－34－2　对焦操作

（5）排少量液体于弯盘内，夹紧输液管，穿刺，见回血后松开止血带，嘱患者松拳，打开调节夹，观察滴管内液体是否流畅。移去血管成像仪，用输液贴固定针柄及穿刺处，长胶布固定针柄处一周，首尾相接，调节液体滴数并报告（图2-34-3）。

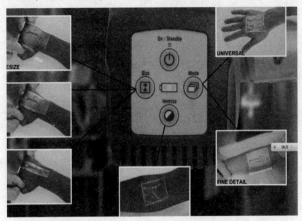

图2-34-3　胶布固定血管并调节滴速

（6）整理用物，洗手。

3. 操作评价

（1）操作正确，动作轻柔，点滴通畅；无菌区与非无菌区的观念明确；观察、处理故障正确；患者痛感较小，无不适感；血管成像仪使用熟练，操作正确。

（2）从洗手开始到洗手结束时间≤8分钟。

【操作重点及难点】

1. 由于红皮病患者皮损较厚，穿刺部位潮红，小静脉曲张比较严重，所以血管成像仪显影血红蛋白时，影像显示满视野亮点，这时只能根据显影密集的程度，判断哪一条是血管，在穿刺的过程中，除了配合使用成像仪，还要配合手的感觉。

2. 老年人静脉的特点是细、脆，皮肤薄，在血管成像仪显影下进针时手要轻，采用角度小、进针浅的原则。

3. 对于水肿很厉害的皮肤病患者，一般情况下，血管是看不见、摸不到的，用血管成像仪也显影不出来，所以此时要先挤压穿刺部位将组织液赶至旁边，再行穿刺。

【注意事项】

1. 加药时要严格掌握配伍禁忌。

2. 选择血管应由远心端到近心端，并视所输药物的性质、量，选择合适的血管穿刺。

3. 每位患者做到一人一巾一带。

4. 注意排尽针头过滤器内残留气泡，输液速度成人40～60滴/分（小儿20～40滴/分）。对严重脱水、休克患者可加快速度。

5. 注意观察输液反应，如有发冷、寒战、皮疹、胸闷等立即停止输液，按照发生输液反应应急预案执行。

6. 长胶布固定后在胶布尾端做内卷边处理，方便拔针。

7. 血管成像仪的主要应用对象是建立静脉通路困难的皮肤病患者。

8. 弱光下的血管显影更清晰。

9. 避免儿童由于好奇而直视光源。

【操作并发症及处理】

在静脉穿刺失败或输液过程中针头脱出血管发生液体外渗时，血管成像仪显影渗液部位会粗于血管显影，应立即停止输液，拔出针头，抬高患肢或局部湿敷以减少局部瘀血的发生。

（杨颖）

第三十五节　医用床单位臭氧消毒机操作技术

床单位臭氧消毒机是目前临床上广泛应用的消毒设备，可生产稳定的、高浓度的臭氧混合气体，能高效、可靠地杀灭床单位上的各种致病菌，降低医院感染的发生。

【操作目的及意义】

1. 杀灭病毒。

2. 杀灭细菌、真菌等微生物。

【操作步骤】

1. 操作准备

（1）护士准备：衣帽整洁，洗手，戴口罩。根据医嘱核对消毒床号。

（2）物品准备：整理床单位成备用床。

（3）患者准备：嘱患者不要随意调节消毒机开关。

2. 操作方法

（1）将消毒床罩（消毒袋）取出、打开，平铺在待消毒的床上。

（2）将待消毒的床单、被褥、枕芯等物件装入消毒床罩中，床罩的四边压入床垫下，每边不小于15cm，并将入口扎好。

（3）将消毒机推至床边合适位置，将消毒机的出气端口插入床罩的气嘴内。

（4）接通电源，打开开关。

（5）设置消毒时间及气量档位，按启动键开始消毒，一般床单位消毒时间为30分钟。

（6）消毒结束后整理床单位，开窗通风，洗手，记录。

3. 操作评价

（1）进行床单位消毒时，可根据放入消毒袋内消毒物品的多少调节进气量和时间，以消毒袋完全鼓起为准。

（2）床单位消毒机使用时用比色检测卡测试臭氧浓度，以保证达到消毒效果。

（3）床单位消毒机使用方便、高效，安全可靠；臭氧浓度可调，适用于医院各病种患者的床单位。

【操作重点及难点】

1. 将待消毒的床单位完全塞入消毒袋里封闭，否则会导致消毒不彻底。

2. 消毒床罩为一次性用物，不可重复使用。

【注意事项】

1. 禁止用腐蚀性液体擦拭机器。

2. 不能在有易燃麻醉气体和空气的混合气体或氧化亚氮的混合气体的情况下使用。

3. 不可在有火灾危险的地方使用。

【操作并发症及处理】

床单位消毒机消毒过程臭氧泄露概率极小,若发生臭氧泄露中毒,可表现为黏膜及呼吸道刺激症状,如口腔咽喉干燥、咳嗽、胸闷等,应立即开窗通风,离开消毒房间,转移至空气新鲜处,静卧、保暖和吸氧,有消化道刺激症状者做对症治疗。短时间吸入臭氧,可致肺功能异常,一般 24 小时后可恢复。

(陈静)

第三章

皮肤整形外科美容护理操作技术

第一节 换 药 术

换药又称更换敷料，其主要意义在于了解伤口愈合情况、除去脓液和分泌物、去除坏死组织、培养肉芽组织、促进上皮生长，清洁伤口及覆盖敷料，最终达到创口愈合的目的。换药术是外科治疗的重要组成部分，也是外科护理工作的重要内容。对伤口的不同时期、不同创面采取相应的换药措施，从而加快伤口愈合。

【操作目的及意义】

1. 更换伤口敷料。

2. 保持伤口清洁，促进伤口愈合及舒适。

3. 检查及清除伤口分泌物，去除伤口内异物和坏死组织，通畅引流，预防及控制感染。

【操作步骤】

1. 操作准备

（1）护士准备：衣帽整洁，洗手，戴口罩。了解患者的伤口情况以便按需准备适量敷料及器械，并有计划地进行换药。

（2）物品准备：无菌治疗碗（放无菌辅料）、弯盘（放污染敷料)、镊子、剪刀。备75%乙醇溶液、稀苯扎溴铵溶液、碘伏消毒液、干棉球、纱布块、引流条、生理盐水、棉球、胶布等。

(3)患者准备:①帮助患者采取舒适的体位,以便利于创面的暴露;②观察患者敷料有无渗出、松动或浸湿。询问、了解患者伤口处有无红、肿、热、痛等感染的症状,如有发生立即报告医生;③向患者解释换药目的、程序及如何配合;④告知患者保持敷料干燥清洁,梳洗沐浴时用塑料薄膜包裹住,避免敷料浸湿污染,以免发生感染;⑤伤口未愈时,勿食海鲜、发物类食物,禁辛辣、刺激饮食,禁烟酒。

2. 操作方法

(1)按压伤口周围组织,揭开紧贴皮肤的胶布,最外层敷料用手揭去,内层用无菌镊夹取,最内层敷料与创面粘贴紧密时,另持无菌镊夹取盐水棉球湿润,沿伤口长轴方向慢慢夹取敷料,以免损伤肉芽组织或引起创面出血,换下的敷料污染面应向上放入弯盘中。

(2)用两把镊子操作,一把镊子接触伤口,另一把接触无菌敷料。用75%乙醇棉球清洁伤口周围皮肤后,用无菌生理盐水或稀苯扎溴铵溶液清洁创面,轻轻拭去分泌物,清洗时由内向外,棉球的一面使用后,翻转使用另一面,然后弃去,切忌重擦,避免污染伤口。

(3)分泌物较多且创面较深时,应用无菌生理盐水冲洗。若坏死组织较多,可用攸琐或其他消毒液冲洗,换药次数2~3次/日。若出现高出皮肤或不健康的肉芽组织,可用无菌剪刀剪平,或现用硝酸银棒腐蚀后,再用无菌生理盐水中和;或先用纯苯酚腐蚀,再用75%乙醇中和。肉芽组织水肿较明显时,可用3%~5%高渗盐水湿敷。根据患者伤口的不同,确定具体换药时间(表3-1)。

(4)一般分泌物较少的创面,可用无菌凡士林纱布或生理盐水纱布覆盖;若分泌物较多的创面,宜放置引流物,外加无菌纱布,必要时再加棉垫,用胶布及绷带包扎固定。

表 3 – 1　不同伤口的具体换药时间

手术后无菌伤口	3～5 天更换
感染伤口	1 次/日
新鲜肉芽创面	1～2 天换药 1 次
严重感染或引流的伤口	根据其引流量的多少，决定换药的次数
烟卷引流伤口	每天换药 1～2 次
橡皮管引流伤口	2～3 天更换

3. 操作评价

（1）患者/家属能够知晓护士告知的事项，对服务满意。

（2）护士操作过程规范、安全、有效。

【操作重点及难点】

1. 严格遵守无菌操作，所有药液较多的棉球在挤去药液时，无菌镊子应高于有菌镊子，两者不能互相接触。换药者如已接触污染伤口的绷带和敷料，不应再接触换药车或无菌换药碗。需要物品时应由另一位护士提供或洗手后再取。各种无菌棉球、敷料从无菌容器中取出后，不得再放回原容器内。污染的敷料须立即放入污物盘或敷料桶内。

2. 物品摆放要合理，优先使用物品放上层，换药者应遵守从无菌到有菌的顺序进行换药，避免交叉感染。首先更换无菌伤口，然后更换感染伤口，最后更换严重感染的伤口（如恶性肿瘤或厌氧菌感染的伤口）。

3. 换药时应注意取出伤口内的异物，如线头、死骨、弹片、腐肉等，并核对引流物的数目是否正确，避免遗漏。

4. 换药动作要轻柔，注意保护健康的肉芽组织和上皮。注意保护患者隐私，冬天时注意保暖。

5. 每次换药完毕和感染伤口换药后，须更换用具，认真洗手后再给另一位患者换药，不得重复使用，避免交叉感染。

【注意事项】

1. 适应证

（1）各种缝合的清洁伤口。

（2）伤口有积血、脓性分泌物、坏死组织、异物等污染或感染伤口。

（3）放置各种引流管和引流条的伤口。

（4）术后体温升高，局部疼痛加重，查找感染源的患者。

（5）为手术准备需要换药的创面如大面积植皮等。

2. 禁忌证

各种病情危重，生命体征不平稳的患者如休克，防止因换药影响患者的抢救或因换药疼痛加重病情变化。

【操作并发症及处理】

1. 感染　由于换药室环境污染及医务人员双手不洁引起的医源性感染，部分患者未注意伤口清洁。

处理方法：强化无菌观念并注意换药室环境清洁，操作中减少人员走动，以及交待患者注意伤口卫生，保护创面。

2. 伤口延期愈合　清创不彻底，引流不通畅，伤口感染及患者自身营养补充不足均可导致伤口的延期愈合。

处理方法：护士应严格掌握换药时间及操作方法，换药时注意观察伤口愈合及引流情况，嘱患者营养均衡。

（刘畅）

第二节　清创术

清创术是清除开放伤口内的异物，切除坏死、失活或严重污染的组织，缝合伤口的一种方法，使之尽量减少污染，甚至变成清洁伤口，达到一期愈合，有利于受伤部位功能和形态的恢复。开放性伤口一般分为清洁、污染和感染三类。严格地讲，清洁伤口是很少的；意外创伤的伤口难免有不同程度的污染；如污染严重，细菌量多且毒力强，8 小时后即可变为感染伤口。头面部伤口局部血运良好，伤后 12 小时仍可按污染伤口行清创术。伤口初期处理的好坏，对伤口愈合、受伤部位组织功能和形态的恢复起决定性作用，应予以重视。

【操作目的及意义】

使污染伤口转变成或接近于清洁伤口,争取达到一期愈合。

【操作步骤】

1. 操作准备

(1) 护士准备:衣帽整洁,洗手,戴口罩。

(2) 物品准备:消毒钳、持针器、镊子(有齿及无齿镊)、缝合线、剪刀、引流条或橡皮膜、生理盐水、纱布、棉垫、绷带、胶布、75%乙醇等。

(3) 患者准备

①讲解清创步骤,告知操作目的及意义,消除患者的紧张情绪,使患者积极配合。

②指导患者对手术结果有恰当的期望值。

③评估患者的全身情况,能否接受手术。

④评估局部情况,了解伤口部位、大小、污染程度、有无骨关节外露等,有无肢体神经和血管的损伤。

⑤创口内如怀疑有异物或骨折,应先行X线检查。

2. 操作方法

(1) 清洁创面

①根据伤情选择麻醉方式。检查伤口及周围组织情况,无菌纱布覆盖伤口(图3-2-1)。

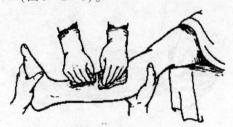

图3-2-1 无菌纱布覆盖伤口

②剪去毛发,除去伤口周围的污垢油腻(用肥皂水、松花油),用外用生理盐水清洗创口周围皮肤。

③去除伤口纱布,暴露伤口深部,检查创腔。

④用大量无菌生理盐水及3%过氧化氢溶液反复冲洗伤口，将污染及组织碎屑冲净（图3-2-2）。

⑤有活动性出血者，用血管钳钳夹止血，擦干伤口周围皮肤，用无菌纱布覆盖伤口。

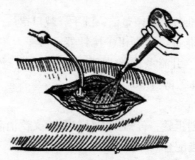

图3-2-2　冲净污染及组织碎屑

（2）清洁伤口

①术者洗手，穿手术衣，戴无菌手套，消毒伤口周围皮肤，铺无菌巾。

②由浅入深地分层检查伤口深部，适当扩大伤口和切开筋膜，切开的范围以充分暴露为宜。

③取出创面内血块、异物、脱落的骨膜、小的游离骨片，切除坏死、半游离及受污染、无活力的软组织（图3-2-3）。

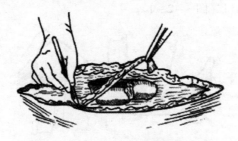

图3-2-3　取出坏死组织

④整修皮缘，尽量少切除；神经肌腱缝线、黑线做标记，待以后修复；断裂大血管去除外膜后吻合。

⑤再次冲洗创面，清洁组织，并彻底止血。

⑥对颜面部、手指、关节附近的组织,不宜切除过多,以免影响缝合和功能。尽可能保留和修复重要的血管、神经和肌腱,考虑形态和功能的恢复。

(3)充分引流、缝合伤口

①重新消毒伤口周围皮肤,更换无菌巾、器械及术者手套。

②用生理盐水反复冲洗伤口,进一步止血。

③按组织层次缝合,可在伤口低位放置橡胶管或橡皮片引流,或者只缝合深部组织,用长纱条疏松地填塞,延期缝合皮下组织及皮肤,缝合时勿留死腔。

④伤口覆盖无菌纱布或棉垫,以胶布固定。

3. 操作评价

(1)患者/家属能够知晓护士告知的事项,对服务满意。

(2)护士操作过程规范、安全、有效。

【操作重点及难点】

1. 伤口清洗是清创术的重要步骤,必须反复用大量生理盐水冲洗,务必使伤口清洁后再做清创术。选用局麻者,只能在清洗伤口后麻醉。

2. 清创时既要彻底切除已失去活力的组织,又要尽量爱护和保留存活的组织,这样才能避免伤口感染,促进愈合,保存功能。

3. 组织缝合必须避免张力太大,以免造成缺血或坏死。

4. 术中应彻底止血,否则手术后易发生血肿,有利于感染形成。切除失去生机的组织时,要避免过多地切除健康组织。如果是贯通伤,不要行来回拉锯状清理伤道,因此法不可能将失活组织及异物清除,反而可引起深部血管和神经的损伤。

5. 肌肉清创时不能过多地剪除,否则有可能残留很大、很深的死腔,愈合甚慢;清创后伤道要反复应用等渗盐水和过氧化氢溶液冲洗,对个别深达肢体主要血管和神经的损伤,清创后应用邻近正常组织覆盖,预防继发性大出血及神经压迫性损伤。

6. 创口内用纱布疏松地填充引流,最好用长条大纱布,不用小纱布，以免在后送过程中，因情况不明而被遗留在创腔深部，造成久治不愈的感染灶。纱布填塞不宜过紧，也不宜使用凡士林油纱布条，以免影响引流。贯通伤入口与出口均应引流，盲管伤必要时做对口引流。

【注意事项】

1. 适应证

（1）8 小时以内的开放性伤口应行清创术。

（2）8 小时以上而无明显感染的伤口，如伤员一般情况好，亦应行清创术。

2. 禁忌证

（1）化脓感染伤口不宜缝合。

（2）伤口已有明显感染，则不作清创，仅将伤口周围皮肤擦净，消毒周围皮肤后，敞开引流。

【操作并发症及处理】

1. 伤口感染　多为化脓性感染，如脓性分泌物多，伤员出现高热反应。处理方法：遵医嘱及时再清创，创面采用有效抗生素液湿敷，并全身应用抗生素。

2. 关节功能障碍　清创术后，由于疼痛及组织瘢痕挛缩，有时可导致关节功能受限。处理方法：护士应注意观察，及时发现，积极处理。对已发生关节功能受限者，创口愈合后应积极配合理疗，加强主动、被动功能锻炼，促进关节功能恢复，必要时应切除瘢痕进行整形或矫形术。

（刘畅）

第三节　胸腔闭式引流术

胸腔闭式引流是外科应用较广的技术，是治疗脓胸、外伤性血胸、气胸、自发性气胸的有效方法。其目的是引流胸腔内渗血、渗液及气体，重建胸腔内负压，维持纵隔的正常位置，促进肺的膨胀，预防并发症的发生。胸腔闭式引流以重力引流为原理，通过水封瓶虹吸作用，使胸膜腔内气体或液体及时引流排出，避免外界空气和液体进入胸腔，从而维持胸膜腔内负压，促进肺膨胀，并有利于控制胸膜腔感染，预防胸膜粘连。

【操作目的及意义】

1. 更好地改善胸腔负压，使气体、血液、液体排出，并预防其反流，促进肺复张，胸膜腔闭合。

2. 平衡压力，预防纵隔移位及肺受压，对脓胸患者应尽快引流，排除脓液。

【操作步骤】

1. 操作准备

（1）护士准备：衣帽整洁，洗手，戴口罩。

（2）物品准备：胸腔密闭式引流手术包、胸腔引流瓶和引流管、手套、治疗盘（碘酊、乙醇、局部麻醉药、无菌纱布、棉签、胶布等）、生理盐水。

（3）患者准备：

①依病情轻重，患者可采取坐位或半坐位，取半坐卧位时患者易靠近床边，上肢抬高抱头或置于胸前，头转向健侧。

②根据患者体征和胸部 X 线检查，明确胸膜腔内气体、液体的部位，选择插管位置。

③患者伤口不可沾水，避免过度或剧烈活动，适度休息，勿食辛辣刺激饮食，保持好心情。

2. 操作方法

可选用肋间切开插管法、套管针插管法、肋骨切除插管法。

（1）肋间切开插管法：多用于病情较危重或小儿脓胸患者。

①沿肋间或皮纹方向切开皮肤 2.0～3.0cm，在肋骨上缘处用中弯血管钳钝性分离肋间组织，用钳尖刺入胸膜腔内，撑开血管钳，扩大创口（图 3-3-1）。此时有明显的突破感，同时切口中有液体溢出或气体喷出。

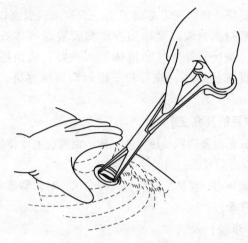

图 3 - 3 - 1　扩大创口

②用血管钳夹住引流插管末端，再用另一血管钳纵行夹持引流管前端，经切口插入胸腔内，引流管进入胸膜腔的长度以侧孔进入胸膜腔 0.5 ~ 1.0cm 为宜。将引流管末端与盛有液体的水封

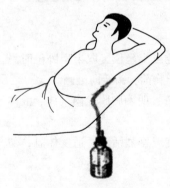

图 3 - 3 - 2　固定引流装置

瓶相连接，松开末端血管钳，嘱患者咳嗽或做深呼吸运动，可见气体或液体自引流管内流出，玻璃管内液体随呼吸上下运动。如上述现象不出现，应重新调整胸膜腔内引流管的位置。

③切口缝合 1 ~ 2 针，用引流管旁缝合皮肤的两根缝线将引流管固定在胸壁上。引流管末端连接于水封瓶内（图 3 - 3 - 2）。

（2）套管针插管法：此种引流术插入的引流管较小，用于排除胸腔内气体或引流较稀薄的液体。

①局麻处切开皮肤约 2cm，紧贴肋骨上缘处，用持续的力量转动套管针，使之逐渐刺入胸壁，进胸膜腔时有突破感（图 3 - 3 - 3）。

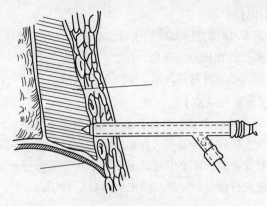

图 3 - 3 - 3　胸腔穿刺

②先将引流管末端用血管钳夹住，拔出针芯，迅速将引流管自侧壁插入套管腔，送入胸腔内预定深度，缓慢退出套管针套管，注意勿将引流管一并退出（图 3 - 3 - 4）。

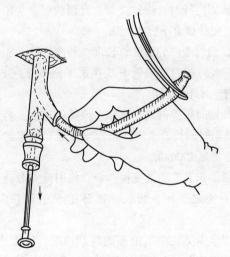

图 3 - 3 - 4　拔出针芯

③调整引流管深度缝合皮肤并固定引流管，末端连接水封瓶。

（3）肋骨切除插管法：此法可插入较粗的引流管，适用于脓液黏稠的脓胸患者。手术切除一段肋骨，长约 4cm。术中切开脓腔，吸出脓液，手指伸入脓腔，剥离粘连，以利引流。

3. 操作评价

（1）患者/家属能够知晓护士告知的事项，对服务满意。

（2）操作过程规范、安全、有效。

（3）患者出现异常情况时，护士处理及时。

【操作重点及难点】

1. 术前正确检查、定位对于确定引流部位十分重要，同时还应确定患侧支气管是否通畅。如果病情许可，应行 X 线和（或）纤维支气管镜检查，以免引流后患侧肺不能膨胀而导致脓胸。局部麻醉后应先行胸膜腔穿刺，抽出气体以后再切开皮肤、放置引流管。

2. 分离肋间组织时，血管钳要紧贴肋骨上缘，避免损伤肋间血管和神经。引流管侧孔不能太浅，否则易脱出引起开放性气胸或皮下气肿。

3. 缝皮肤固定线时，进针要深，直到肌层，关闭肌肉与皮下之间的间隙，皮肤缝合不宜太严密。

4. 留置在胸膜腔内的引流管长度一般应控制在 5cm 左右，不宜插入过深。水封瓶内玻璃管下段在水平面下 2～3cm 为宜，如果过深，胸内气体不易逸出。

5. 引流开始时须控制放出气体、液体的速度，特别是对于肺压缩严重且萎陷时间长者，以防止发生复张后肺水肿。引流液体时，一次不应超过 1000ml。

6. 每日帮助患者起坐及变换体位，使引流充分通畅，保持引流管通畅，不使之受压、扭转。逐日记录引流量及其性质和变化。

7. 注意观察引流瓶中气液面的波动情况，经常挤捏引流管，不要使之受压、扭曲，确保引流管通畅。患者在床上活动时，妥善固定引流管，防止扭曲、脱管，注意引流管的通畅。移动患者或患者行走时，要用血管钳夹住近端引流管，防止水封瓶的液体倒流入胸腔或引流管脱落。

8. 若患者生命体征稳定，引流瓶内无气体溢出，引流液体很少，24 小时内引流量 < 100ml，听诊肺呼吸音清晰，胸片示伤侧肺复张良好即可拔管。拔除引流管时，要嘱患者深吸气后屏气，用凡士林纱布盖住引流口，迅速拔管，压紧纱布避免空气进入胸腔。

9. 胸腔闭式引流后应对比观察引流前、后的呼吸音变化，常规行胸部 X 线检查。肺膨胀良好者，可考虑 48 ~ 72 小时内拔出引流管。反之，若肺不能膨胀，则应考虑是否行进一步的手术处理。

10. 患者同时有多量液胸和气胸时，随着液体排出和肺脏复张，鼓励患者咳嗽和深呼吸，从而排出气体。

11. 引流瓶不慎打破时，立即捏住引流管并及时报告护士。

【注意事项】

1. 适应证

（1）自发性气胸、大量胸腔积液，经反复穿刺抽吸疗效不佳者。

（2）支气管胸膜瘘、食管吻合口瘘、食管破裂者。

（3）胸腔积血较多，难以通过穿刺抽吸解除者。

（4）脓胸积液量较多且黏稠者，或早期脓胸，胸膜、纵隔尚未固定者。

（5）开放性胸外伤、开胸术后或胸腔镜术后须常规引流者。

2. 禁忌证

非胸腔内积气、积液，如肺大泡、肺囊肿、结核性脓胸等禁用。

【操作并发症及处理】

1. 引流不畅或皮下气肿 多由于插管的深度不够或固定不牢致使引流管或其侧孔位于胸壁软组织中。引流管连接不牢，大量漏气也可造成皮下气肿。

处理方法：护士应积极采取措施，用手挤压引流管，空针抽气或轻轻左右旋动引流管，使之通畅，如仍不通畅，则报告医生并协助再行处理。

2. 出血 多由于引流的位置靠近肋骨下缘，损伤肋间血管所致。

处理方法：护士应密切观察引流液的量、颜色、性质，正常情况下引流量应少于100ml/h，开始为血性，以后颜色为浅红色，不易凝血。若引流量多、颜色为鲜红色或暗红，要及时报告医生。

3. 胸腔感染　长时间留置引流管、引流不充分或切口处污染均可引起。

处理方法：护理操作过程中，严格无菌操作和消毒隔离，遵医嘱常规应用抗生素，以防继发感染。

4. 复张性肺水肿　肺压缩严重且萎陷时间长者易发生。

处理方法：对于肺萎陷时间较长者，在排放气体或液体时，速度不能过快，交替关闭、开放引流管，可预防纵隔摆动及肺水肿的发生。

（刘畅）

第四节　包扎固定法

在整形外科中，手术不仅仅是单纯的病变组织的切除，而是要做进一步的器官再造或功能恢复。所以术后的包扎、固定应给予重视。包扎不好不仅影响美观，而且影响手术后的远期效果，让患者对医生的技术产生怀疑。整形术后包扎固定，除了要达到包扎美观、有效治疗的目的，还应注重维持远期效果。因此，包扎好伤口，恰当地固定手术部位，在整形外科中十分重要。

【操作目的及意义】

1. 保持伤口清洁，防止伤口因过多的暴露而感染。

2. 有加压止血的作用。

3. 对手术区进行塑形。

【操作步骤】

1. 操作准备

（1）护士准备：衣帽整洁，洗手，戴口罩。

（2）物品准备：消毒液、酒精、凡士林软膏、纱布或硅尼龙纱布、棉垫、胶布、弹力网、绷带、四头带、腹带、胸带、钢丝、夹板、石膏托及记忆合金或塑料等。

（3）患者准备

①帮助患者采取舒适的体位，以便利于创面的暴露。

②告知患者，帮助患者了解治疗目的、意义，取得患者配合。

③患者伤口禁止沾水，避免过度或剧烈活动，适度休息，勿食辛辣刺激性饮食，保持好心情。

2. 操作方法

（1）一般的包扎固定法

①消毒，擦拭手术野，最后检查缝合是否完整、血运是否正常。

②贴上酒精纱布或加抗生素的凡士林软膏，或覆盖一层凡士林纱布。

③旋转硅尼龙纱布，此制品与创面部粘连，可减轻交换敷料的疼痛，防止表皮剥离或伤口裂开。如无硅尼龙纱布，覆盖4～6层平整的干纱布。

④放置碎纱布、棉纱布、棉垫等，缠上弹力绷带，使之有适当而持久的压力和弹性。

⑤以多条胶布固定于附近皮肤，必要时用石膏、小夹板等固定。

（2）特殊包扎固定法（表3-2）

表3-2　依据伤口的部位，采用不同的包扎固定法

包扎固定法	适用部位	方法	作用
弹力网包扎固定法	头面部、躯干、四肢	手术部位用敷料包扎后外用弹力网固定	加压、止血
绷带包扎固定法	1. 胸部、后背 2. 小腿、前臂 3. 手背、踝部 4. 手指、足趾	1. "8"字形包扎 2. 螺旋状缠绕包扎 3. "8"字形缠绕包扎 4. 三角形纱布包裹	加强敷料的固定、加压、止血

续表

包扎固定法	适用部位	方法	作用
四头带包扎	头面部	包扎时将四头带的中间部分置于伤口敷料处，适当加压系紧即可	保护头面部的患处
腹带和胸带的包扎固定法	腹部、胸部	使用设计好的腹带和胸带进行相应包扎	加压

此外，石膏托、铁丝、钢板及可塑型材料的包扎多在已用绷带或纱布等包扎固定的肢体部位加强制动效果，避免因肢体的活动引起伤口的愈合不良。

3. 操作评价

（1）患者/家属能够知晓护士告知的事项，对治疗效果满意。

（2）护士操作过程规范、安全、有效。

【操作重点及难点】

1. 包扎固定范围应大于整个创面：一般的伤口包扎敷料边缘应在创面边缘周围 5～8cm，防止敷料移位而致伤口污染。对于术中有剥离的创面，术毕包扎范围应大于剥离范围。植皮后在植皮区四周可留长线头，填塞纱布条相对结扎加压固定，称"缝线包压法"。然后在打好的包外面加适当的敷料包扎，可减少感染机会。

2. 包扎的敷料要有一定的厚度与弹性，并施以均匀的压力：进行加压包扎时，可使用松软的纱布块、棉垫等，外加弹力绷带，须使包扎后应有 3～5cm 厚度，压力一般以 30mmHg 左右为妥。适当的压力不但能消灭死腔，防止渗液与出血，同时又能减少水肿，利于静脉回流，从而促进创面愈合。但是，在肢体近端包扎时，为防止其远端发生肿胀，应从远端向近端包扎，并且要暴露指端，以备检查肢体的循环状况。

3. 包扎固定应有良好的制动作用：软组织在愈合过程中也同样需要制动，尤其是软组织转移过程中尚须防止移动和牵拉，以免影响移植组织血运的重建。美容外科涉及器官再造和塑形的手术，如鼻再造、全耳再造等，术后都要依靠包扎固定来保持器官的位置和形状。在关节附近的植皮术中可用石膏托同时固定该关节及其上下两相应的关节。隆胸术时则须用弹力绷带包扎固定，以防止假体的移位。

4. 美容手术并不都需要包扎固定：在假体植入法隆鼻术中一般不主张包扎，这样可便于观察其效果，对于轻微的假体偏斜可及时发现并纠正。切开重睑术术后为更好地形成重睑线需要上睑提肌的活动，故术后一般不予包扎，即使包扎，最多也只需包扎 24 小时，次日便应去除外包扎物并嘱受术者做正常的睁眼运动。

5. 正确掌握包扎固定时机：较大的美容手术，特别是涉及器官成形的手术，如植皮术、耳畸形矫正术等，在包扎完整的情况下，若受术者未诉特殊不适，一般无须更换敷料，可等到拆线时再进行第一次换药，但如果出现包扎的敷料有渗血、渗液，局部有疼痛及伤口附近可闻及异味时应及时打开，并做适当处理。

6. 小儿眼部手术包扎时应将健侧眼睛同时包扎以防引起患侧眼睛弱视。

【注意事项】

1. 适应证　用于小动脉及静脉或毛细血管出血的患者。

2. 禁忌证

（1）伤口内有碎骨片等禁用此法以免加重损伤；

（2）确诊或可疑伤口有厌氧细菌感染者；

（3）进行性浮肿患者；

（4）严重心、肺、肝、肾等疾病患者。

【操作并发症及处理】

1. 循环受阻　局部加压包扎过紧，易导致患者局部静脉回流受阻，影响血运，造成肢端麻木感。

处理方法：操作后将肢端抬高，护士严密观察末梢血液循环情况，皮肤的温度、色泽，指端的活动情况和疼痛性质。若有循环障碍表现，应及时通知医生并协助给予相应处理。

2. 压迫性损伤　局部加压包扎过紧造成局部伤口出现红肿、疼痛等不适。

处理方法：包扎固定的部位应处于功能位，包扎松紧适度，以伸进一指为宜，若出现血运不畅、麻木、酸痛等不适时，应及时报告医生给予处理。

（刘畅）

第五节　拆　线　法

拆线是外科手术的最后一步，目的是要把手术伤口的缝合线拆除掉，达到伤口完全愈合的目的。拆线在整形外科手术的诊疗过程中是非常重要的步骤，一定要予以重视。其操作不仅仅需要耐心细致，更需要医护患之间良好的配合。

【操作目的及意义】

检查伤口愈合情况，拆除伤口处的缝合线，利于伤口皮肤更好地愈合。

【操作步骤】

1. 操作准备

（1）护士准备：衣帽整洁，洗手，戴口罩。

（2）物品准备：无菌拆线包内置整形镊、拆线剪（图3-5-1）、消毒盘、棉球、纱布；另备消毒液、相机。

（3）患者准备：①根据拆线的部位，患者应采取舒适体位，充分暴露手术部位；②患者伤口拆线一日后方可沾水，术区未恢复完好时还应避免过度或剧烈活动，适度休息，勿食辛辣刺激饮食，保持良好的心态；③患者术前期望值与术后满意度有密切相关性，指导患者对手术结果有恰当的期望值。

2. 操作方法

（1）取下伤口上的敷料，用消毒棉球消毒伤口（由切口向周围消毒一遍），颜面部、会阴部、黏膜、婴幼儿皮肤用0.1%新洁尔灭棉球皮肤消毒。先清洗干净伤口血迹，并浸湿缝线线头，使线头不粘在皮肤上。

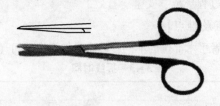

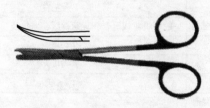

图3-5-1 拆线剪（无镀层特快型）

多为直剪，用来剪断缝线、敷料、引流物等，刃锐薄

（2）用镊子将线头轻轻提起，并夹住线头，将埋在皮内的线段拉出针眼之外少许，用剪刀插进线结下空隙，紧贴针眼将线剪断，用镊子侧拉出缝线（图3-5-2）。

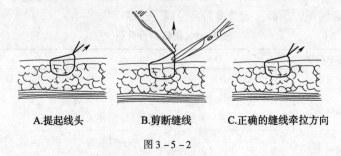

A.提起线头   B.剪断缝线   C.正确的缝线牵拉方向

图3-5-2

（3）拆完后用消毒棉球再次消毒伤口一遍，同时检查有无遗漏线头及未拆除的缝针。

（4）照相，以便做术前、术后对比。

3. 操作评价

（1）患者/家属能够知晓护士告知的事项，对服务满意。

（2）操作过程规范、安全、有效。

【操作重点及难点】

1. 根据患者手术部位的不同，确定具体拆线时间（表3-3）。

表3-3 拆线时间

眼部	5~7 天
鼻部	7 天左右
吸脂	7~9 天
口唇部	7~9 天
隆胸	7 天左右
妇科	一般可吸收线缝合，无须拆线，若拆线，一般7天左右
面部除皱	7~9 天
头皮部	7~10 天
面颈部	4~5 天
上腹部、胸背部、臀部	7~9 天
四肢	10 天左右，近关节处可再延长时间，也可间断拆线
下肢部、会阴	6~7 天
足部	4~10 天

2. 操作中严格遵守无菌技术原则。

3. 拆开伤口敷料时，应先检查伤口愈合情况。根据患者伤口愈合情况，局部反应及愈后可分以下三级（表3-4）。

表3-4 伤口愈合分级

愈合分级	伤口反应	愈后效果
甲级愈合	愈合优良，没有不良反应	愈后疤痕少，外形美观
乙级愈合	愈合欠佳，愈合处有炎性反应，如红肿、硬结、血肿、积液等但未化脓	稍加恢复对患者影响不大
丙级愈合	愈合不良，化脓，需切开引流	愈合后的疤痕明显，外形欠佳

4. 拆线时，动作一定要轻柔，手法准确、娴熟，避免操作中给患者带来二次创伤。

5. 术后若无特殊情况，一般不必特殊处理，局部敷料酌情保留适当时间即可拆除。

【注意事项】

1. 适应证

（1）无菌手术切口，局部及全身无异常表现，已到拆线时间，切口愈合良好。

（2）伤口术后有红、肿、热、痛等明显感染者，应提前拆线。

2. 禁忌证

（1）严重贫血、消瘦，轻度恶病质体。

（2）严重失水或电解质紊乱未纠正的患者。

（3）咳嗽未控制的胸腹部手术患者。

（4）老年患者及婴幼儿。

【操作并发症及处理】

1. 皮肤损伤　操作不当如器械损伤。

处理方法：操作中动作轻柔，注意剪刀等利器的使用，如有出血用无菌敷料压迫止血，必要时伤口消毒包扎；如无出血，消毒即可。

2. 感染　由于换药室环境污染及医务人员手卫生不规范引起的医源性感染，患者应注意伤口的清洁、干燥。

处理方法：强化无菌观念并注意换药室环境清洁，操作中减少人流、物流，向患者介绍如何做好伤口卫生的防护，保持创面干燥、清洁。

（刘畅　田欢欢）

第六节　毛囊单位提取移植技术的配合

毛囊单位移植术（follicular unit transplantation，FUT），是指以单位毛囊作为移植物进行的毛发移植，是从取下的头皮中分离出单位毛囊再进行种植的一种手术方法。术后效果最接近自然生长的毛发，是现有的植发技术中治疗男性型和女性型脱发最先进的技术。在行 FUT 时，不允许在肉眼下进行毛囊单位移植物的分离制备，必须在高倍显微镜下去除那些附着在毛囊单位周围的头皮和脂肪组织，才能制备成真正意义上的毛囊单位进行种植。

【操作目的及意义】

1. 移植毛发，改善外观，提高患者自信。

2. 预防和减少手术并发症。

【操作步骤】

1. 操作准备

（1）护士准备：换鞋，更衣，戴帽子和口罩。

（2）物品准备：电动毛囊单位提取机、头戴式放大眼镜、无菌器械包（内置刀柄、治疗碗、弯盘、卵圆钳、整形镊、治疗巾、纱球、纱布、纱垫、毛囊种植笔、毛囊专用分离镊子、毛囊分离板）、无菌手术衣、无菌手套、无菌手术刀片、一次性注射器、局部麻醉溶剂（生理盐水、0.2% 盐酸利多卡因注射液、0.1% 盐酸肾上腺素注射液、地塞米松注射液）、消毒液（碘伏、酒精、双氧水）。

（3）患者准备

①询问患者健康史：有无药物过敏史、既往史、手术外伤史、用药史（术前 1~2 周是否应用抗凝类、血管扩张类及激素类药物，如阿司匹林、维生素 K 等），停止使用生发剂。禁止吸烟、饮酒。

②现病史（体格检查、化验检查）：对中、重度秃发的患者，需鉴别是否为病态性秃发；对病态型患者更重要的是治疗原发性疾病。

③女性患者是否处于月经期。

④患者术区皮肤常规清洁，手术前一天晚上和手术当天早上要认真洗发，供区和受区的头发都要剃短。

⑤是否佩戴活动性义齿、隐形眼镜、首饰等。

⑥建议患者术后观察半个小时后再出院，术后应注意保护术

区，定期来院复诊。

⑦患者术前期望值与术后满意度有密切相关性。指导患者对手术有正确的认识，对手术结果有恰当的期望值。

2. 操作方法

（1）巡回护士配合的操作步骤

①手术开始前，检查手术间各种药品、物品是否齐全，室内电动毛囊单位提取机、头戴式放大眼镜、植发笔、各种手术灯、吸引器、供氧系统是否良好，调节手术室温度、手术野光线，选择适合的音乐播放。

②与器械护士共同准备手术所需的器械及物品。

③详细核对患者，检查是否已为患者剪发。

④协助医生标记植发和取发区域。

⑤询问患者身体状况，向患者解释手术目的及术中配合的注意事项，根据手术情况，为患者摆放合适的体位，尽可能保证患者舒适安全。

⑥为手术人员提供无菌物品，协助器械护士、医生穿无菌手术衣，铺无菌器械台。

⑦根据医生要求配制所需的麻醉剂，并与器械护士、麻醉师、医生核对。

⑧与手术医生、麻醉师、器械护士核对术中用药，计数纱布、器械并记录。

⑨连接电动毛囊单位提取机，根据医生实际操作需求，随时调整设置。

⑩随时提供手术过程中所需物品，术中注意观察患者生命体征等，尤其注意术区皮肤颜色，记录提取的毛囊单位数以及种植数。

⑪术毕，协助医生包扎患者术区。

（2）器械护士的配合

①详细核对术者，术前1天访视，了解病情及需要。

②根据术者的具体情况、手术方式，与巡回护士共同准备手术所需的器械及物品。

③刷手、穿无菌手术衣和戴无菌手套。

④铺无菌器械台，并将器械排列整齐。

⑤协助医生铺手术单。

⑥与手术医生、麻醉医生、器械护士核对术中用药，计数纱布、器械并记录。

⑦连接毛囊提取钻头，根据医生要求随时调整取发钻头。

⑧协助医生注射麻醉剂。

⑨妥善保管好取下的毛囊并进行细致的分离，分离后装种植笔协助医生进行种植。

⑩术毕协助医生包扎伤口。

⑪清洗、处理器械及其他物品。

3. 操作评价

（1）患者/家属能够知晓护士告知的事项，对服务满意。

（2）操作过程规范、安全、有效。

（3）患者出现异常情况时，护士处理及时。

【操作重点和难点】

1. 供区和受区毛发剃短至 0.1~0.2cm，这样有利于手术的操作，也能避免因毛发太长造成感染。

2. 手术过程中一定要使用头戴式放大镜，最大化增加可视程度，有利于医生准确种植。

3. 提取毛囊时，巡回护士一定要记录医生提取毛囊单位数，器械护士要妥善保管好毛囊，放在弯盘内的纱布上，用生理盐水浸泡纱布湿润毛囊单位，医生尽量在供区提取均匀，种植均匀。

4. 电动毛囊提取机使用完毕后使用专用清洁软布清洁，勿碰水，放置于专用手术间，盖好防尘罩，并做好使用记录。

5. 一定要将植发笔和提取钻头内的血渍清洗干净，待干后放置于专用包内。

【注意事项】

1. 适应证

（1）雄性激素源性脱发。

（2）各种类型瘢痕性毛发缺损：如外伤、烧烫伤、感染、手术切口、盘形红斑狼疮等导致的头发或眉毛等的缺损。

（3）经久难愈的局限性斑秃（神经性秃发）。

（4）其他一些美容性植发。

2. 禁忌证

（1）严重的心脑血管疾病、肝肾功能不全者、出血性疾病等。

（2）精神异常不能配合的患者。

（3）全秃、普秃、病情活动的斑秃。

（4）肿瘤。

（5）结缔组织病。

（6）头皮局部有急性炎症者。

（7）瘢痕体质。

（8）妊娠期、月经期。

（9）近期服用过抗凝药、扩血管药。

（10）对手术疗效存在不切实际期望值的患者。

【操作并发症及处理】

1. 疼痛　局部注射麻醉药物时及术后麻醉药效消失后，患者均有不同程度的疼痛感。

处理方法：给予患者心理安慰，播放轻音乐转移患者的注意力，必要时遵医嘱给予患者口服镇静剂、止痛药。

2. 创面渗血　因为血运比较丰富，术中、术后会有散在的出血点及渗血。

处理方法：嘱患者术前停用活血化瘀药物，注射麻醉药物时加遵医嘱加入 0.1% 盐酸肾上腺素注射液，术中可适度压迫止血，术后给予适当加压包扎，护士密切观察患者情况，随时报告医生。

3. 感染　由于头部血液循环丰富，术后头皮出汗，患者不注意头皮卫生均可引起感染。

处理方法：手术前严格消毒，术中无菌操作，术后注意清洁头皮，定期消毒，必要时应用抗生素。

4. 术后肿胀　术后 3 天内，供区和受区常出现轻度肿胀，一般无须处理，1周内可自行消退。

（刘畅　田欢欢）

第七节　皮肤软组织扩张器注水技术的配合

扩张器是整形外科特有的先进治疗方法，其原理就是将皮肤软组织扩张器植入病变部位附近的正常皮肤软组织下，通过间断地向扩张囊内注射液体以增加扩张器容量，使其对表面皮肤软组织产生压力，通过扩张机制对局部的作用使组织和表皮细胞的分

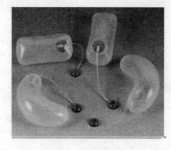

图3-7-1　扩张囊

裂增殖及细胞间隙拉大，从而增加皮肤面积，取出扩张囊后，就可以用新增加的皮肤软组织进行组织修复和器官再造。扩张器分扩张囊和注水壶两部分。扩张囊是扩张器的主体，按形状可分为圆形、椭圆形、肾形、半月形、矩形、圆柱形等（图3-7-1），其大小可有从10～800ml的多种不同规格。根据手术部位的不同和病变的不同，选择适当的扩张器。

【操作目的及意义】

1. 修复病变皮肤，增加皮肤美观及完整性，使其接近正常皮肤。

2. 间断地向扩张器内注水以增加其容量，使皮肤软组织扩张，以增加皮肤面积。

3. 预防和减少术后并发症的发生。

【操作步骤】

一、扩张器的植入

1. 操作准备

（1）护士准备：按手术室常规换鞋，更衣，戴帽子和口罩。

（2）物品准备：扩张器、无菌器械包（图3-7-2）（内置尺子、治疗碗、弯盘、手术剪、持针器、弯钳、卵圆钳、整形镊、拉钩、无菌纱布、治疗巾、纱球、纱布、纱垫、注水针），另备无菌敷料包（中单）、无菌手术衣、无菌手套、无菌手术刀片、一次性注射器、局部麻醉剂（0.2%盐酸利多卡因注射液、0.1%盐酸肾上腺素注射液）、生理盐水、冷光源拉钩、止血电凝。

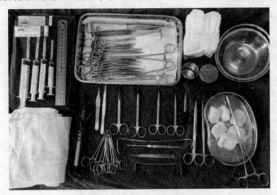

图3-7-2 无菌器械包

（3）患者准备

①询问患者健康史：有无药物过敏史、既往史、手术外伤史、用药史（术前1~2周是否应用抗凝类、血管扩张类及激素类药物，如阿司匹林、维生素K等）、生活嗜好（如有无吸烟史等）。

②现病史（体格检查、化验检查）；过去半年手术部位是否植入任何医用材料，请先告知主治医生。

③女性患者避开月经期。

④患者术区皮肤常规清洁，备皮。

⑤是否佩戴活动性义齿、隐形眼镜、首饰等。

⑥术前对患者进行心理评估，了解其心理、就诊目的等，向患者说明术前需要做好哪些方面的准备，使其了解手术方式、麻醉效果与手术的安全性，对手术有一定的认识，从而取得更好的配合。

⑦患者术前期望值与术后满意度有密切相关性，指导患者对手术结果有恰当的期望值。

⑧告知患者拆线后扩张器即可开始注水治疗，尽可能大地扩张皮肤面积，以此来替换原有的疤痕皮肤。

⑨建议所有患者避免术后立即离开医院，待麻醉清醒后在医生的指导下方可离开医院。如行下肢治疗的患者，建议尽量避免下肢活动。

2. 操作方法

巡回护士配合的操作步骤：

（1）手术开始前，检查手术间各种药品、物品是否齐全，室内各种手术灯、吸引器、供氧系统是否良好，调节手术室温度、手术野光线，选择合适的音乐播放。

（2）与器械护士共同准备手术所需的器械及物品。

（3）详细核对患者及各项化验检查是否正常，询问患者是否禁食、禁饮。

（4）协助医生给患者留照片，划线标记扩张器植入区域并固定。

（5）询问患者身体状况，向患者解释手术目的及术中配合的注意事项，根据手术部位的不同，摆放合适的体位，尽可能保证患者舒适安全。

（6）建立外周静脉通路。

（7）为手术人员提供无菌物品，协助器械护士、医生穿无菌手术衣，铺无菌器械台。

（8）与手术医生、麻醉医生、器械护士核对术中用药，计数纱布、器械并记录。

（9）协助器械护士配制局部麻醉液，并与手术医生、麻醉医生、器械护士核对无误后，开始手术。

（10）根据手术医生指示，准备合适的扩张器，遵循无菌原则将扩张器交由手术医生，将扩张器的包装袋和条形码保留至患者病历内。

（11）手术过程中随时提供术中所需物品，术中注意观察患者生命体征、血氧饱和度等。如果手术时间较长，应提前给予患者留置导尿，同时注意记录患者尿量、输液量及出血情况，并随时报告医生。

（12）术毕协助医生包扎伤口。

器械护士的配合：

（1）详细核对术者，术前1天访视，了解其病情及需要。

（2）根据术者的具体情况、手术方式，与巡回护士共同准备手术所需的器械及物品。

（3）刷手、穿无菌手术衣和戴无菌手套。

（4）铺无菌器械台，并将器械排列整齐，准备手术物品。

（5）协助医生铺手术单。

（6）与手术医生、麻醉医生、器械护士核对术中用药，计数纱布、器械并记录。

（7）检查扩张器，了解有无渗漏。具体方法：用4½号针头的注射器向注射壶内注射空气，拔出针头后将扩张器浸入水中，反复挤压观察有无气泡出现。妥善保管扩张器，避免被台面器械损伤。在植入扩张器之前，根据医生指示向扩张器内注入适量的生理盐水以利于扩张器的平展；同时再次检查扩张器有无破损。

（8）手术过程中与巡回护士随时提供手术台面所需物品。

（9）皮肤缝合后协助医生包扎伤口。

（10）处理、清洗手术器械及其他物品。

3. 操作评价

（1）患者/家属能够知晓护士告知的事项，对服务满意。

（2）操作过程规范、安全、有效。

（3）患者出现异常情况时，护士处理及时。

【操作重点和难点】

1. 使用过的扩张器在力学性能和抗渗漏能力等方面均大大下降，应禁止重复使用。

2. 注射壶放置在易于注水操作、易于取出的皮肤浅表部位，放置位置应与扩张器保持一定距离。

3. 在扩张器未植入手术部位之前一定要妥善保存好，避免手术器械损伤扩张器，造成不必要的损失。

4. 包扎时应注意注射壶部位要垫一定厚度的棉垫，以防压迫表面皮肤。

二、扩张器的注水

1. 操作准备

（1）护士准备：衣帽整洁，洗手，戴口罩。

（2）用物准备：换药包（内置弯盘、整形镊、棉球、纱布）、一次性注射器（10ml）、4½号针头、生理盐水100ml、无菌棉签。

（3）患者准备

①帮助患者了解注水目的、方法及过程，让患者充分认识，取得配合。

②术区皮肤常规清洁。

③术区情况：了解患者术后几日恢复情况，询问术后几日术区有无红、肿、热、痛等明显感染症状并告知医生。

④每次扩张器的注水局部外观也会有所改变，由此会带来生活上的不便，敬请患者理解，并同时多加注意，保护术区，勿挤压。

2. 操作方法

（1）整个注水过程必须严格遵守无菌操作技术规程。取下伤口上的敷料，用消毒棉球消毒伤口及注射壶，由内向外消毒两边，动作要轻柔。

（2）消毒生理盐水瓶口，用注射器抽取适量的生理盐水，选用4½号的注射针头，并固定。

（3）固定注射壶边缘，右手持注射器，对准注射器中央部位垂直刺入皮肤，当感觉有针头穿过注射壶前壁、进入注射壶腔的突破感时停止进针，切勿用力过猛，避免注射器的针头触及注射壶的金属底片。轻轻推注射器的活塞，缓慢匀速地将生理盐水注入扩张器内，同时询问患者局部皮肤感觉，观察局部皮肤情况（注意：每次注水量以扩张器的压力不阻断表面皮肤的血液为度)。

（4）注射完毕后拔出注射器针头，再次消毒并用棉签按压注射器针眼片刻。

（5）注射后应记录每个扩张器的注水量及注水时间，嘱患者在医院休息 30 分钟无不适后方可离开医院，并交待注意事项及下一次的注水时间。

3. 操作评价

（1）患者/家属能够知晓护士告知的事项，对服务满意。

（2）操作过程规范、安全、有效。

（3）患者出现异常情况时，护士处理及时。

【操作重点和难点】

1. 在不影响切口愈合的前提下，一般在术后 7 ~ 10 天伤口愈合良好后即可开始注水。第一次注水量不宜过大，以对切口张力影响不大为度。但如果注水对切口张力影响较大，则应延缓注水开始时间或延期拆线。

2. 穿刺抽取生理盐水前后严格消毒，超过 12 小时后禁止使用。

3. 四肢扩张器注水时还应该注意观察肢端血运和肿胀情况，避免引起止血带效应。

4. 常规扩张方法一般间隔 3 ~ 5 天注水 1 次，具体间隔时间依患者年龄、扩张的部位、扩张器的大小、扩张皮肤松弛程度而定。

5. 针头禁止重复使用，以防针头产生倒刺损伤注射壶。

三、扩张器取出 + 皮瓣转移

1. 操作准备

（1）护士准备：换鞋，更衣，戴帽子和口罩。

（2）物品准备：无菌器械包（注水针、治疗碗、弯盘、手术剪、持针器、弯钳、卵圆钳、整形镊、无菌纱布、治疗巾、纱球、纱布、纱垫）、无菌敷料包（中单）、无菌手术衣、无菌手套、无菌手术刀片、一次性注射器、局部麻醉溶剂、生理盐水、

0.2%盐酸利多卡因注射液、0.1%盐酸肾上腺素注射液、冷光拉钩、止血电凝仪。

（3）患者准备

①询问患者健康史：有无药物过敏史、既往史、手术外伤史、用药史（术前1~2周是否应用抗凝类、血管扩张类及激素类药物，如阿司匹林、维生素K等）、生活嗜好（如有无吸烟史等）。

②现病史（体格检查、化验检查）；过去半年若手术部位有植入任何医用材料时请先告知主治医生。

③女性患者避开月经期。

④患者术区皮肤常规清洁。

⑤是否佩戴活动性义齿、隐形眼镜、首饰等。

⑥讲解术后可能会出现的反应。

⑦术后酌情使用抗生素、止血抗炎药物。术后根据手术情况保持持续负压引流通畅，如无不适，术后2~3天拆除。

⑧患者术前期望值与术后满意度密切相关，指导患者对手术结果有恰当的期望值，同时耐心解答患者每一个问题，消除顾虑，增强信心。

⑨建议所有患者避免术后立即离开医院，待麻醉清醒后在医生的指导下方可离开医院。对接受下肢治疗的患者，建议其尽量避免下肢活动。

2. 操作方法

（1）巡回护士配合的操作步骤

①手术开始前，检查手术间各种药品、物品是否齐全，室内各种手术灯、吸引器、供氧系统是否良好，调节手术室温度、手术野光线，选择合适的音乐播放。

②与器械护士共同准备手术所需的器械及物品。

③详细核对患者及各项化验检查是否正常，询问患者是否禁食、禁饮。

④协助医生给患者设计扩张皮瓣的转移，做标记，固定，留照片。

⑤询问患者身体状况,向患者解释手术目的及术中配合的注意事项,根据手术部位的不同,摆放合适的体位,尽可能保证患者舒适安全。

⑥建立外周静脉通路。

⑦为手术人员提供无菌物品,协助器械护士、医生穿无菌手术衣,铺无菌器械台。

⑧与手术医生、麻醉医生、器械护士核对术中用药,计数纱布、器械并记录。

⑨协助器械护士配制麻醉液,并与手术医生、麻醉医生、器械护士核对无误后,开始手术。

⑩手术过程中随时提供术中所需物品,术中注意观察患者生命体征、血氧饱和度等。如果手术时间较长,应提前给予患者留置导尿,同时注意记录患者尿量、输液量及出血情况,并随时报给医生。

⑪手术结束后协助医生包扎伤口。

(2)器械护士的配合

①详细核对术者,术前1天访视,了解扩张器植入后注水情况。

②根据术者的具体情况、手术方式,与巡回护士共同准备手术所需的器械及物品。

③刷手、穿无菌手术衣和戴无菌手套。

④铺无菌器械台,并将器械排列整齐,准备手术物品。

⑤协助医生铺手术单。

⑥与手术医生、麻醉医生、器械护士核对术中用药,计数纱布、器械并记录。

⑦手术过程中与巡回护士随时提供手术台面所需物品。

⑧皮肤缝合后协助医生包扎伤口。

⑨处理、清洗手术器械及其他物品。

3. 操作评价

(1)患者/家属能够知晓护士告知的事项,对服务满意。

（2）操作过程规范、安全、有效。

（3）患者出现异常情况时，遵医嘱及时处理。

【操作重点和难点】

1. 在切开皮肤取扩张器时，动作一定要轻柔，避免将扩张器破损，使扩张器内液体流入扩张腔隙内，影响手术视野。

2. 皮瓣上留存的包膜组织会影响皮瓣与深层组织的贴附和愈合，有时术后还会出现皮瓣下长期积液，因此应注意将皮瓣与深层组织进行固定。

3. 扩张器取出后，皮肤表面张力下降，皮瓣的即时回缩会导致小血管迂回，静脉回流受阻，常表现为皮瓣颜色变暗甚至青紫，皮瓣展开后会好转。

4. 术后早期皮瓣变硬并有回缩的趋势，一般在 3 个月左右达到最大程度。伤口愈合后，采用佩戴弹力外套、颈托、支架等措施等加以对抗，并持续半年以上。应用软化瘢痕的外用药或硅凝胶片对防止瘢痕增生、对抗皮瓣挛缩也有一定的作用。

【注意事项】

1. 适应证

（1）秃发　烧伤、创伤、感染、肿瘤切除术后以及原发性部分秃发（面积不超过一半）。

（2）瘢痕　切除后的创面覆盖各种原因造成的一定范围内的瘢痕，瘢痕引起的挛缩畸形及功能障碍。

（3）其他创面覆盖　体表良性肿瘤及斑痕切除术后的创面覆盖。

（4）组织缺损　如压疮、腹壁皮肤缺损、放射性溃疡等创面覆盖。

（5）器官再造　如耳再造、鼻再造、乳房再造等。

（6）供区组织的预扩张　如皮片移植的供皮区、轴型皮瓣以及游离皮瓣供瓣区。

2. 禁忌证

（1）婴幼儿及不合作患者。

（2）已确诊为皮肤癌症，不能因等待扩张术而延误治疗者。

（3）易导致感染发生的部位。

（4）眼睑周围受扩张牵拉后，睑板可能发生不可逆的变形，即使扩张皮瓣能暂时覆盖创面，远期仍可能因回缩导致矫正不足或眼睑外翻，故不宜在眼睑附近尤其是下眼睑下方埋置扩张器。

【操作并发症及处理】

1. 血肿　发生于埋扩张器后 24 小时以内，少数患者发生于术后 14 天以内和第二期手术后。主要是术中止血不彻底，局部应用肾上腺素，术后反弹出血，术后引流不通畅，或是患者有出血倾向。

预防及处理方法：术中止血一定要彻底，术后置负压引流，护士记录引流液的颜色及量，并随时报告医生，密切观察患者术区情况，如有异常情况协助医生采取正确的处理方式，术后 3 天尽量制动，加压包扎，遵医嘱局部或是全身应用止血药物。

2. 扩张器外露　见于切口处外露和扩张顶端表面皮肤破溃时，由于手术层次选择不当，扩张器未展平，一次性注水过多，或早期包扎过紧等造成。

预防及处理方法：一定做好手术准备，术中注意层次选择，植入扩张器时注意铺平；注水时，一次性注水量不要太多，如发生皮肤表面颜色苍白，充血反应消失，等待 5 分钟后不能恢复正常，应立即回抽部分液体直至血循环恢复；若发现扩张器从切口外露，及时报告医生尽快处理，或进一步剥离后将扩张器向深部埋置，或回抽部分液体，在最小张力下重新缝合切口。

3. 感染　患者切口附近有感染灶及全身抵抗力低所致的血源性感染，手术中无菌操作不严格，扩张器外露或是血肿，以及注水时向扩张器内注液和更换负压瓶无菌操作不严格。

预防及处理方法：操作中注意严格无菌操作，积极处理血肿和外露等并发症。护理中密切观察患处有无红、肿、热、痛等局部表现及引流液性质，若有异常及时报告医生，采取抗感染应对措施。常规应用抗生素，可全身应用，也可将扩张囊内液体更换成抗生素液体，早期也可直接从引流管中向扩张囊周围冲洗及滴注抗生素。若感染经上述处理无明显效果,宜及时取出扩张器。

4. 扩张器不扩张 术中误伤扩张器,特别是缝合关闭切口时误伤扩张器而未发现;两个扩张器同时埋置时导管折叠,注射过程中,一个扩张器压迫另一个扩张器的导管等都有可能引起扩张器不扩张。

预防及处理方法:预防关键是术前选购优质扩张器并于埋置前仔细检查,特别是在埋置前,护士要向扩张器内注射 10~20ml 生理盐水后检查有无渗漏及破裂。操作过程中避免锐器与扩张器接触,注射壶埋置距扩张囊应有一定距离。如果因扩张器导管折叠、注射壶移位或是翻转等原因造成不能向扩张器内注液,需要协助医生行局部切开并针对有关问题的部位进行矫正。

5. 皮瓣坏死 主要由于皮瓣血液循环障碍引起,包括皮瓣长宽比例过大、损伤了主要供血血管、蒂部受压,以及皮瓣转移时过于松弛造成皮瓣内血管迂回,引起血液回流不畅造成瘀血和皮下血肿等。

预防及处理方法:应严格遵守整形外科皮瓣设计的原则;皮瓣近端和皮瓣远端尽可能不要超过扩张区;剥离纤维囊壁时要十分仔细,扩张囊要充分展开并保持一定的张力;防止皮肤过度扩张至血管闭塞,造成远端皮瓣无血供。护士在护理过程中要多注意观察皮瓣血运情况,如果皮瓣远端出现青紫等回流不畅的表现,可在皮瓣远端轻微加压包扎以利于回流。

6. 疼痛 多见于头皮、额部和四肢的扩张,以成人多见。扩张后期每次注液后可发生剧烈疼痛,有时疼痛难以忍受。

预防及处理方法:可采用少量多次注射、缓慢持续注射或注射液中加入利多卡因等局麻药,以及局部神经阻滞等方法来缓解疼痛。

(刘畅　田欢欢)

第八节　面部注射美容技术

注射美容外科学的范畴包括填充材料注射美容和肉毒毒素注

射美容两个方面。自 2006 年之后稳居非手术项目之首的是 A 型肉毒毒素注射美容，其次是透明质酸钠注射美容。

填充材料注射美容是指将注射美容填充材料（如透明质酸钠）注射至人体内的特定部位，以改善容貌的方法。A 型肉毒毒素能作用于四面运动神经末梢及神经 - 肌肉接头，抑制突触前膜释放乙酰胆碱，从而导致肌肉松弛性麻痹，治疗肌肉痉挛和肌张力障碍性疾病，在美容方面达到舒缓皮肤皱纹或缩小肌肉体积的目的，用于除皱和瘦脸等治疗。

【操作目的及意义】

1. 注射 A 型肉毒毒素使面部动力性皱纹减少；注射填充材料（透明质酸钠）使得面部凹陷部位丰满，下垂部位提升，满足患者面部年轻化的需求。

2. 预防和减少操作后并发症的发生。

【操作步骤】

1. 操作准备

（1）护士准备：衣帽整洁，洗手，戴口罩。

（2）物品准备：注射剂 A 型肉毒毒素、填充剂透明质酸钠（图 3 - 8 - 1）、生理盐水、麻醉药、注射器、专用注射针头、棉签、消毒剂（新洁尔灭）、手套、洁面乳、冰块、压力球、相机。

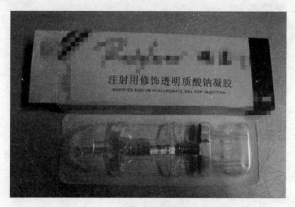

图 3 - 8 - 1　注射用修饰透明质酸钠凝胶

（3）患者准备

①询问患者健康史：有无药物过敏史、既往史、用药史（术前 1～2 周是否应用抗凝类、血管扩张类及激素类药物，如阿司匹林、维生素 K 等）、生活嗜好（如有无吸烟史等）。

②过去半年内若进行过面部整形手术或植入任何医用材料的患者请先告知主治医生。

③是否佩戴活动性义齿、隐形眼镜、首饰等。

④女性患者是否处于月经期。

⑤患者常规洗脸，检查注射区域皮肤有无瘢痕、溃疡、严重感染、肿瘤等。

⑥与医生商量治疗的部位，提出自己的要求和想法，如果需要注射的部位较多，要制定出全面合理的治疗计划。

⑦患者术前期望值与术后满意度密切相关。指导患者对手术结果有恰当的期望值，同时耐心解答患者提出的每一个问题，消除顾虑，增强信心。

⑧术前局部需敷麻醉药，时间较长，患者需要耐心等待，待麻药起效，面部有麻木感后，再行注射。

⑨注射后一周内禁酒、禁烟，禁辛辣、刺激、海鲜等饮食，尽量避开强烈的紫外线，按时复查，如有不适，及时来医院就诊。

2. 操作方法

（1）注射 A 型肉毒毒素护士配合的操作方法

①治疗开始前，检查各种物品、药品是否齐全，供氧系统是否良好，调节室内温度、操作光线，选择合适的轻音乐播放，调节治疗床的舒适度。

②与医生共同准备操作所需的特殊用物，二人再次核对药物，注射部位，注射剂量和配药方法。

③详细核对患者信息并填写知情同意书，协助医生向患者交待注意事项，并签字。

④常规操作前照相，协助医生标记注射部位，划线并固定。

⑤协助患者清洁面部后敷麻药 40 分钟，待患者面部有麻木

感后再次清洁，协助患者取舒适的注射体位，将压力球放置患者手中，护士协助医生消毒面部，医生戴手套。

⑥按医生要求稀释药液，注意无菌技术的操作。将注射所需的 A 型肉毒毒素用生理盐水稀释至规定浓度后抽吸至注射器内，并安装专用注射针头再次排气，交由医生二次核对无误后注射。

⑦注射中，观察患者的疼痛感受，安慰患者，分散患者的紧张情绪，询问患者有无其他不适。

⑧注射后用棉签轻轻按压注射器针眼直至针眼不流血，擦去患者面部的标记线，用预先准备的冰块冰敷注射部位 15 分钟，以缓解疼痛，并嘱患者稍作调整，告知注射完毕。

⑨冰敷完毕后，向患者交待注意事项。

A 型肉毒毒素配制方法、注射技巧及效果对比如表 3 – 5 所示。

表 3 – 5　A 型肉毒毒素配制方法、注射技巧及效果对比

注射部位	药物配制	注射方法、技巧和量	注射效果和维持时间
眉间纹	100U 肉毒毒素加 2.5ml 生理盐水稀释，每 0.1ml 溶液中含 4U 肉毒毒素	女性患者需 20 ~ 30U，采用"五点"注射；男性患者需 40 ~ 80U，采用"七点"注射。每点注射 4 ~ 10U。在内眦正上方眉上缘进针，注射点位于眶骨缘上方，保持针头呈 60° ~ 90°，取坐位或半坐位	眉间垂直皱纹和鼻根部水瓶皱纹均减少或消失。效果一般维持 3 ~ 4 个月，部分患者维持 6 ~ 8 个月
额部纹	100U 肉毒毒素加 1 ~ 4ml 生理盐水稀释，推荐 2.5ml 稀释为宜，每 0.1ml 溶液中含 4U 肉毒毒素	女性常用剂量约 8 ~ 18U，分 4 ~ 6 个点进行皮下或是肌内注射，每点 2 ~ 4U；男性一般 18 ~ 30U，分 4 ~ 12 个点，每点 4 ~ 5U。注射范围必须在眉上方 1.5 ~ 2.5cm，患者取直立位或半坐位	患者处于静止状态，额部水平皱纹消失，额部运动仅可产生细小皱纹。效果至少持续 3 个月，也可维持 4 ~ 6 个月

续表

注射部位	药物配制	注射方法、技巧和量	注射效果和维持时间
鼻根部皱纹	100U 肉毒毒素加入 1ml 生理盐水稀释	鼻根外侧壁皮下或肌内注射 2~5U，要求针头在内眦血管和上唇提肌的上方，患者取坐位或半卧位	可完全消除鼻根纹，效果可持续至少 3 个月或更长
咬肌注射	100U 肉毒毒素加 2.5ml 生理盐水稀释，药物浓度 40U/ml	进针深度可达下颌骨表面，首次剂量每侧 40U，分 5~8 个点注射，之后 1 个月、2 个月再次注射，维持剂量为每 3~4 个月每侧注射 32~40U。咬肌重度肥大者，适时加量	1~3 周起效，6 周左右达到最佳效果，降低下面部宽度，缩小咬肌

（2）注射填充剂（透明质酸钠）护士配合的操作步骤

①治疗开始前，检查各种物品、药品是否齐全，供氧系统是否良好，调节室内温度、操作光线，选择合适的轻音乐播放，调节治疗床的舒适度。

②与医生共同核对药物信息、患者注射部位和注射剂量。

③详细核对患者信息并填写知情同意书，协助医生向患者交待注意事项，并签字。

④常规操作前照相，协助医生标记注射部位，划线并固定。

⑤协助患者清洁面部后敷麻药 40 分钟，待患者面部有麻木感后再次清洁面部，协助患者取舒适的注射体位，将压力球放置于患者手中，护士协助医生消毒面部，医生戴手套。

⑥打开针剂外包装盒，在无菌操作下将注射针剂由医生取出并安装专用注射针头，再次排气，核对无误后方可注射。

⑦注射中观察患者的疼痛感受，安慰患者，分散患者的紧张情绪，并询问有无其他不适。

⑧注射后用棉签轻轻按压注射针眼，直至针眼不流血后用事先准备的冰块冰敷患者注射部位 15 分钟，以缓解疼痛，并嘱患者稍作调整，告知注射完毕。

⑨冰敷完毕后擦去患者面部的标记线，留照片并向患者交待注意事项。

3. 操作评价

（1）患者及其家属能够知晓护士告知的事项，对服务满意。

（2）护士操作过程规范、安全、有效。

（3）患者出现异常情况时，遵医嘱及时处理。

【操作重点和难点】

（1）A 型肉毒毒素稀释后立即使用，亦可放置在 2～8℃的冰箱中保存，4 小时内用完。注射填充剂需按说明保存，同一针剂只可本人注射使用，未用完的部分不可回收，禁止给其他患者使用。

（2）面部涂抹麻药后要用保鲜膜覆盖，这样麻药能更充分地起效，面部无麻木感后再清洗麻药。

（3）注射面部时，进针后一定要先回抽确认无回血后方可注射，A 型肉毒毒素注入血管内会产生瘀青甚至血肿，但一般没有生命危险，注入血管未注入指定肌肉中，疗效会有所影响。注射填充剂（透明质酸钠）注入血管内会引起一过性的局部缺血，甚至可能造成局部组织发生坏死，所以需要了解局部血管的走行以避免不必要的损伤。

（4）冰敷时间不宜过长，皮肤长期暴露于较低的环境下加之敷过麻药后面部感觉迟缓，可能造成皮肤表面冻伤，因此冷敷时间不应太长。

（5）A 型肉毒毒素属毒麻药需遵循"五专"（专柜储存、专用账册、专册登记、专人负责、专用处方），使用后空瓶要回收，有资质的医生开具毒麻药处方交由专人保管。注射剂（透明质酸钠）也需要专人保管，用后的针头、注射器及原包装盒全部回收，将条形码保存。

【注意事项】

1. 适应证

（1）A 型肉毒毒素

①动力性皱纹　当收缩面部肌肉形成面部表情时，出现的面

部表情皱纹,如鱼尾纹、眉间纹等动态皱纹。

②肌肉肥大 当肌肉收缩时,肌肉坚硬突出所引起的部位肥大,如咬肌、小腿肌肉等。

(2) 注射用透明质酸填充剂

①皱纹 真皮的胶原蛋白和弹性纤维减少,引起皮肤松弛,造成面部皱纹。

②唇形 随着年龄的增长,唇部萎缩出现皱纹;或是先天上下唇较薄,唇珠不够丰满。

③脸型 由于皮下组织老化、下垂,颞部、脸颊、眼眶和嘴唇周围会凹陷,下巴两侧和鼻唇沟纹两侧凹陷加深,眼袋部位则会下垂。

④肌肉运动的刻痕 脸部1/3的皱纹常源于肌肉运动,但长时间下来会造成很深的静态凹纹。

⑤体积的修饰 鼻子的高低,鼻孔的外形,耳垂的大小等都可因人而异进行调整,先天的脸型轮廓也可以轻易通过填充改变。

⑥缺损的填补 痘疤的坑洞、外伤、手术造成的瘢痕及先天缺损的不对称皆可以通过填补重建。

2. 禁忌证

(1) A 型肉毒毒素

①已知对 A 型肉毒毒素及配方中任意成分有过敏者。

②过敏体质。

③推荐注射部位有感染。

④神经肌肉疾病,如重症肌无力,Lambert - Eaten 综合征,运动神经病,肌肉萎缩性侧索硬化症等患者。

⑤孕妇及妊娠期、哺乳期妇女。

⑥皮肤严重松弛而皮下脂肪组织过少者。

(2) 透明质酸钠填充剂

①禁用于有严重过敏反应病史的患者,禁用于既往曾有多发性严重过敏病的患者。

②已注射永久性填充剂的部位。

③6~12个月前曾使用过非永久性填充剂的部位。

④曾注射过面部填充剂，但填充剂种类不明确的部位。

⑤禁止用于凝血机制异常的患者或在2周内接受过血栓溶解剂、抗凝剂或血小板凝结抑制剂治疗的患者。

⑥活动性皮肤病、炎症、感染及相关疾病的部位或邻近部位。

【操作并发症及处理】

1. 出血、血肿、瘀斑 针头对于皮肤、肌肉有较轻创伤，会引起少量的出血；操作者误伤血管，出血、血肿也是不可避免的，应予以高度重视。

处理方法：注射时操作者应提前了解面部血管走行，避免误伤血管。出现血肿时立即停止注射该部位，按压止血，注射完毕后冰袋冰敷注射区域，72小时内可多次间断冰敷。

2. 皮肤发红、水肿 注射针头及药物均对皮肤有轻微刺激。

处理方法：注射后冰敷面部，一般可在注射后2天内症状自行消除。

3. 局部感染或脓肿形成 这种现象较少出现，操作中不注意无菌技术及治疗后当天患者不注意面部卫生均有可能造成感染。

处理方法：操作中必须注意无菌操作技术，注射后当天不可沾水，针眼结痂未掉时不可用手抠掉，禁辛辣刺激食物，禁烟、酒。若局部感染严重需来院就诊，不可自行处理。

4. A型肉毒毒素局部特殊注射部位并发症

（1）上睑下垂是在眉间纹注射后常见的并发症，主要是由于注射后的肉毒毒素通过眶隔播散至上睑提肌，减弱其提上睑的功能。常发生在稀释度较大、注射部位较深或较浅的患者。处理方法：注射时一定要注意精确的剂量，正确的位置。若上睑下垂严重，治疗主要用0.5%的安普乐定滴眼液，通过此举收缩肌肉来代替提上睑肌的无力，通常用法是每天3~4次，每次1~2滴，连续使用直到下垂问题解决。

（2）眉下垂是额部注射最常见的并发症，合理的注射技巧是避免产生眉下垂等并发症的重要因素。应保证注射点位于眶上缘以上 2.0～3.5cm 或是眉上方 1.5～2.5cm。处理方法：若是发生眉下垂，没有任何药物可以治疗，直到药物作用消失后，因此重在预防。

（3）如果沿鼻侧壁过低的位置注射，扩散至提上唇的肌肉，会造成上唇不对称或是下垂，还可能出现括约肌无力和说话、饮食功能障碍。同样，如果眼轮匝肌内眼睑处被肉毒毒素扩散影响，对泪腺的控制会减弱，造成泪溢症。如果内直肌受到影响，还会造成复视。

（4）咬肌注射后会出现自然的微笑或微笑不对称的并发症，原因是药物向前播散作用于笑肌和提口角肌，这在注射点过于靠近咬肌前缘时或注射量过大时尤其容易发生。建议单侧注射量不超过 1.5ml，以降低向区域外播散的风险。另外，咬肌注射要避免注入乙状切迹内，以免造成下颌骨升支内侧的翼外肌、翼内肌，严重影响咀嚼功能。处理方法：以上这几种并发症除了上睑下垂可以用药物缓解，其余并发症均无有效的药物治疗，只能等到肉毒毒素的作用消失后，症状也会随之消失。精确的注射剂量，正确的注射位置，是保证注射效果、减少并发症的主要途径。

5. 皮下硬结　皮下硬结多是注射过于表浅造成。

处理方法：术中发现注射部位过浅，皮肤颜色发白，这时要及时提醒医生注意，医生可更改选择深层次注射，已经注射部分可以从针眼挤出。对于难以消失的硬结，可以间断注射玻璃酸酶溶解，加速硬结吸收。

（刘畅　田欢欢）

第九节　瘢痕注射技术

瘢痕注射技术是将药物注射于瘢痕组织，通过药物吸收使瘢痕萎缩、变软、变薄、变平坦，改善皮肤外观，使相关组织或器官的生理功能得以恢复，以此达到治疗的目的。

【操作目的及意义】

1. 瘢痕注射主要治疗增生性瘢痕和瘢痕疙瘩。

2. 减轻因瘢痕给患者带来的痛苦和改善瘙痒症状。

【操作步骤】

1. 操作准备

（1）护士准备：衣帽整洁，洗手，戴口罩。评估患者局部皮肤状况，如瘢痕大小、颜色、硬度、有无感染等。

（2）物品准备：治疗盘1个（内置复合碘消毒液、棉签、一次性注射器、盐酸利多卡因注射液及醋酸曲安奈德混悬液、创可贴或无菌纱布、胶布）、无针加压注射器、无菌手套。

（3）患者准备：治疗前向患者做好解释工作，讲明操作的目的、方法和注意事项，以取得患者的配合。

2. 操作方法

（1）按医嘱抽吸药液。醋酸曲安奈德混悬液加入1/3比例的盐酸利多卡因注射液，可缓解患者注射时的疼痛。

（2）常规消毒局部皮肤。手持注射器或无针加压注射器，把握好进针角度，与皮肤呈15°角。

（3）沿瘢痕疙瘩外口进针，边进针边注射药物，药液将沿蟹足肿样瘢痕的范围扩散，使整个瘢痕疙瘩呈苍白隆起。同样，间隔数分钟再选择另一进针途径行第2次注射。

（4）注射完毕后，外用无菌纱布包扎。

（5）做好详细的病情及用药记录。

3. 操作评价

（1）严格无菌操作，无交叉感染。

（2）患者对疼痛可耐受，无不良反应发生。

【操作重点及难点】

1. 注射位置要准确。对增生性瘢痕，将药物注射在瘢痕最坚硬的部位。

2. 掌握好进针深度。切勿将药物注射到正常皮肤及瘢痕下，以免引起皮肤肌肉萎缩、脱色等不良反应。

【注意事项】

1. 严格无菌操作，防止交叉感染。

2. 密切观察患者的出血量、疼痛程度。注射后注意按压皮肤3~4分钟，减少出血和药物的浪费。

2. 皮质类固醇激素用药不能过长、过大，否则会有很多副作用。如去炎松总量不能超过 30~40mg，只能治疗面积小于 $40cm^2$ 的瘢痕，并不适合治疗大面积瘢痕。

3. 把握好注射用药的剂量，每次剂量不超过 20mg，每次间隔 20 天，4 次为 1 个疗程。如果面积较大，一般需 6~7 次注射。注射剂量可逐渐递减，待瘢痕转化平坦时，立即停止使用。

4. 对于增生性瘢痕直径 >0.5cm，药物浸润范围小，效果差，多采用激光或高频仪削平瘢痕增生或瘢痕疙瘩，待创面恢复 20 天至 1 个月后，再行药物注射。

【操作并发症及处理】

1. 皮下组织萎缩、凹陷　由于操作者注射过深、过量至皮下组织而引起，在处理上比较困难，这就要求医务人员操作时掌握好注射部位及剂量，减少不良反应的发生。

2. 疼痛　由于瘢痕疙瘩坚硬，注射时产生剧痛。处理：注射时加入盐酸利多卡因注射液，以缓解疼痛。如症状比较明显，可适当应用止痛药物。

3. 色素沉着和毛细血管扩张　主要因激素的副作用引起。一般不需特殊治疗，逐渐自行恢复。

（王聪敏）

第十节　皮肤活体组织检查技术

皮肤活体组织检查是皮肤科常用的技术，其主要目的有：①对皮肤病的诊断具有十分重要的价值；②对小的病变还可达到诊断和治疗的双重作用，如肿瘤的切除性活检；③评价某种治疗方法对已确诊疾病的效果。常用的皮肤活检方法有刀切法、钻孔法、表皮外科切除法及刮除法。

【操作目的及意义】

凡是皮肤病诊断有困难、病理检查有价值者，即可采取有皮肤损害的部位做病理检查，通过病理检查以便做出临床诊断和治疗。

【操作步骤】

1. 操作准备

（1）护士准备：衣帽整洁，洗手，戴口罩。评估患者的病情及皮损大小。观察患者局部皮肤状况。

（2）用物准备：治疗盘1个（内置复合碘消毒液、棉签、一次性注射器、盐酸利多卡因注射液、0.1%盐酸肾上腺素注射液、红霉素软膏、无菌纱布、生理盐水、绷带、无菌手套）、小手术包或环钻（图3-10-1）、无菌剪、标本瓶（内盛10%甲醛溶液5~10ml，如需行特殊染色，则应另加其他指定的固定液）。

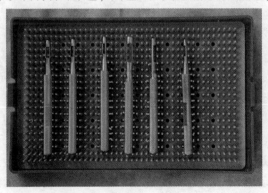

图3-10-1　环钻

（3）患者准备：术前清洁皮肤，备皮。向患者做好解释工作，讲明治疗的目的、方法和注意事项，以取得患者的配合。

2. 操作方法

（1）术野先用清水洗净，然后用2%碘酊、75%乙醇消毒，避免擦去损害表面的鳞屑及痂皮，应注意保持原有形态。对碘过敏的患者应用其他消毒剂消毒。

（2）行局部麻醉：针尖斜面朝向表皮，由正常组织向病变组织、沿切口方向进针或由近心端向远心端进针，范围大于拟做切口边缘 1cm，从而更好地阻断神经传导。间断进针，回抽无回液后再推药，以免误注入血管内。为减少麻醉药中毒反应、延长麻醉时间和减少术区出血，注射前可向局麻药中加入少量肾上腺素注射液，通常每 10ml 麻药中加入 0.1% 盐酸肾上腺素注射液 1 滴，或 100ml 麻药中加入 0.1% 盐酸肾上腺素注射液 0.1～0.5ml。

（3）根据病变组织采用刀切法或环孔法使组织块分离，应遵循由简到繁、由易到难、由近及远、由浅入深、由周围到中央的原则。

（4）病损部位选择：①选取充分发展的具有代表性的损害；②水疱、脓疱应选择早期损害；③尽可能选取原发性皮疹，避免选取经过治疗、摩擦、搔抓等所致的继发性损害；④应包括损害周围部分正常组织，以便与病变组织对照；⑤如皮肤损害有多种形态，应分别选取有代表性的损害，分别装瓶，并注明所取标本部位；⑥溃疡损害应选取溃疡底部组织并连同周围部分组织；⑦皮下结节采取标本时应包括结节、其上皮肤与结节周围组织；⑧浸润性损害如肿瘤、结节病、麻风等，所取组织块一定要够深、够大；脂膜炎取材要带脂肪；皮肌炎取材要带肌肉。

（5）组织切取方法：①切口法：适用于一般活体组织的采取及较深大的损害。取材的大小长为 1～1.5cm，宽为 0.2～0.5cm。施术者以右手持刀，刀尖与皮面垂直，沿损害边缘呈梭形切开皮肤，用无齿镊子夹住切开皮肤的一端，轻轻提起，然后沿基底用活检剪刀剪下组织，立即放入 10% 甲醛溶液内固定。缝合创面，5～7 天拆线。②钻孔法：适用于较小的皮肤损害及脆弱的损害部位，术后可不缝合创口。

（6）将切取的组织放入福尔马林标本瓶中送检。

（7）术后应保持切口清洁，外涂抗生素软膏，无菌纱布包扎固定。

3. 操作评价

（1）组织标本采集正确，有利于临床做出诊断。

（2）严格无菌操作，避免交叉感染。

【操作重点及难点】

1. 切取组织标本时，注意避开神经和血管。

2. 根据病变的部位，选择环钻的大小，并掌握好切取的深度。

【注意事项】

1. 组织标本选择的部位很重要，注意以下几点。

（1）避免取腹股沟、腋窝等处的皮肤，因为这些部位皮肤易受摩擦、搔抓，常伴有萎缩变形，致损害的病理图像易于变异。

（2）避免在面部取材，一般可选耳后、发际或颌下皮肤。如确需在面部取材，应按皮纹走向切取，用 5–0 号线缝合，避免面部瘢痕形成。

（3）避免在关节活动部位取材，以免瘢痕形成，影响功能。

（4）如疑有血色病，不要在下肢部位取材，因下肢常有血液瘀滞，或有肢端血管疾病，皮肤内可能已有铁质沉着。

（5）为观察疗效，宜在治疗前后同一部位或与原皮疹相同处取材。

2. 为避免碘酊有碍组织染色，可用 0.1% 新洁尔灭替代。

3. 以 1% 普鲁卡因溶液在损害周围呈梭形注射，不宜注入受损组织内，以免形成水肿。

【操作并发症及处理】

常见的并发症主要是伤口感染。一旦出现感染，应加强换药，必要时服用抗生素，促进创面的愈合。

（李海涛）

第十一节　皮肤肿瘤手术的配合

皮肤肿瘤是由表皮和附件角化细胞增生演化而来，是一组临床和组织病理学表现多样化的病变。其肿瘤增生谱系的一端是良性肿瘤，如棘皮瘤，常常是仅有美容的重要性；而另一端是恶性肿瘤，临床少见，可能有转移潜能，具有侵袭性，如同某些鳞状细胞癌所见。包括在这一谱系内的还有表皮异型增生（如日光性角化病、砷角化病和PUVA角化病）和表皮内癌（如鲍温病和鲍温样丘疹病）。在我国，皮肤癌居全身恶性肿瘤的第11位。皮肤癌包括基底细胞癌、鳞状细胞癌、原位癌及少见的附件癌，如皮脂腺癌、汗腺癌等。皮肤恶性肿瘤包括基底细胞癌、鳞状细胞癌、恶性黑色素瘤、恶性淋巴瘤、特发性出血性肉瘤（Kaposi肉瘤）、汗腺癌、隆突性皮肤纤维肉瘤、血管肉瘤等。

【操作目的及意义】

1. 切除良性和恶性肿瘤，处理皮肤的创伤和炎症，活体组织取材，改善和恢复某些皮肤功能异常及纠正某些美容上的缺陷（图3-11-1）。

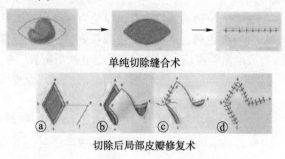

单纯切除缝合术

切除后局部皮瓣修复术

图3-11-1　术式图解

2. 预防和减少手术并发症。

【操作步骤】

1. 操作准备

（1）护士准备：按手术室常规换鞋，更衣，戴帽子和口罩。

（2）物品准备：无菌器械包（治疗碗、弯盘、手术剪、持针器、弯钳、爱立斯、卵圆钳、整形镊、布巾钳、无菌纱布、治疗巾、纱球、纱布、纱垫）、无菌敷料包（中单）、无菌手术衣、无菌手套、无菌手术刀片、一次性注射器、双击电凝镊、局部麻醉溶剂（生理盐水、0.2%盐酸利多卡因注射液、0.1%盐酸肾上腺素注射液）（图3－11－2）。

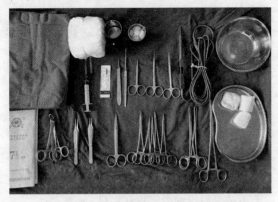

图3－11－2 肿物切除手术的物品准备

（3）患者准备

①询问患者健康史：有无药物过敏史、既往史、手术外伤史、用药史（术前1～2周是否应用抗凝类、血管扩张类及激素类药物，如阿司匹林、维生素 K 等）、生活嗜好（如有无吸烟史等）。

②现病史、体格检查、常规化验检查。

③局部情况：局部皮肤是否有感染灶存在。

④女性患者是否处于月经期。

⑤患者术区皮肤常规清洁。

⑥是否佩戴活动性义齿、隐形眼镜、首饰等。

2. 操作方法

护士配合的操作步骤：

（1）手术开始前，检查手术间各种药品、物品是否齐全，室内高频电刀、各种手术灯、吸引器、供氧系统是否良好，调节手术室温度、手术野光线，选择合适的音乐播放。

（2）准备手术所需的器械及物品。

（3）详细核对患者，检查是否禁食、禁饮。

（4）协助医生标记手术区域。

（5）询问患者身体状况，向患者解释手术目的及术中配合的注意事项，根据手术部位的不同，摆放合适的体位，尽可能保证患者舒适安全。

（6）建立外周静脉通路。

（7）为手术医生提供无菌物品，协助手术医生穿无菌手术衣，铺无菌器械台。

（8）麻醉液的配制：根据不同手术部位，协助医生配置不同比例的麻醉液。

（9）与手术医生、麻醉医生核对术中用药，计数纱布、器械并记录。

（10）手术过程中随时提供术中所需物品，术中注意观察生命体征、血氧饱和度等。

（11）手术结束后协助医生包扎伤口。

3. 操作评价

（1）患者/家属能够知晓护士告知的事项，对服务满意。

（2）操作过程规范、安全、有效。

（3）患者出现异常情况时，护士应处理及时。

【操作重点及难点】

1. 无菌操作，最大限度地防止围手术期的感染。

2. 无创伤操作，要求手法轻柔、准确、熟练、敏捷，将组织损伤减少到最低限度。

3. 适度的无张力缝合。

4. 消除死腔、严防血肿，要求术中严密缝合，彻底止血。

5. 对可疑的恶性肿瘤患者在手术前，一定要在手术登记本、病理单上写下详细的联系方式，以免患者忽视取病理结果而延误治疗。另外，应与病理科取得共识，若发现手术患者的病理报告是恶性的，应及时通知主治医生，尽快联系患者，做到早发现、早治疗。

【注意事项】

1. 适应证

（1）大多数脂肪瘤，黄色瘤，皮肤囊肿，黑色素细胞痣，局限性、小面积的血管瘤及神经纤维瘤等均可单纯局部切除。

（2）面积较大的黑痣、血管瘤、神经纤维瘤、基底细胞瘤、鳞状细胞瘤无转移时，无淋巴结转移的早期恶黑等可行根治术、扩大切除或淋巴转移清扫术。

（3）对低分化癌晚期，特别是下肢鳞癌和转移病变，均应扩大切除范围，进行局部淋巴结清扫。

2. 禁忌证

（1）凡凝血时间、血常规异常，高血压、高血糖、有活动性心脏病和不能配合者不予手术或对症治疗后再手术。

（2）局部组织有感染破溃者不宜手术。

（3）累及面神经、迷走神经的神经纤维瘤不宜手术或慎行手术。

【操作并发症及处理】

1. 皮下血肿　形成的原因，一方面是凝血机制的问题；另一方面就是术中止血不彻底，如局麻药加入肾上腺素等药物、术后肢体位置的改变、患者血压的回升等因素导致出血。

处理方法：术前尽量查明有无出血倾向；术中彻底止血，选用可靠的止血方法，较大的血管以结扎止血可靠；常规放置引流，观察并记录引流液的量及颜色，如有异常及时告知医生并处理。

2. 伤口感染　一般来说，较少发生严重感染。

处理方法：加强无菌观念，改善全身营养状况，增强抵抗力，遵医嘱合理使用抗生素。

3. 组织坏死　通常是由于皮瓣或皮缘血供受到阻碍。伤口张力过高是组织坏死的常见原因。

处理方法：严密观察敷料是否干燥、整洁，有无异味，及时通知并协助医生更换敷料；如有皮片移植，则根据植皮的部位、大小而采取相应措施，保证有效的制动。观察皮片、皮瓣的存活情况，预防受区水肿，保证引流通畅。在最初的24小时内，使用冰块包裹和抬高患部，会降低张力。

（刘畅　祁子煊）

第十二节　吸脂术的配合

吸脂术是利用器械通过皮肤小切口伸入皮下脂肪层，将脂肪碎块吸出以达到减少脂肪的目的手术方法，适用于体态整形。吸脂手术能够帮助我们快速去除皮下多余脂肪，不仅能够瘦身，而且能帮助患者塑形，使曲线更为优美。

【操作目的及意义】

1. 减少脂肪细胞数目，达到瘦身、塑形的效果（图 3 - 12 - 1，3 - 12 - 2）。

2. 预防和减少手术并发症。

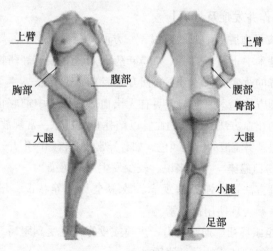

图 3 - 12 - 1　脂肪分布图示

【操作步骤】

1. 操作准备

（1）护士准备：按手术室常规更鞋，更衣，戴帽子和口罩。

（2）物品准备：吸脂机、无菌器械包（吸脂针、注水针、手柄、硅胶导管、注水盆、治疗碗、弯盘、手术剪、持针器、弯钳、卵圆钳、整形镊、无菌纱布、治疗巾、纱球、纱布、纱垫）、无菌敷料包（中单）、无菌手术衣、无菌手套、无菌手术刀片、一次性注射器、局部麻醉溶剂（0.9%生理盐水、0.2%盐酸利多卡因注射液、0.1%盐酸肾上腺素注射液、5%碳酸氢钠注射液）。

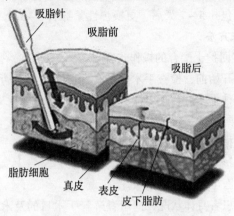

图3-12-2　吸脂针工作原理

（3）患者准备

①询问患者健康史：有无药物过敏史、既往史、手术外伤史、用药史（术前1~2周是否应用抗凝类、血管扩张类及激素类药物，如阿司匹林、维生素K等）、生活嗜好（如有无吸烟史等）。

②现病史、体格检查、常规化验检查。对中重度肥胖的患者，需鉴别是否为病态性肥胖；对肥胖型患者更重要的是治疗原发性疾病。确定患者身体状况是否适合手术。

③局部情况：术区皮肤有无瘢痕、溃疡、肿瘤等；局部皮肤是否有感染灶存在。

④女性患者是否处于月经期。

⑤患者术区皮肤常规清洁。

⑥是否佩戴活动性义齿、隐形眼镜、首饰等。

⑦全面了解脂肪抽吸术，对手术有正确的认识。

⑧与医生商量吸脂的部位，提出自己的要求，如果需要抽吸的部位较多，应制定出全面合理的手术计划。

⑨由于术中局部注射了大量的膨胀液，术后当日外敷料可能被渗透，如果是下腹部吸脂，会阴部会出现水肿，这些都是正常现象。术后可适当地活动，不主张剧烈运动或长期卧床休息。吸脂部位加压包扎 5～7 天后，更换弹性紧身衣 1～3 个月。

2. 操作方法

（1）巡回护士配合的操作步骤

①手术开始前，检查手术间各种药品、物品是否齐全，室内吸脂机、各种手术灯、吸引器、供氧系统是否良好，调节手术室温度、手术野光线，选择合适的音乐播放。

②与器械护士共同准备手术所需的器械及物品。

③详细核对患者，检查是否禁食禁饮。

④协助医生标记吸脂区域。

⑤询问患者身体状况，向患者解释手术目的及术中配合的注意事项，根据手术部位的不同，摆放合适的体位，尽可能保证患者舒适、安全。

⑥建立外周静脉通路。

⑦为手术人员提供无菌物品，协助器械护士、手术医生穿无菌手术衣，铺无菌器械台。

⑧肿胀麻醉液的配制：在 1000ml 的生理盐水中加入 2% 盐酸利多卡因注射液 10～15ml、1:1000 的盐酸肾上腺素注射液 1ml、8.4% 碳酸氢钠注射液 5～10ml。

⑨与手术医生、麻醉医生、器械护士核对术中用药，计数纱布、器械并记录。

⑩连接吸脂机负压吸脂导管和肿胀麻醉注射泵导管，根据医生实际操作需求，随时调整压力的大小。

⑪手术过程中随时提供术中所需物品，术中注意观察生命体征、血氧饱和度等，正确记录抽吸混合物，观察颜色和量以供医生参考（抽吸脂肪量一般每次不宜超过 3000ml，脂血混合物在放置 24 小时后比例不应低于 4:1）。

⑫手术结束后协助医生加压包扎伤口。

（2）器械护士的配合

①详细核对术者，术前 1 天访视，了解病情及需要。

②根据术者的具体情况、手术方式，与巡回护士共同准备手术所需的器械及物品。

③刷手、穿无菌手术衣和戴无菌手套。

④铺无菌器械台，并将器械排列整齐。

⑤协助医生铺手术单。

⑥与手术医生、麻醉医生、器械护士核对术中用药，计数纱布、器械并记录。

⑦分别连接硅胶导管、手柄及注水针和吸脂针（根据手术部位不同，选择不同型号的吸脂针），并将硅胶导管连接头交予巡回护士连接主机。

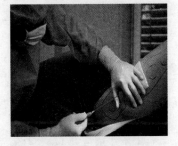

⑧协助医生注射麻醉肿胀液（图 3 - 12 - 3），注射过程中需要注意观察注水盆内肿胀麻醉液液面要高于硅胶导管入口。

⑨皮肤缝合后协助医生包扎伤口。

图 3 - 12 - 3　协助医生注射麻醉肿胀液

⑩处理器械及其他物品。

3. 操作评价

（1）患者/家属能够知晓护士告知的事项，对服务满意。

（2）操作过程规范、安全、有效。

（3）患者出现异常情况时，护士应处理及时。

【操作重点及难点】

1. 要选择专业的吸脂机。从理论上讲凡是电动吸引器，真空负压达到 100kPa（一个大气压）均可将脂肪吸出。但是普通的电动吸引器有两个不足：一是达到额定的负压速度较慢，因而所需的时间较长；二是抽吸的引力不够恒定，如吸头较小，则吸出脂肪较困难。

2. 导管应为透明的硬质硅胶管或塑胶管。透明以便于随时观察管内流动的内容物，硬质可以承受管内负压的压力。否则管壁的强度如抵抗不住负压的压力，管腔会变小，变窄瘪缩，影响压力的传导。同时管壁也要有一定的弹性，以适应导管弯曲避免打折的需要。

3. 肿胀麻醉注液泵运转时操作者注意防止空气注入。

【注意事项】

1. 适应证

（1）体重正常或接近正常的全身各部位局限性脂肪堆积患者。

（2）以局部脂肪堆积为特征的轻、中度肥胖患者。

（3）周身弥漫性单纯性肥胖患者可行分期手术。

（4）肥胖伴有皮肤松垂的患者，吸脂术与松垂皮肤整形联合进行效果更佳。

（5）其他外科疾病，如大、中脂肪瘤，脂性男性乳房发育，巨乳，腋臭，臃肿皮瓣修薄等。

2. 禁忌证

手术年龄应在17～52岁，处于发育期的未成年患者不宜行此手术；严重冠心病、高血压、肺功能不全、糖尿病、出凝血时间明显延长者禁忌手术；病态性肥胖患者应首先治疗原发疾病。

【操作并发症及处理】

1. 血肿、血清肿 通常由于术中吸脂管做横向运动破坏了较多的血管，产生较大的潜行创面，血液及血清渗出物易聚集，为较多并发症。

处理方法：鼓励患者下床适当活动，利于引流液的排除，观察引流的颜色、量及通畅程度。术后常规应用止血合剂，减少手术创面渗血。如敷料潮湿、松动，应及时协助医生更换，加压包扎。

2. 炎症和感染 与术中无菌操作不严、机体免疫力低下有关。

处理方法：术中应严格无菌操作，给予抗生素治疗；若发生感染，必要时进行闭式或开放式引流。

3. 肿胀和瘀斑 通常由于机械损伤、过早剧烈活动所致。

处理方法：应嘱患者避免过早剧烈活动，做适当康复理疗，促进局部血液循环。术中会损伤一些微小动脉，出血形成瘀斑，可不做特殊处理，3~4周可自行消失，也可热敷促进吸收。

4. 皮肤坏死 多因吸刮过度、操作粗暴或皮瓣分离过大，也因对大血肿处理不当所致。

处理方法：术中应多抽吸深层脂肪，包扎力度适中；局部皮肤坏死必要时将少许皮肤切除再缝合。术后护士应密切观察术区的血运情况。

5. 脂肪栓塞 破坏的脂肪细胞内容物从静脉到达肺，在呼吸上皮分解成脂肪酸，从而造成了血管内皮损伤，继而造成肺栓塞和 ARDS。

处理方法：术后应密切观察患者的呼吸情况，如有不适应及时报告医生，给予对症处理。术后早期活动，抬高患肢和局部应用弹力绷带，对于高危患者应术后使用低剂量的抗凝药物，严格手术禁忌证。

（刘畅 祁子煊）

第十三节 皮瓣移植术的配合

皮瓣由具有血液供应的皮肤及其附着的皮下组织所组成。皮瓣在形成过程中，必须有一部分与本体相连，此相连的部分称为蒂部。蒂部是皮瓣转移后的血供来源，又具有多种形式，如皮肤皮下蒂、肌肉血管蒂、血管蒂（含吻接的血管蒂）等，故皮瓣又称带蒂（或有蒂）皮瓣。皮瓣的血液供应与营养在早期完全依赖蒂部，皮瓣转移到受区，与受区创面重新建立血液循环后，才完成皮瓣转移的全过程。

【操作目的及意义】

1. 皮肤软组织缺损的修复（由于皮瓣自身有血供，又具有一定的厚度，因此在很多方面具有更大的使用价值）（图3-13-1）。

2. 预防和减少手术并发症。

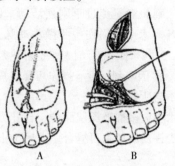

图 3-13-1 皮肤软组织缺损的修复

【操作步骤】

1. 操作准备

（1）护士准备：按手术室常规换鞋，更衣，戴帽子和口罩。

（2）物品准备：无菌器械包（注水针、治疗碗、弯盘、手术剪、持针器、弯钳、爱立斯、卵圆钳、整形镊、无菌纱布、治疗巾、纱球、纱布、纱垫）、无菌敷料包（中单）、无菌手术衣、无菌手套、无菌手术刀片、一次性注射器、局部麻醉溶剂（生理盐水、0.2%盐酸利多卡因注射液、0.1%盐酸肾上腺素注射液）。

（3）患者准备

①询问患者健康史：有无药物过敏史、既往史、手术外伤史、用药史（术前1~2周是否应用抗凝类、血管扩张类及激素类药物，如阿司匹林、维生素K等）、生活嗜好（如有无吸烟史等）。

②现病史（患者常规进行体格检查、化验检查），确定身体状况是否适合手术。

③局部情况：局部皮肤是否有感染灶存在。

④女性患者是否处于月经期。

⑤患者术区皮肤常规清洁。

⑥是否佩戴活动性义齿、隐形眼镜、首饰等。

⑦全面了解皮瓣转移术，对手术有正确的认识。

⑧向医生说明自己的要求，制订出全面、合理的手术计划。

2. 操作方法

（1）巡回护士配合的操作步骤

①手术开始前，检查手术间各种药品、物品是否齐全，室内高频电刀、各种手术灯、吸引器、供氧系统是否良好，调节手术室温度、手术野光线，选择合适的音乐播放。

②与器械护士共同准备手术所需的器械及物品。

③详细核对患者，检查是否禁食、禁饮。

④协助医生标记手术区域。

⑤询问患者身体状况，向患者解释手术目的及术中配合的注意事项，根据手术部位的不同，摆放合适的体位，尽可能保证患者舒适、安全。

⑥建立外周静脉通路。

⑦为手术人员提供无菌物品，协助器械护士、医生穿无菌手术衣，铺无菌器械台。

⑧麻醉液的配制：根据不同手术部位，协助医生配置不同比例的麻醉液。

⑨与手术医生、麻醉医生、器械护士核对术中用药，计数纱布、器械并记录。

⑩手术过程中随时提供术中所需物品，术中注意观察患者的生命体征、血氧饱和度等。

⑪手术结束后协助医生包扎伤口。

（2）器械护士的配合

①详细核对术者，术前1天访视，了解病情及需要。

②根据术者的具体情况、手术方式，与巡回护士共同准备手术所需的器械及物品。

③刷手、穿无菌手术衣和戴无菌手套。

④铺无菌器械台，并将器械排列整齐。

⑤协助医生铺手术单。

⑥与手术医生、麻醉医生、器械护士核对术中用药，计数纱布、器械并记录。

⑦协助医生注射麻醉液。

⑧皮肤缝合后协助医生包扎伤口。

⑨处理器械及其他物品。

3. 操作评价

（1）患者及其家属能够知晓护士告知的事项，对服务满意。

（2）操作过程规范、安全、有效。

（3）患者出现异常情况时，护士处理及时。

【操作重点及难点】

1. 从皮瓣的术前设计、选择到术中形成、转移、断蒂、修整等都环环相扣，技术操作要求很高且比较复杂，术后的护理监测也至关重要，每个环节上的失误均可导致皮瓣血液循环障碍。

2. 体位不当、固定不良、皮瓣蒂部牵拉张力大、有扭转或折叠，均易造成皮瓣血液循环障碍。

3. 在术中发现损伤皮瓣的供血血管或其他原因引起皮瓣血供障碍（苍白或发绀），最好的处理办法是停止手术，将皮瓣缝回原处，皮瓣仍严重苍白并出现无血流现象时，需将皮瓣取下，切成中厚或全厚皮移植覆盖创面。若皮瓣转移后出现血循环障碍，须仔细分析可能原因并加以解决。

4. 术后早期临床观察主要有移植皮瓣的皮肤颜色、温度、毛细血管充盈试验、血管博动及出血特点等。

5. 在皮瓣尚未最后修整或感觉未恢复前，对皮瓣加以妥善保护，防止意外损伤、烫伤或冻伤，一旦损伤，难以愈合。

【注意事项】

1. 适应证

（1）有骨、关节、肌腱、大血管、神经干等组织裸露的创面，且无法利用周围皮肤直接缝合覆盖时，应选用皮瓣修复。

（2）虽无深部组织缺损外露，但为了获得皮肤色泽、质地优良的外形效果或为了获得满意的功能效果，也可选用皮瓣。

（3）器官再造，包括鼻、唇、眼睑、耳、眉毛、阴茎、阴道、拇指或手指再造等，均需以皮瓣为基础，再配合支撑组织的移植。

（4）面颊、鼻、上腭等部位的洞穿性缺损，除制作衬里外，亦常需要有丰富血供的皮瓣覆盖。

（5）慢性溃疡（特别是放射性溃疡）、褥疮或其他局部营养缺乏很难愈合的伤口，可以通过皮瓣输送血液，改善局部营养状况，因此均需选用皮瓣移植修复。放射性溃疡皮瓣移植修复后，不仅创面得以愈合，而且剧痛等症状也得以缓解。

2. 禁忌证：术区有感染灶或局部供血不佳。

【操作并发症及处理】

1. 皮瓣血运障碍 皮瓣出现血液循环障碍，导致皮瓣部分或全部坏死是比较常见的严重的并发症，皮瓣是否出现血循环障碍，从本质上看，就是血液供应是否充分，静脉、淋巴回流是否通畅。

处理方法：术前充分准备，包括患者全身情况的调整、皮瓣的设计等。术中操作要仔细，避免损伤主要供养血管；术中止血应彻底，压迫血管影响血供；另外也有文献报道，血肿本身亦有毒性作用，可引起血管痉挛，危及皮瓣血运，造成远端坏死。术后护士加强术区观察，及时发现血肿，立即通知医生，在12小时内及时清除；并应该密切观察并保持引流管的通畅。

术后患者体位应避免皮瓣牵拉和受压，保证患处妥善固定制动，保证皮瓣远端稍高于蒂部，患者能耐受。具体体位要根据不同患者的情况，选择尽可能舒适的体位。有些患者术后因体位不当致排尿困难和便秘，应及时处理，避免因用力排便和反复更换体位诱发血管危象。

术后应控制室内温度，使温度恒定在 25～28℃，温度过高，患者不适，温度过低，局部血管痉挛，影响血运，术中、术后应密切观察，以便及时发现情况，挽救皮瓣。术后保温尤为重要，皮瓣局部用 60W 烤灯持续照射 7～10 天，烤距为 30～40cm。用无菌巾遮盖灯罩和皮瓣，使之保暖，但要注意烤灯距皮瓣不要太近以免烫伤，夏季间歇照射。

皮瓣的观察：①观察皮瓣色泽及温度的变化。正常皮瓣颜色多呈淡红或微红色，当动脉供血不足时表现为苍白、局部温度下降等，应及时告知医生处理，应用扩容抗凝等措施来疏通微循环。扩张血管的药物，常选用低分子右旋糖酐、复方丹参注射液静脉点滴，其他罂粟碱、阿司匹林、链激酶、尿激酶及肝素、激素均可酌情使用；静脉回流不畅时多表现为患肢充血，颜色逐渐加深，局部温度上升，而后转为紫红色或青紫斑点，严重时可出现瘀斑、水疱，局部皮温下降等静脉危象，对于静脉回流障碍，可以皮瓣远端适当加压包扎，患肢抬高，释放瘀血等均可适当缓解。②观察皮瓣肿胀情况。术后皮瓣均有水肿。皮瓣肿胀轻者无特殊处理，一般4天左右开始消肿，皮瓣肿胀严重时，应及时处理。③观察毛细血管充盈反应。毛细血管充盈反应是判断皮瓣回流情况的重要指标，是早期发现静脉危象的简便而有效的监测手段。静脉回流受阻时，皮瓣的血管内压升高，毛细血管反应速度加快，应高度警惕，并结合皮瓣的颜色、张力、温度等因素综合判断。

2. 皮瓣下血肿　形成的原因一是凝血机制的问题，另一原因就是术中止血不彻底，如局麻药加入肾上腺素等药物等其他原因。术后肢体位置的改变、患者血压的回升等因素也会导致出血。

处理方法：术前尽量查明有无出血倾向；术中彻底止血，选用可靠的止血方法，较大的血管以结扎止血可靠；常规放置引流，观察并记录引流液的量及颜色，如有异常及时告知医生，及时处理。

3. 较少发生严重感染　一旦发生，及时处理。

处理方法：为避免感染，为皮瓣成活创造条件，术前对供区、受区进行充分术前清洁准备，对病室紫外线消毒，每日3次；消毒液拖地，擦洗全室；各用物消毒备用。改善全身营养状况，增强全身抵抗力，遵医嘱合理使用抗生素。

4. 皮瓣撕脱　体位不当、固定不良，皮瓣蒂部牵拉张力大。

处理方法：术前心理护理尤为重要，做好充分解释工作，使患者了解手术方案，认识手术的优点及可能出现的并发症，说明术后姿势固定所引起的不适，并指导患者模拟术后姿势，以提高适应能力和在床上生活习惯，减少术后的痛苦和情绪波动。皮瓣应固定良好，适度，以防意外撕脱。一旦发生撕脱，及时告知医生给予处理。

5. 术后形态欠佳 皮瓣转移覆盖缺损创面后，往往还存在着一些问题，如皮瓣臃肿，不够平整；皮瓣感觉不能完全恢复；部分病例深部组织尚待进一步修复。因此晚期修整是一件比较复杂的事情，必须视具体情况区别对待。

处理方法：术前心理护理尤为重要。护士应主动与患者沟通，术前做好充分解释工作，使患者了解手术方案，告知术后可能出现的外观上的变化，得到患者的理解和接受。

（刘畅 祁子煊）

第十四节 皮肤磨削术

皮肤磨削术是通过机械操作或现代微晶磨削或激光磨削将表皮和部分真皮磨去，使凹凸不平的皮肤变平坦、光滑或减轻皮肤皱纹，或将皮肤浅层色素除去。同时刺激创面，形成新生胶原，使无规律的胶原纤维重新排列，其创面愈合依靠真皮深层皮肤附件中的上皮移行生长，与浅烧伤或刃厚皮片供皮区创面的愈合过程相似，磨削越浅，创面愈合越快。

【操作目的及意义】

通过皮肤磨削术治疗浅表凹陷性瘢痕（如痤疮、水痘后遗留瘢痕、外伤后凹陷性瘢痕）、毛周角化病、毛囊角化症、汗孔角化症、皮肤淀粉样变、光老化等疾病。

【操作步骤】

1. 操作准备

（1）护士准备：衣帽整洁，洗手，戴口罩，戴护目镜。评估患者病情及皮损大小。观察患者局部皮肤状况，如颜色、温度、有无硬结、瘀血、感染等。

（2）用物准备：治疗盘1个（内置复合碘消毒液、棉签、一次性注射器、盐酸利多卡因注射液、砂纸、金属刷、磨头、红霉素软膏、无菌纱布、生理盐水、硫酸庆大霉素注射液、胶布、绷带、无菌手套、眼睑保护勺），钻石磨头磨削机或微晶磨削机或超脉冲 CO_2（或铒激光）。

（3）患者准备：术前清洁皮肤、备皮，在治疗区域内涂抹甲紫标记好治疗范围。向患者做好解释工作，讲明治疗的目的、方法和注意事项，以取得患者的配合。

2. 操作方法

（1）检查仪器设备是否运行正常。

（2）用聚维碘酮（碘伏）、苯扎氯铵溶液消毒，铺手术巾，暴露手术野。

（3）根据医嘱和治疗的部位和面积，选择神经阻滞麻醉、局部浸润麻醉、药物表面麻醉。采用表面麻醉时，术前1小时涂抹利多卡因乳膏局部麻醉。

（4）采用平推磨、侧磨、圈磨、点磨、侧切磨、斜切磨，磨头顺时针旋转，移动方向由远向近，反复磨削，力度均匀。当创面可见少量散在的点状出血时，说明磨削深度已达真皮乳头层浅部，此时磨削效果最佳。

（5）如采用微晶磨削技术，操作时应针对不同的适应证，选择不同的真空压力、出砂量和手术操作者控制柄的压力，从而控制磨削深度。将微晶磨头置于磨削的皮肤上，中间不留空隙，以防漏气。首先将微晶磨头在水平方向滑动，然后再垂直滑动，均匀磨削整个皮损部位。皮损较重部位可重复多次重点磨削，但以磨削创面可见少量、散在点状出血为宜。

（6）术后用含庆大霉素的生理盐水清洗创面，压迫止血，并外涂表皮细胞生长因子或直接外敷已消毒的凡士林纱布，外层采用7~8层无菌纱布包扎，最后用胶布、弹性绷带或弹力网绷带将敷料固定。采用微晶磨削技术，术后用无菌生理盐水冲洗、清洁术区，外涂抗生素凝胶或软膏即可。

3. 操作评价

（1）严格操作流程，无交叉感染发生。

（2）患者无特殊不适。

【操作重点及难点】

1. 磨削的顺序是从下往上，从外往里。面部磨削部位的顺序是鼻部、颏部、颊部、眼部、额部。

2. 正确判断掌握磨削深度。磨削深度与治疗有密切关系，过浅效果不佳，而过深会出现瘢痕增生或色素变化。

3. 皮肤磨削时产生大量的热量，易造成创面的烫伤，故使用机械性磨头接触皮肤的时间不宜过长，应随时用生理盐水喷洒术野降温。

【注意事项】

1. 磨削治疗最好依据皮肤美容单位逐一治疗。

2. 治疗术后瘢痕时要注意将皮瓣或移植的皮片连同周围皮肤一同磨削。

3. 创面处理：可根据具体情况选择封闭式或开放式处理方法，促进创面愈合。术后当日由于创面血清渗出，纱布被浸湿，次日可更换外层纱布，但内层抗生素纱布不宜移动，以免创面出血。

4. 为预防创面感染，术后可使用抗生素 3~5 天，术后 10~14 天辅料纱布可自行脱落。若强行揭掉纱布，则易留疤。

5. 创面愈合后有必要加以保护，如避光，坚持外用遮光剂及防止色素沉着的药物。

6. 操作者和患者的防护：操作者应戴上护目镜、患者戴眼睑保护勺，以防磨削晶体、皮屑等飞溅伤及眼睛或皮肤，且应避免吸入磨削时产生的碎屑。

7. 除砂石用高压蒸汽消毒外，其余器械用器械消毒液浸泡消毒。

【操作并发症及处理】

1. 术后皮肤反应及处理

（1）水肿、渗出、疼痛不适、结痂 主要发生在 7 ~ 10 天内，一般无须特殊处理可自行恢复。

（2）红斑 是伤口愈合过程中必然出现的，红斑消退所需时间为 4 周到数月，一般无须特殊处理。如红斑持续时间过长或变硬，提示可能早期瘢痕形成，应对症处理。

2. 色素变化及处理

（1）色素沉着 早期色素变化通常于 2 ~ 12 个月内可自行恢复正常。所以在恢复期可用维生素 C、维生素 E 及防晒霜等减轻色素生成，4 ~ 6 周内避免使用刺激性的化妆品。尽量避免使用光敏性药物等。

（2）色素减退 主要与磨削层次太深，色素细胞受损有关。色素减退非常少见，发生较晚，也较难预防和处理。

3. 粟丘疹及处理

术后 1 个月左右，约30% 的患者出现粟丘疹，主要与磨削术后毛囊皮脂腺、汗腺导管受损有关，一般不需处理可自行消退，也可消毒后用针尖挑破表皮，刮匙刮除内容物。

4. 感染及处理

术中注意无菌操作及术后相应的抗炎治疗，可极大地避免感染的发生率。

5. 单纯疱疹及处理

偶见于大面积磨削术后，主要与机体抵抗力降低有关，可采取相应的抗病毒处理。

6. 增生性瘢痕及处理

常出现于口周皮肤薄嫩处，与磨削深度掌握不当、创面保护不佳及感染有关。可按疗程给予激素类药物稀释后瘢痕内注射，软化瘢痕、抑制纤维组织增生，直至瘢痕变平。

（王聪敏）

第四章

皮肤激光美容护理操作技术

第一节　半导体激光照射技术

半导体激光治疗仪采用波长为 650nm 的光波，素有人体黄金波段"生命之光"的美称。主要利用激光产生的生物刺激效应，穿透组织达皮下 7cm，通过半导体激光的激光束照射人体病变组织，达到减轻或消除病痛，改善局部血液循环，组织修复，快速消炎等作用。此激光为近红外波段，可深入组织内部作用于机体，使组织良好地吸收光能量，抑制或降低炎症致痛作用。

【操作目的及意义】

半导体激光照射主要用于急慢性疾病、神经性疼痛及功能障碍、运动系统的急慢性损伤、风湿病、感染及非感染性炎症的皮肤病的辅助治疗。

【操作步骤】

1. 操作准备

（1）护士准备：衣帽整洁，洗手，戴口罩。评估患者皮损部位的大小，根据面积选择合适的照射光斑。

（2）物品准备：半导体激光治疗仪（图4-1-1）。

（3）患者准备：照射前向患者做好解释工作，讲明治疗的目的、方法、意义，交待清楚注意事项，以取得患者的配合。

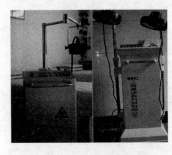

图 4-1-1 半导体激光治疗仪

2. 操作方法

（1）根据患者皮损部位，协助患者取舒适卧位，避免着凉。

（2）推半导体激光治疗仪至患者床旁，向患者做好解释工作。

（3）接通仪器电源，将钥匙旋转至水平。

（4）将激光探头放置于治疗部位，设置照射时间，一般每个部位 10~20 分钟为宜。

（5）调节功率大小，一般功率为 350~500mW。照射距离 2~3cm，光斑直径为 8~10cm。

（6）根据皮损面积，可选择单头或双头治疗。

（7）按启动开关，照射完毕，激光会自动停止输出并发出声音信号，将钥匙旋转至竖直位置即可。

（8）操作完毕，关闭电源。协助患者取舒适体位。

3. 操作评价

（1）操作流程正确。

（2）患者无不良反应。

【操作重点及难点】

治疗过程中，充分暴露照射的皮损，照射距离应保持在有效范围之内，保证照射的有效性。

【注意事项】

1. 照射头面部时，注意遮挡双眼，避免引起眼炎或角膜炎。

2. 禁忌证：恶性肿瘤、妊娠、严重出血性疾病患者禁用。

3. 激光治疗机收回后，进行消毒处理以免交叉感染，用 75% 乙醇擦拭激光输出口及治疗机整体的外表即可。

4. 每月对仪器进行检测，保证功率的稳定性。

【操作并发症及处理】

一般无操作并发症发生。

（王聪敏）

第二节 氦氖激光照射技术

氦氖激光局部照射是皮肤疾病的常用方法，光束能部分地射入皮肤组织（10～15mm 深处），杀菌，减少渗出，改善水肿，促进炎症吸收及炎症介质释放，降低疼痛。通过低功率激光的生物学效应和热效应，增强机体免疫力，有利于神经细胞的生长和功能恢复，从而达到消炎、消肿和镇痛作用。

【操作目的及意义】

氦氖激光用于各种皮肤感染、创面的局部物理治疗，如带状疱疹、静脉炎、丹毒、溃疡等皮病，对创伤面照射起到杀菌和加快愈合的作用。

【操作步骤】

1. 操作准备

（1）护士准备：衣帽整洁，洗手，戴口罩。评估患者皮损部位及大小，根据面积选择合适的照射光斑。

（2）物品准备：氦氖激光治疗仪（图 4－2－1）。

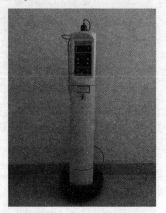

（3）患者准备：照射前向患者做好解释工作，讲明治疗的目的、方法、意义，交待清楚注意事项，以取得患者的配合。

2. 操作方法

（1）根据患者皮损部位，协助患者取舒适卧位，避免着凉。

（2）推氦氖激光治疗仪至患者床旁，向患者做好解释工作。

图 4－2－1 氦氖激光治疗仪

（3）治疗时根据患者的痛点、病灶面积大小，调置光源与病变部位的距离，使光源距皮损面 30～50cm。

（4）接通电源，用钥匙将旋转锁开关调至"ON"，仪器处于待机状态。设定好照射时间，按"开始"按钮。

（4）照射时间为每次每部位 10 ~ 15 分钟，光斑大小以覆盖疱疹密集处为准，以保证在整个治疗时间内的持续照射。

（5）照射完毕，治疗仪会自动停止输出并发出声音信号。

（6）操作完毕用钥匙将旋转锁开关调至"OFF"，关闭电源。协助患者取舒适体位。

3. 操作评价

（1）操作流程正确。

（2）患者无不良反应。

【操作重点及难点】

严格操作流程，充分暴露皮损部位，保证照射距离在有效范围内。

【注意事项】

1. 照射头面部时，注意遮挡双眼，避免引起眼炎或角膜炎。

2. 操作者必须戴防护镜，避免激光束直射。

3. 禁忌证：恶性肿瘤、严重出血性疾病患者禁用。

4. 激光治疗机收回后，应进行消毒处理以免交叉感染，用 75% 乙醇擦拭激光输出口及治疗机整体的外表即可。

5. 每月对仪器进行检测，保证功率的稳定性。

【操作并发症及处理】

一般无操作并发症发生。

（王聪敏）

第三节 高能紫外光照射技术

高能紫外光治疗系统，是一个紫外线辐射光源和能量发射装置，通过发射一定面积的高密度紫外光束经过液态光导纤维传导直接到达皮损部位，使局部的白细胞和抗体增加，增强局部的抵抗能力，控制炎症发展，从而达到治疗目的。

【操作目的及意义】

主要用于治疗皮肤病变面积在 10% 以下的适合 PUVA 和 UVB 治疗的患者。亦可与窄谱 UVB 联合使用，治疗特殊部位、难治部位、顽固部位的皮损。

【操作步骤】

1. 操作准备

（1）护士准备：衣帽整洁，洗手，戴口罩。评估患者皮损部位及大小，根据面积选择合适的照射光斑。

（2）物品准备：高能紫外光治疗仪（图 4 - 3 - 1）。

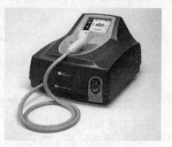

（3）患者准备：照射前向患者做好解释工作，讲明治疗的目的、方法、意义，交待清楚注意事项，以取得患者的配合。

2. 操作方法

图 4 - 3 - 1 高能紫外光治疗仪

（1）根据患者皮损部位，协助患者取舒适卧位，并拍照。

（2）推高能紫外光治疗仪至患者床旁，向患者做好解释工作。

（3）接通电源，打开治疗仪开关，等待仪器系统自检完成。操作者和患者都应佩戴护目镜。

（4）治疗前先测量最小红斑量（MED），然后以 2 倍的最小红斑量为起始剂量。

（5）操作者手持治疗头对准皮损部位进行照射，初始剂量为 $100mJ/cm^2$。同一剂量照射 1 次后若局部无灼热、疼痛、起疱等反应，剂量可增加 $20mJ/cm^2$。

（6）照射完毕，激光会自动停止输出并发出声音信号。

（7）操作完毕，关闭电源。协助患者取舒适体位。及时记录不良反应并拍照。

3. 操作评价

（1）操作流程正确.

（2）患者无不良反应发生。

【操作重点及难点】

1. 首次照射治疗前先测量最小红斑量，密切观察照射部位的皮肤变化和不良反应。

2. 当次治疗皮损不可重叠照射，以免灼伤皮肤。

【注意事项】

1. 适应证：白癜风、银屑病、顽固性特应性皮炎、蕈样肉芽肿。其他治疗有效的皮肤病如：掌跖脓疱病、慢性手部皮炎、环状肉芽肿、扁平苔藓、毛发红糠疹、副银屑病、脂溢性皮炎、嗜酸细胞性化脓性毛囊炎等。

2. 照射 2 次/周，每次照射剂量根据前一次照射反应来决定，照射剂量保持不变或者增加 10%，照射 16 次观察治疗效果。

3. 治疗过程中注意遮挡正常皮肤和保护眼睛。

4. 如果服用了增强光敏性药物不宜照射。妊娠妇女、卟啉病及对紫外线过敏者禁止照射。

【操作并发症及处理】

高能紫外光照射引起的局部不良反应少，是一种简单、安全的治疗方法。偶有照射部位出现红肿、脱屑、瘙痒、轻度疼痛、水疱、色素沉着等。症状轻者，无须特殊处理，一般 2~3 天后可自行恢复。如出现水疱，说明照射剂量过大，应停止照射。如出现色素沉着，一般停止光疗后可自行恢复。

（王聪敏）

第四节　准分子激光照射技术

准分子激光是发光物质为卤族元素的氯和惰性元素的氩的混合气体，在一定的光电刺激下，氯和氩能形成氯化氩，这种非常不稳定的状态，称之为准分子状态。其很快分解为氯和氙，在分解过程中能产生 308nm 的激光。308nm 准分子激光照射已广泛应用于皮肤科临床。

【操作目的及意义】

1. 308nm 准分子激光照射治疗白癜风、银屑病、掌跖脓疱病、斑秃、原发性皮肤 T 细胞淋巴瘤、特应性皮炎等有较好疗效，对慢性、持久性、局限性皮肤病也有一定疗效。

2. 308nm 准分子激光治疗是一种新型的光疗方式，具有见效快、疗程短、不良反应少、患者依从性好等优势。

【操作步骤】

1. 操作准备

（1）护士准备：衣帽整洁，洗手，戴口罩。评估患者治疗部位皮肤情况。收集患者的一般资料、现病史、既往史、药物过敏史及有无禁忌证等。

（2）物品准备：治疗盘一个（洁面乳、面巾纸、激光防护眼镜、防紫外线布、清洁手套、一次性中单）、照相机、308nm 准分子激光治疗仪（图 4 - 4 - 1，图 4 - 4 - 2）。

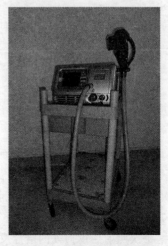 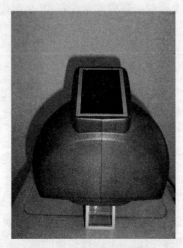

图 4 - 4 - 1　308nm 准分子激光治疗仪　　图 4 - 4 - 2　308nm 准分子激光治疗头

（3）患者准备：进行激光治疗前向患者讲解308nm准分子激光照射的方法、过程、预期效果、可能带来的并发症、不良反应等，详细交待治疗期间的注意事项及复诊时间，消除患者恐惧心理，以取得患者的配合。充分沟通后，患者签署激光治疗知情同意书。

2. 操作方法

（1）清洁治疗区。用洁面乳或清水清洁治疗部位皮肤。

（2）留取照片。清洁皮肤后请患者休息约5分钟后对治疗部位拍照存档。

（3）接通电源，预热仪器。

（4）铺一次性床单，协助患者取利于治疗的舒适体位，充分暴露治疗部位，用防紫外线布遮挡周围皮肤，以防损伤正常皮肤。关好门窗拉好窗帘，保持室内温度在22~25℃，避免患者受凉。

（5）操作者和患者须佩戴防紫外线的护目镜，选择治疗参数，调整308nm准分子治疗头贴紧治疗部位并固定，按"开始"键即可，尽量避免光斑重叠，光斑按顺序布满整个治疗区域。

（6）治疗完毕，取下患者眼罩。告诉患者每周照射2次，两次照射间隔时间至少在48小时以上。

（7）整理用物。嘱患者观察局部皮肤反应，如有不适及时就诊。

3. 操作评价

（1）治疗即刻，皮损反应良好。

（2）患者舒适，未发生不良反应。

【操作重点及难点】

1. 治疗操作时，治疗头一定要紧贴病变部位，以免因漏光而降低治疗效果，照射中不可移位。操作动作要规范，力度适宜。

2. 对308nm准分子激光的初次治疗者，应行最小红斑量测定，部位可选择腹部，照射后24小时观察并确定患者的MED值。根据测试结果选择初始能量，并根据每次照射后皮损处的治疗反应调整剂量。

【注意事项】

1. 治疗室要注意通风。氯和氩的混合气体是治疗中的一个耗材，气体罐的密封比较重要，通常认为这些气体对人体的健康是有害的，因此要防止泄露的发生。

2. 患者需要佩带防护眼镜，对于幼儿患者，有家长陪同协助时，家长也需要佩带眼镜。若治疗面部应注意保护眼睛。进行局部治疗的患者只需暴露治疗部位即可。会阴部位照射时注意遮挡保护。

3. 治疗期间应注意防晒并忌服光敏性的食物、药物，药物如四环素、氯丙嗪；食物如香菜、芹菜、油菜、菠菜、木耳等。告诫患者应注意休息，劳逸结合，生活有规律，注意加强锻炼，提高机体抵抗力。

4. 禁忌证：①光敏感者；②放化疗后免疫抑制的患者；③妊娠期者；④皮损处有破损、感染者。

【操作并发症及处理】

1. 皮肤干燥、脱屑 308nm 准分子激光治疗后可引起皮肤干燥、脱屑，可在治疗后使用医学保湿护肤品，促进皮肤的再生和修复。

2. 水疱、疼痛 选择照射剂量过大时可发生水疱、疼痛。发生水疱后立即停止局部照射。局部对症处理，复方乳酸依沙吖啶溶液湿敷，伴有轻度烧灼感或疼痛时局部外用糖皮质激素软膏或他克莫司软膏每日 1~2 次。待创面完全愈合后才能再行激光照射。操作 308nm 准分子激光时应从 MED 开始，小剂量逐渐递增，逐渐累积剂量。根据红斑反应调整剂量，避免单次照射剂量过大或在光敏性患者身上照射，治疗后局部皮损尽量不使用刺激性外用药物或暴晒，避免或减少水疱的发生。

3. 色素沉着 若对皮损周围正常皮肤照射，则会出现色素沉着。一般无须特殊处理，停止照射后色素沉着可自然缓解。操作时治疗头要紧贴皮损处且不能移位，或用遮盖布将周围皮肤保护好，避免照射到正常皮肤。

4. 308nm 准分子激光治疗白癜风的长期不良反应为光老化和可能潜在致癌性。目前临床也尚无 308nm 准分子激光治疗导致皮肤肿瘤的相关报道。

（王聪敏）

第五节 红蓝光照射技术

红蓝光治疗仪选用窄谱光源所发出的一种冷光，不产生高热，不会灼伤皮肤，其将光能转为细胞内能量，是治疗痤疮和嫩肤比较安全而且效果显著的仪器。用红光和蓝光结合起来治疗痤疮是一种新的治疗方法，可很好地清除炎性及囊肿型痤疮，并改善免疫机制。

【操作目的及意义】

1. 清除痤疮：青春痘、暗疮、粉刺、脱敏、黑斑。

2. 美白，亮肤，收缩毛孔，改善融斑、面色灰黄、神经麻木。

3. 消除皱纹、疲劳，舒缓压力，改善睡眠。

4. 修复受损皮肤，细化皱纹、表情纹，增加皮肤弹性，改善皮肤松弛。

5. 蓝光：杀菌，调节免疫；红光：消炎，可以减少痤疮疤痕形成的可能。

【操作步骤】

1. 操作准备

（1）护士准备：衣帽整洁，洗手，戴口罩。评估患者皮损部位的大小，根据面积选择合适的照射光斑。

（2）物品准备：红、蓝光治疗仪（图 4-5-1，图 4-5-2）。

（3）患者准备：治疗前患者注意持续防晒，少食油腻辛辣的食物，保持心情愉快。照射前向患者做好解释工作，介绍治疗的目的、方法、意义，交待清楚注意事项，以取得患者的配合。

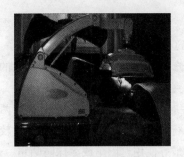 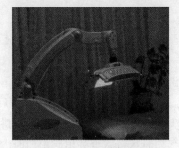

图 4 – 5 – 1 蓝光治疗仪   图 4 – 5 – 2 红光治疗仪

2. 操作方法

（1）用控油洁面乳清洁面部，留取照片。

（2）根据患者皮损部位，协助患者取舒适卧位，避免着凉。

（3）协助患者平卧于治疗床上。推红蓝光治疗仪至患者床旁，向患者做好解释工作。

（4）给患者戴防护眼罩。

（5）连接电源，预热治疗仪。

（6）调节参数，根据病情选择红光或蓝光，时间为 20 ~ 30 分钟，将治疗头对准面部，距离为 10cm 左右，照射剂量为 40 ~ 60J/cm^2。嘱患者闭眼，按开始键进行治疗。

（7）治疗结束后，仪器会自动停止输出并发出声音信号。

（8）操作完毕，关闭电源。

3. 操作评价

（1）操作流程正确。

（2）患者舒适，无不良反应。

【操作重点及难点】

1. 治疗过程中，充分暴露照射的皮损，照射距离应保持在有效范围之内，保证照射的有效性。

2. 每周照射红蓝光两次，4 周共 8 次为一疗程，光照间隔不小于 48 小时。一般炎症比较明显的患者选择使用蓝光，炎症比较轻或明显消退的患者选择使用红光。

【注意事项】

1. 照射头面部时，注意遮挡双眼，避免引起眼炎或角膜炎。

2. 照射后 3 ~ 4 天，注重"修复"工作，尽量用无刺激性的洗面奶洗脸，保持患部干净、清爽。

2. 由于红蓝光治疗青春痘后皮肤相对敏感，故治疗后的一两天内应注意防晒、补水，皮肤进行清洗时要尽量轻柔。紫外线较强烈时尽量减少外出，出门时，最好使用遮阳伞或涂抹防晒霜。

3. 红蓝光祛痘后 24 小时内不要饮酒，不吃辛辣刺激性食物。

4. 红蓝光祛痘后 72 小时内不能使用化妆品，否则较易造成色素沉着。

5. 治疗期间尽量不用或少用刺激性化妆品等，化妆可严重影响治疗效果。

6. 适应证：痤疮、粉刺、脓包、发红丘疹型青春痘等患者。

7. 禁忌证：①使用光敏性药物者及光敏性疾病和精神病患者；②在治疗中由于患者个人原因未按要求完成疗程、不能按时接受随访或使用了干扰临床观察药物的患者；③新陈代谢紊乱及白化病患者；④妊娠及哺乳期妇女；⑤患有严重的心、肝、肾功能损害者。

【操作并发症及处理】

皮肤干燥 红蓝光治疗后，皮肤通常较为干燥，可选用一些水性补水品进行适当补水，忌用具有强挥发性、油性的补水用品。

（王聪敏　姚美华）

第六节　二氧化碳激光治疗技术

二氧化碳激光是不可见光，可释放 10600nm 红外线波长，使用波长为 633nm 的氦氖激光或红色的半导体激光作为瞄准光。该波长被组织中水强烈吸收并迅速加热进而汽化，其热效应能有效地烧灼、切割、汽化组织，达到治疗目的。

【操作目的及意义】

1. 二氧化碳激光在医学美容中主要应用于治疗皮肤表面各种赘生物、各类痣疣、皮脂腺囊肿、腱鞘囊肿等。最近，二氧化碳激光皮肤重建术不断用于治疗皱纹、痤疮瘢痕和皮肤光老化。

2. 当前在我国激光医学美容的临床应用中，二氧化碳激光是最常用的，其操作和维护方便，有利于推广应用。在激光皮肤重建术中，目前还没有替代的方法能产生二氧化碳激光皮肤所能产生的显著效果。

【操作步骤】

1. 操作准备

（1）护士准备：衣帽整洁，洗手，戴口罩。评估患者治疗部位皮肤情况，观察局部皮损，有无破损、感染，是否使用外用药物等。收集患者的一般资料、现病史、既往史、药物过敏史及有无禁忌证等。

（2）物品准备：治疗盘一个（表面麻醉剂、激光防护眼镜、一次性手套、一次性中单、棉签、75%乙醇、0.1%新洁尔灭、纱布、盐酸利多卡因注射液、1ml注射器、创可贴等）、二氧化碳激光仪（图4-6-1）、照相机。

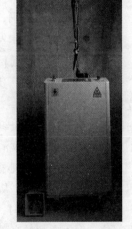

图4-6-1　二氧化碳激光仪

（3）患者准备：进行激光治疗前向患者讲解治疗的目的、方法、过程、预期效果、术后护理、可能带来的并发症、不良反应等，详细介绍治疗期间的注意事项及复诊时间，以取得患者的配合。充分沟通后，患者签署激光治疗知情同意书。

2. 操作方法

（1）留取治疗部位的照片并存档。

（2）更换一次性床单，协助患者取利于治疗的舒适体位，并充分暴露治疗区。如需治疗区外涂表面麻醉剂，外敷密封膜，30~60分钟后即可治疗。必要时也可在局部用盐酸利多卡因注射液做浸润麻醉。

（3）接通电源，预热仪器。

（4）去除麻药，局部常规消毒。操作者和患者均要戴激光防护眼镜。

（5）设置参数，开始操作。根据患者的皮损选择不同的脉冲能量及频率，左手绷紧患处皮肤，右手持激光手具对准皮损处逐层汽化，边汽化边以生理盐水棉签逐层擦拭掉表面碳化物，直至治疗结束。

（6）治疗完毕，取下患者眼罩，外涂红霉素软膏，保护创面，防止感染。如皮肤重建术即刻给予生理盐水湿敷。

（7）整理用物，告知患者注意事项。

3. 操作评价

（1）操作方法正确，治疗即刻皮损反应良好。

（2）患者舒适，未发生不良反应。

【操作重点及难点】

1. 在激光磨削时，边汽化边用蘸有新洁尔灭的湿棉签擦拭治疗区域，清除组织碎片，直到肉眼可见组织变得干燥，激光再照射时只产生热损伤，组织汽化或清除很少，即可停止治疗。可见不规则组织或可见皱纹消失，清除灶光滑、干燥。

2. 治疗时要适当地模糊治疗边界，在皮损处可以治疗较深，但在边缘处治疗要浅，从深到浅过渡到非治疗区皮肤。

3. 在皮肤重建术时，当治疗口唇部位时，应治疗到与唇红交界部位，但不要超过交界部位，否则会破坏口唇的唇红线。

4. 在做眼睑皮肤治疗时，观察激光与组织的反应，以避免皮肤组织的过度收缩，使巩膜外露或眼睑外翻。对有过眼睑整形手术的患者，尤其重要。

5. 皮肤表面的某些赘生物或皮损可能是一种癌前病变，进行治疗时应注意重视。

6. 把握好治疗的深度。治疗深度过浅，未能将增生组织完全祛除，则皮损易复发；如治疗过深则容易留下疤痕、色沉等不良反应。所以在临床上需要不断总结实践操作中的经验，准确把握汽化的深度。

【注意事项】

1. 激光工作间要有激光安全的警告标记，不允许无关人员随意进出。室内要安装抽气装置，保持室内空气新鲜。室内要尽量减少放置有反光的界面或器具，以防止激光束在室内反射造成对人体的伤害。

2. 在操作过程中严禁激光头对着手术以外的部位，以免误伤。

3. 对其他部位的防护特别是对眼的防护，可使用浸湿纱布遮挡。

4. 烧灼或切割治疗时，尽量使用吸尘器协助排除烟雾，以防止污染。

5. 注意防晒。为了最大程度地减少色素沉着，可在进行户外活动前使用防晒霜。

6. 适应证：①各种皮肤良性赘生物的治疗，如寻常疣、尖锐湿疣、毛发上皮瘤、汗管瘤、软纤维瘤、睑黄瘤、脂溢性角化、各种色素痣等；②局限性毛细血管扩张、蜘蛛痣、酒渣鼻等表浅毛细血管扩张性损害；③恶性病变如表浅基底细胞癌；④带状疱疹及后遗神经痛、慢性溃疡、寒冷性多形红斑、毛囊炎、疖和疖病、化脓性甲沟炎、结节性红斑及斑秃等，可用 CO_2 激光低功率扩束局部照射。

7. 禁忌证：①全身性红斑狼疮等部分自身免疫性疾病；②瘢痕疙瘩；③最近一年内使用维 A 酸药物；④不接受磨削术风险者；⑤对治疗期望值过高及不稳定个性等；⑥治疗部位皮肤破损或存在感染病灶。

【操作并发症及处理】

1. 色素沉着　常见于肤色较深患者，多数为暂时性色素沉着，一般能自行恢复。治疗要点是防晒和预防感染。

2. 色素减退 较罕见，比较难处理，可行准分子激光照射。

3. 瘢痕 一般为治疗过深或感染所致。掌握好治疗的深浅及有效地指导患者的术后护理可有效预防瘢痕的发生。

4. 水肿、渗出、红斑、瘙痒感、痤疮、粟丘疹等并发症 水肿、渗出是皮肤激光术后的正常反应，一般数天后即可恢复。如水肿明显，可口服短效激素来缓解。红斑一般持续数周，持续性红斑见于汽化非常深的创面，可持续 3 个月，有些病例可能更长，术后防晒和应用修复类产品可改善。瘙痒感、痤疮、粟丘疹，外用维 A 酸乳膏或抗菌药物，也可行针清术。

（姚美华）

第七节 铒激光治疗技术

铒激光波长为 2940nm，和水的最大吸收峰一致，可被水极强地吸收。由于铒激光的能量几乎完全被水所吸收，能量转换率极高，而脉冲宽度仅在数毫秒以内或更短，因此富含水分的皮肤组织一旦被铒激光击中就会直接被汽化；同时由于脉宽极短，热能又很少传递到周围组织，因此铒激光具有精确的表皮磨削功能，并且磨削创面残留的坏死组织很少，有利于皮肤组织的快速愈合。

【操作目的及意义】

1. 铒激光在临床中常用于治疗面部老化（口周除外）、使皮肤年轻化、瘢痕、黄褐斑、眶周皱纹、颈部皮肤和小的皮肤病变。

2. 由于铒激光本身的特点，治疗明显要温和些，术后的并发症也相应较少。

【操作步骤】

1. 操作准备

（1）护士准备：衣帽整洁，洗手，戴口罩。评估患者治疗部位皮肤情况，观察局部皮肤有无破损、感染，是否使用外用药物等。收集患者的一般资料、现病史、既往史、药物过敏史及有无禁忌证等。

（2）物品准备：治疗盘一个（表面麻醉剂、纸巾、毛巾、洁面乳、激光防护眼镜、清洁手套、一次性中单、棉签、75%乙醇、0.1%新洁尔灭、冰袋）、铒激光仪（图4-7-1）、照相机。

（3）患者准备：进行铒激光治疗前向患者讲解治疗的方法、过程、预期效果、术后护理、可能带来的并发症、不良反应等，详细交待治疗期间的注意事项及复诊时间，以取得患者的配合。与患者充分沟通后，签署激光治疗知情同意书。

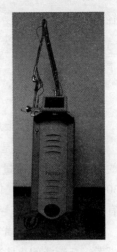

图 4 - 7 - 1　铒激光仪

2. 操作方法

（1）清洁治疗区。用洁面乳或清水清洁治疗部位皮肤。

（2）留取照片。嘱患者休息约 5 分钟后对治疗部位拍照存档。

（3）更换一次性床单，协助患者取利于治疗的舒适体位，并充分暴露治疗区。如治疗区需要外涂表面麻醉剂，外敷密封膜，30～60 分钟后即可治疗。

（4）接通电源，预热仪器。

（5）去除麻药，局部常规消毒。操作者和患者均戴激光防护眼镜。

（6）设置参数，开始操作。根据患者年龄、皮肤类型、治疗部位、皮损情况等选择相应的治疗参数进行治疗。治疗一般从皮损边缘开始逐渐向中心进行扫描，每个光斑之间根据皮损情况可有重叠。或根据皮损情况通过移动手具与治疗部位的距离，来调节能量达到需要的治疗作用。

（7）治疗完毕，取下患者眼罩。治疗后即刻在治疗区外敷冰袋，或给予冷藏后的修复面膜进行冷湿敷，降低患者不适感，减轻不良反应。

(8) 清洁治疗头部，整理用物，向患者交待注意事项。

3. 操作评价

(1) 治疗即刻，皮损反应良好。

(2) 操作过程中患者舒适，未发生不良反应。

【操作重点及难点】

1. 由于铒激光是非平行光束，所以通过移动手具与治疗部位的距离，来调整能量达到需要的治疗作用。激光手具与皮肤呈30°角，对选择性汽化瘢痕的边缘和残余皮纹的突出部分比较有利。

2. 有明显皮肤光损害、较深皮肤皱纹和皮肤弹性组织变性的患者，与较浅的皮肤损害相比较，需要较深的汽化，在汽化第2个回合和后来的几个回合中可看到组织收缩，能获得显著的皮肤提紧和皮肤皱纹减少。单个光斑能够释放非常高的能量密度，可用于突起皮损的局部的细微汽化。

3. 激光治疗中，要充分考虑到患者的皮肤类型、皮脂腺密度、光损害程度、形成瘢痕增生和炎症后色素沉着和减退倾向。

【注意事项】

1. 防晒。患者术后尽量避免日晒和使用光谱的遮光剂，防止并发症的发生。另外，紫外线照射可使机体产生过量的氧自由基，使细胞损伤、变性，皮肤出现皱纹和松弛。因此，防晒对防止皮肤出现色素沉着、光老化的发生等非常重要。

2. 嘱患者日常生活及工作中减轻思想负担，保持稳定、良好的情绪及充足的睡眠有利于皮肤的恢复。

3. 治疗后皮肤出现剥脱或干燥，避免使用刺激性强的护肤品，应根据皮肤类型选择温和的医学护肤产品。适当的护肤品能增加皮肤所需的水分、营养，增加角质形成细胞活力，修复皮肤屏障功能。

4. 禁忌证：①患有糖尿病、难治性高血压、心血管疾患或肺部疾患等内科疾病；②局部皮肤有活动性单纯疱疹、活动性痤疮等；③活动期银屑病、白癜风、严重的湿疹等易出现同形反应者；④瘢痕体质者；⑤期望值过高或不合作者；⑥最近使用异维A酸者。

【操作并发症及处理】

1. 疼痛　术后早期行皮肤降温，能消除因激光治疗引起的早期疼痛。

2. 红斑、色素沉着　红斑的程度直接与激光治疗的回合次数相关，因为激光治疗的回合次数决定了激光对组织的穿透深度和残余热损伤的程度。红斑一般持续数周，持续性红斑见于汽化非常深的创面。红斑可持续 3 个月，有些病例可能更长。对于肤色较深的患者，激光术后炎性色素沉着总会出现。术后注意防晒和外用具有淡化色素的药物或护肤品能改善红斑和色素沉着。

3. 感染　感染的并发症包括细菌感染、病毒感染和真菌感染，需要警惕、预防和及早治疗。

4. 水肿、渗出　是皮肤激光治疗后的正常反应，一般在术后 2～3 天时最明显。冰敷可缓解水肿，或使用冷藏后的生物合成面膜有较好的缓解作用，一般数天后即可恢复。上下眼睑肿胀眼内有多量黏稠分泌物者，应及时用生理盐水冲洗后滴抗生素滴眼液。如水肿明显，可口服短效激素来缓解。

5. 增生性瘢痕、播散性感染　较罕见，选择适合患者的激光、使用正确的操作技术及术后正确的护理可避免发生。

6. 痤疮、粟丘疹　发病率可能与组织热损伤导致皮脂腺腺体损伤，引起皮脂腺导管的阻断和形成异常有关；也可能和皮脂腺受刺激后，皮脂分泌反而增加有关；术后创面外用保湿剂或封闭辅料可能阻塞皮脂腺腺管，皮肤可能出现痤疮和粟丘疹。治疗痤疮和粟丘疹，外用维 A 酸或抗菌药物，也可行针清术。告知患者合理安排作息可以预防痤疮和粟丘疹的术后复发。

（王聪敏）

第八节　点阵激光治疗技术

点阵激光治疗是一种新型的治疗技术，是基于局灶性光热作用，通过点阵状刺激能均匀地启动皮肤的修复程序，最终导致包括表皮和真皮在内的全层皮肤发生重塑和重建，达到治疗目的。目前点阵激光光源主要有二氧化碳激光（波长为 10600nm）、铒激光（波长为 2940nm）、glass：YAG 激光（波长为 1550nm）。

【操作目的及意义】

1. 主要用于皮肤重建、痤疮瘢痕和外科瘢痕、皱纹、浅表色素增生、黄褐斑等治疗。

2. 点阵激光技术与经典的激光全层表皮重建相比，具有损伤范围小，创面愈合快，不良反应少的优点。

【操作步骤】

1. 操作准备

（1）护士准备：衣帽整洁，洗手，戴口罩。评估患者治疗部位皮肤情况，观察局部皮肤有无破损、感染，是否使用外用药物等。收集患者的一般资料、现病史、既往史、药物过敏史及有无禁忌证等。

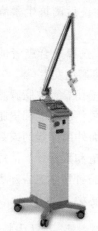

图 4 - 8 - 1　点阵激光仪

（2）物品准备：治疗盘一个（表面麻醉剂、纸巾、毛巾、洁面乳、激光防护眼镜、清洁手套、一次性中单、棉签、75%乙醇、0.1%新洁尔灭、纱布、冰袋）、点阵激光仪（图 4 - 8 - 1）、照相机。

（3）患者准备：激光治疗前向患者讲解治疗的目的、方法、注意事项及复诊时间，以取得患者的配合。与患者充分沟通后，签署激光治疗知情同意书。

2. 操作方法

（1）清洁治疗区。用洁面乳或清水清

洁治疗部位皮肤。

（2）留取照片。嘱患者休息约 5 分钟后对治疗部位拍照存档。

（3）铺一次性床单，协助患者取舒适的治疗体位，并充分暴露治疗区。

（4）治疗区外涂表面麻醉剂，外敷密封膜，30～60 分钟后即可治疗。

（5）接通电源，预热仪器。

（6）去除麻药，局部皮肤常规消毒。协助患者戴好激光防护眼镜。

（7）操作者操作时戴激光防护眼镜。根据患者的年龄、皮肤类型及皮损状况等选择治疗参数进行治疗。治疗期间经常询问患者的感受，并细心观察治疗皮肤的反应。根据患者的感受和治疗后反应随时调整治疗参数。

（8）治疗完毕，立即进行冰敷或使用冷敷膜。冷敷时间为30～60 分钟。

（9）整理用物，并做好记录。

3. 操作评价

（1）操作流程正确，治疗即刻皮损反应良好。

（2）患者能配合治疗，未发生不良反应。

【操作重点及难点】

1. 操作中避免同一部位多回合治疗。组织学研究发现，点阵激光采用多回合治疗不能增加对真皮的热刺激深度和强度，只能增加表皮的刺激强度和密度。

2. 为了增加治疗时的舒适度，或防止过度的热刺激引发并发症，部分操作者在治疗的同时会采用皮肤冷却，认为在皮肤冷却下可保护表皮，治疗的深度、密度和热损伤的深度可以控制，但是却又可能导致疗效的削弱。所以要求操作者根据经验来选择是否采用皮肤冷却。

【注意事项】

1. 眼周部位治疗时，应该放置眼球保护罩，以保护眼睛。首先应该用0.5%盐酸丁卡因滴眼液滴眼。然后在金属眼罩上，涂上一层消毒的眼科凡士林，并置入眼球表面。术后去除眼罩，并用生理盐水冲洗眼睛。如果眶周皮肤不需治疗，应使用湿润的纱布覆盖于双眼。

2. 治疗前应用湿润的纱布覆盖周围的正常皮肤，以免因操作不慎而受到损伤。

3. 对于非汽化点阵激光治疗，无菌原则并不是非常严格，但对于汽化型点阵治疗应遵循外科无菌原则。治疗前患处常规消毒，接触治疗区的任何物品都应保持无菌状态。在多数情况下，治疗头的定距尺是可以拆卸的，有利于消毒灭菌。

4. 治疗后如患者主诉疼痛不适，禁忌外用表面麻醉剂来缓解疼痛。因经过点阵激光治疗后，皮肤上会存在一些细小的皮肤通道，有可能增加药物的通透性，导致药物经皮吸收过多而产生中毒。

5. 禁忌证：①患有糖尿病、难治性高血压、心血管疾病或肺部疾病等；②局部皮肤有活动性单纯疱疹、活动性痤疮等；③活动期银屑病、白癜风、严重的湿疹等易出现同形反应者；④瘢痕体质者；⑤期望值过高或不合作者；⑥最近使用异维A酸者。

【操作并发症及处理】

1. 红斑 是激光术后常见的反应，术后护理能有效预防或减轻红斑的发生，可用一些保湿修复类产品、防晒霜等。较轻的红斑可不予处理，待其自行消退；持久性红斑可用LED照射、强脉冲光治疗、外用抗炎药物治疗，促其消退。

2. 面部水肿 是皮肤激光治疗后的正常反应，一般在术后2~3天时最明显，数天后即可自行恢复。如水肿明显，可口服短效激素来缓解。

3. 瘙痒 可能与皮肤干燥、外用润肤剂和药物刺激有关，一般无须处理，大约2周后自行缓解。主诉持续时间较长和瘙痒严重时，应密切观察和进行标本培养，有可能是感染的信号。

4. 浅表的划痕状损害 一般因操作不当引起，正确地选择参数可预防。

5. 色素沉着　术后避光、防晒有助于预防色素沉着的发生。色素沉着一旦发生，可以外用褪色剂，如左旋维生素 C、熊果苷、氢醌霜等。

6. 疱疹、病毒、细菌感染　都有可能发生。术前预防性用药和术后护理有助于预防感染的发生。出现感染后，可根据病原体给予相应的药物治疗。

7. 皮肤过敏　较少见，可能因皮肤表皮屏障功能受损所致。可采取湿敷、保湿、外用非激素抗炎药、口服抗组胺药等治疗。

（姚美华）

第九节　氩离子激光治疗技术

氩离子激光仪是以离子态的氩为工作物质，有 35 条以上谱线，其中以 488nm 和 514nm 的两条谱线为最强，可通过光导纤维传递。此谱在血色素中有一个高吸收峰值，氩离子激光照射血管时内膜产生变性管腔阻塞，继之血管组织纤维化而达到治疗目的。氩离子激光仪在皮肤科常用于血管性疾病的治疗。

【操作目的及意义】

1. 氩离子激光常用于治疗血管异常性疾病，如血管瘤、鲜红斑痣等皮肤疾患。

2. 此类疾病多发生于暴露部位，影响容貌的同时，给患者带来了巨大心理压力，激光治疗后能改善患者的心理影响。因此激光治疗具有重大的医学、社会意义。

【操作步骤】

1. 操作准备

（1）护士准备：衣帽整洁，洗手，戴口罩。评估患者治疗部位皮肤情况，观察局部皮肤有无破损、感染，是否使用外用药物等。收集患者的一般资料、现病史、既往史、药物过敏史及有无禁忌证等。

（2）物品准备：治疗盘一个（表面麻醉剂、纸巾、毛巾、洁面乳、激光防护眼镜、清洁手套、一次性中单、棉签、75%乙醇、0.1%新洁尔灭）、照相机、氩离子激光仪。

（3）患者准备：激光治疗前向患者讲解治疗的目的、方法、意义、术后并发症及不良反应等。详细交待治疗期间的注意事项及复诊时间，以取得患者的配合。充分沟通后，患者签署激光治疗知情同意书。

2. 操作方法

（1）清洁治疗区。用洁面乳或清水清洁治疗部位皮肤。

（2）留取照片。嘱患者休息约5分钟后对治疗部位拍照存档。

（3）更换一次性床单，协助患者取利于治疗的舒适体位，并充分暴露治疗区。小面积一般不需要麻醉，大面积治疗时治疗区外涂表面麻醉剂，外敷密封膜，30~60分钟后即可治疗。

（4）接通电源，预热仪器。

（5）去除麻药，局部常规消毒。操作者及患者戴好激光防护眼镜。

（6）设置参数，开始操作。根据患者的年龄、皮肤类型及病变部位、损害程度、颜色深浅等选择治疗参数进行治疗。将调好的光纤束末端对准皮损进行点状连续照射，从外周逐渐向中心移动。烧灼后的部位呈焦状结痂。

（7）治疗完毕，取下患者眼罩，做好治疗记录。治疗区一般不包扎，应暴露并保持干燥。

（8）整理用物，向患者交待注意事项。

3. 操作评价

（1）操作方法正确，治疗即刻皮损反应良好。

（2）患者舒适，未发生不良反应。

【操作重点及难点】

1. 治疗过程中操作者的经验技术是很重要的。治疗时要保持点与点之间距离均匀，烧灼深浅一致，防止不良反应的发生。碳化深度过浅脱痂后皮损处可见多个岛状或层状血管瘤残留；若碳化过深，可破坏真皮层，容易造成瘢痕的发生。

2. 对位置较深的血管瘤，可将光纤末端插入皮损处进行照射。若皮损位于肢体部位，可抬高患肢，使血液回流，利于治疗。

【注意事项】

1. 治疗后嘱患者保持创面干燥，大约 1～2 周结痂自然脱落，注意防晒。

2. 治疗不配合的婴幼儿患者，由于患儿哭喊、不配合导致皮损处血压升高，容易出血，不易凝固，特别是头面部较大的海绵状血管瘤或混合性血管瘤。治疗此类人群时建议给予全身麻醉。

3. 禁忌证：①瘢痕体质者；②妊娠期妇女；③有凝血功能障碍史或使用抗凝药物者；④有任何活动性感染者；⑤皮损处有破损者。

【操作并发症及处理】

1. 出血　术中一般无出血或出血极少，若操作不当可引起出血，可用无菌纱布按压，继续在出血处周围照射，可凝固出血。

2. 水肿、水疱　术后 1～2 天局部可出现，一般无须处理，可自行消退。

3. 瘢痕　是由于过度治疗或感染所致，治疗中避免过深，防止皮肤过度损伤。积极预防感染。若出现瘢痕，根据瘢痕的性质选择激光或药物治疗。

（王聪敏　姚美华）

第十节　光动力治疗技术

5-氨基酮戊酸（ALA）光动力疗法（PDT），是利用光动力反应进行疾病诊断和治疗的一种新技术。光动力是在光敏剂参与及光的作用下，使有机体细胞或生物分子发生功能或形态变化，严重时导致细胞损伤和坏死作用。因其组织选择性好、侵袭性低、作用表浅、全身不良反应少及良好的美容效果等诸多优点，目前已作为一种局部治疗方法广泛应用于皮肤科和整形外科。

【操作目的及意义】

光动力疗法是光动力治疗仪配合特定的光敏剂，主要用于治疗尖锐湿疣、银屑病、痤疮、扁平疣、跖疣以及鲜红斑痣、鲍温病、基底细胞癌、鳞状细胞癌等皮肤肿瘤。

【操作步骤】

1. 操作准备

（1）护士准备：衣帽整洁，洗手，戴口罩。评估患者治疗部位皮损大小、厚度及面积，确定治疗部位。

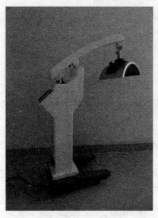

（2）物品准备：治疗盘1个（内置0.1%新洁尔灭或生理盐水、一次性注射器、棉签、无菌棉片、5-氨基酮戊酸、保湿凝胶、治疗杯、一次性搅拌棒、胶布），清洁手套、保鲜膜、判读测量尺、避光袋、光动力治疗仪（图4-10-1）。

（3）患者准备：治疗前首先清洁皮肤，去除皮肤油性分泌物、灰尘、皮屑及化妆品。如在会阴部位应治疗前一天做好清洁工作。女性

图4-10-1 光动力治疗仪

患者应避开生理期，治疗区如有毛发应剃净，以免妨碍激光照射的均匀性。向患者做好解释工作，讲明治疗的目的、方法、意义，以取得患者的配合。与患者充分沟通后，治疗部位照相并签署治疗同意书。

2. 操作方法

（1）将5-氨基酮戊酸、保湿凝胶按医嘱配置，搅拌均匀。

（2）局部皮肤常规消毒，敷药。不同部位敷药方法也不相同。

尿道口及尿道内敷药流程：

①将棉花搓成棉条，长 2cm 左右，粗 0.5cm 左右（依据皮损深度及尿道口宽度决定）（图 4 - 10 - 2）。

②起始药量为 2 支，一般男性尿道皮损深度不超过 2cm（平均最深至尿道隐窝处）

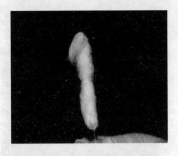

③使用生理盐水将 5 - 氨基酮戊酸配成 20% 的浓度。

图 4 - 10 - 2　将棉花搓成棉条

④将棉花片捻成细条状用一次性尿道试纸将其插入尿道内，慢慢将一次性尿道试纸退出，只留棉花在内（要露出一个小头），然后将药物缓慢地注射在棉花上。

⑤利用保鲜膜及纱布封包 3 小时。

肛周及肛内敷药流程：

①准备病灶面积直径长 1~2cm 的圆形棉花片。

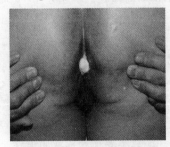

②依据量效标尺确定用药面积，平均为 3 支。

③使用凝胶或生理盐水将药液配成 20% 的浓度。

④均匀地涂抹在棉花片上，然后覆盖在肛周皮损处（棉片较病灶外扩 1cm）（图 4 - 10 - 3）。

图 4 - 10 - 3　将蘸有药液的棉片
覆盖于肛周皮损处

⑤利用保鲜膜及纱布封包 3 小时，外用胶布固定（图 4 - 10 - 4，

图 4 - 10 - 5）。

后联合、大小阴唇敷药流程：

①将棉球做成患者治疗部位适合的棉片。

②起始药量为 2 支，病灶部位每往上增加 1cm 多加一支药。

③使用凝胶或生理盐水将药液配成 20% 的浓度。分泌物多时先清洁再敷药（阴道分泌物会降低药物浓度）。

④用棉片沾满药物直接塞进后联合处即可。

⑤利用保鲜膜及纱布封包3小时。

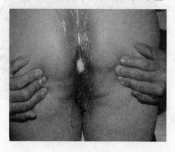 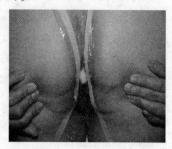

图4-10-4 保鲜膜封包皮损处　　　图4-10-5 外用胶布固定

宫颈敷药流程：

①将棉花做成直径4~5cm的棉片（根据宫颈的面积调整）。

②起始药量为3支（注：药量不可减少）。

③使用凝胶或生理盐水将药物配成20%的浓度（阴道分泌物会降低药物浓度），分泌物较多时先清洁后敷药。

④使用窥器暴露宫颈，将棉片沾满药物。

⑤用宫颈钳夹住棉片贴在宫颈处。

⑥也可用避孕套，用棉球塞入宫颈内将其撑开做成阴道栓，注意留尾丝，方便取出。

⑦将其阴道栓头部覆盖棉片，并用注射器滴注药物塞进阴道内，使棉片顶住宫颈处。

⑧慢慢抽出窥器，用宫颈钳顶住，注意不要把药棉或阴道栓带出。

⑨敷药3小时，并用保鲜膜封包。

阴道壁敷药流程：

①先用窥器打开阴道，找到疣体并记住位置。

②每平方厘米1支药，或者每个点一支药。

③使用凝胶将药物配成30%的浓度（因阴道分泌物会降低药物浓度）。

④将棉花做成片状，有几处皮损做几片。用棉片沾满药物贴

附在病损处。

⑤也可先做阴道栓（在避孕套内填充好纱布或棉球做成），注意要留尾丝。

⑥再将药棉贴附在皮损处（刚好可用阴道栓固定住药棉不移位）。

⑦慢慢抽出窥器，用宫颈钳顶住阴道栓，注意不要把药棉和阴道栓带出。

⑧敷药 3 小时，用保鲜膜封包。

（3）敷光敏剂（5 – 氨基酮戊酸）2 ~ 3 小时后，用光动力治疗仪局部照射 20 ~ 30 分钟。根据患者病变部位的高度调节治疗仪，光板距离皮肤 2 ~ 6cm，并嘱患者保持体位，闭上双眼，戴好专用安全防护目镜，勿移动身体。密切观察局部皮肤反应和患者有无不适。

3. 操作评价

（1）光敏剂涂抹均匀，与皮肤贴敷紧密。

（2）照光时，皮损完全暴露。

（3）严格无菌操作，无交叉感染。

【操作重点及难点】

1. 根据病情选择合适的药物浓度。浓度过高易引起皮肤红肿、疼痛明显，严重时会产生水疱。

2. 涂抹光敏剂后避免紫外线和明亮的可见光，否则影响药物吸收。

【注意事项】

1. 用药前嘱患者及家属备好避光物品（墨镜，阳面房间挂暗色窗帘，室内换加罩台灯或 20W 以下灯泡，避免使用日光灯等）。治疗前告诉患者不宜大量饮水，敷药和照光期间不得排尿。

2. 治疗后须避强光直射 1 ~ 2 个月，体表创面应保持清洁、干燥，防止感染。

3. 避光期后根据皮肤见光反应情况逐渐增加光亮至正常。

4. 避光期内可口服维生素 C、E 或胡萝卜素等以减轻皮肤光敏反应。

5. 光敏性皮肤病患者暂不做光动力治疗。

6. 需多次治疗者，应待皮肤光敏反应完全消失后方可进行。同一部位病变的重复治疗应待该部位皮肤完全恢复正常后再进行。

【操作并发症及处理】

1. 面部重度红斑、肿胀 立即局部冰敷20分钟（4~6层生理盐水纱布湿敷），严格做好防晒工作。

2. 面部皮肤干燥、紧绷感 嘱患者多饮水，可使用保湿霜，改善皮肤营养，促进表皮细胞新陈代谢和再生，提高局部湿度，保持皮肤角质层水分，改善皮肤细胞微环境。

3. 皮肤光敏反应 轻度过敏性皮炎无须处理，注意避光1~3天即可自行消退；中度光敏性皮炎除注意避光外，可服苯海拉明等抗过敏药物；症状较重者可用强的松5~10mg，3次/日。

4. 色素沉着 一般1~2个月会自然消退，不必特殊处理。偶有患者出现局部小脓疱，可外涂莫匹罗星软膏，5天后消退，一般不留瘢痕和色素沉着。注意避免强光直射，外出时涂防晒霜。

（王聪敏）

第十一节 调 Q 开关激光治疗技术

调 Q 开关激光技术是应用选择性光热作用原理，经 Q 开关技术进行调试后，释放出高强能量密度、极短脉冲宽度的激光。目前，Q 开关激光有四种：倍频 Q 开关 ND：YAG 532nm 激光、Q 开关红宝石激光、Q 开关翠绿宝石激光和 Q 开关 ND：YAG 1064nm 激光。由于脉冲宽度短于黑素小体的热弛豫时间，已被用作选择性针对黑素小体的手段来治疗色素性疾病。

【操作目的及意义】

1. 治疗皮肤表皮和真皮色素增加性皮肤病，如太田痣、获得性太田痣样斑、咖啡斑、文身、异物文身、黄褐斑、黑变病、雀斑、雀斑样痣、脂溢性角化等。

2. 这类疾病多发生于暴露部位，影响容貌的同时，给患者带来了巨大心理压力，使患者精神压抑，易形成孤僻、自卑心理，激光治疗后能改善患者的心理状态。因此激光治疗具有重大的医学、社会意义。

【操作步骤】

1. 操作准备

（1）护士准备：衣帽整洁，洗手，戴口罩。评估患者治疗部位皮肤情况，观察局部皮肤有无破损、感染，是否使用外用药物等。收集患者的一般资料、现病史、既往史、药物过敏史及有无禁忌证等。

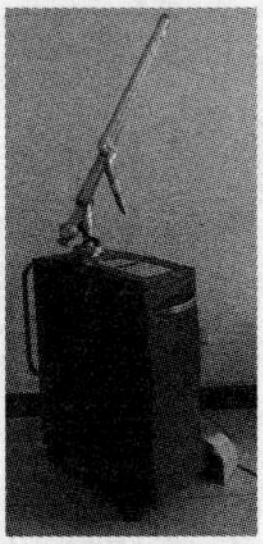

图 4 - 11 - 1　调 Q 开关激光仪

（2）物品准备：治疗盘一个（表面麻醉剂、纸巾、毛巾、洁面乳、激光防护眼镜、橡胶手套、一次性中单、棉签、75% 乙醇、0.1% 新洁尔灭、冰袋）、调 Q 开关激光仪（图 4 - 11 - 1）、锐器盒、照相机。

（3）患者准备：进行激光治疗前向患者讲解治疗的目的、方法、意义等。详细交待治疗期间的注意事项及复诊时间，消除患者恐惧心理，以取得患者的配合。充分沟通后，与患者签署激光治疗知情同意书。

2. 操作方法

（1）清洁治疗区。用洁面乳或清水清洁治疗部位皮肤。

（2）留取照片。嘱患者休息约 5 分钟后对治疗部位拍照存档。

（3）更换一次性床单、协助患者取利于治疗的舒适体位，并充分暴露治疗区。如治疗区需要外涂表面麻醉剂，外敷密封膜，30~60 分钟后即可治疗。

（4）接通电源，预热仪器。

（5）去除麻药，局部常规消毒。操作者及患者戴好激光防护眼镜。

（6）设置参数，开始操作。根据患者的色素深浅、皮肤状

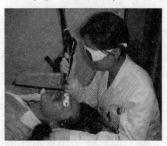

态、年龄等因素选择治疗参数进行治疗。激光头垂直对准病灶，按一定顺序从边缘开始向中心进行扫描，避免遗漏，以保证每处皮损均得到有效的治疗。治疗期间注意与患者沟通，经常询问患者的感受，并细心观察治疗皮肤的反应。根据患者的感受和治疗后反应随时调整治疗参数，直至完成治疗

图4-11-2 调Q开关激光仪治疗
皮肤病患者

（图4-11-2）。

（7）治疗完毕，取下患者眼罩，立即进行冰敷。观察患者治疗后是否出现色素沉着、红肿、水疱、紫癜等不良反应，并做好记录。

（8）整理用物，交待注意事项。

3. 操作评价

（1）操作流程正确，治疗即刻皮损反应良好。

（2）患者舒适，未发生不良反应。

【操作重点及难点】

1. 对于治疗没有把握的色素性疾病，首先在皮损边缘的位置进行试验性治疗，2~3个月后，通过对试验区域的结果观察，再考虑是否继续进行治疗。

2. 治疗时手具应与皮肤表面垂直，确保手具与患者皮损处保持适当的距离，根据不同的疾病调节适当的聚焦距离。倍频Q开关ND：YAG 532nm激光、Q开关红宝石激光、Q开关翠绿宝石激光治疗时的即刻反应是皮肤灰白色。Q开关ND：YAG 1064nm激光的治疗即刻反应是治疗后出现轻度的针尖大小的皮肤渗血和水肿。根据皮肤即刻反应来调节能量密度，如即刻反应不明显，应适当提高能量密度；如果即刻反应太强，应适当下调能量密度。

3. 大光斑低能量调Q开关ND：YAG 1064nm激光用于治疗

黄褐斑，其瞬间产生的高强度的辐射能量，集中作用于皮肤上的黄褐斑色素组织颗粒上，疗效较明显。但是停止治疗后患者有复发的可能。治疗时应注意与患者充分沟通，术后应用美白、祛斑类产品，防止色素沉着或复发。

4. 对于去除文身治疗，皮损的大小、患者年龄、解剖部位以及色料的颜色是确定治疗效果是否理想的主要因素。深蓝和黑色文身对激光治疗的反应最好，而黄色、红色、绿色的色素反应差或仅部分可去除。避免治疗白色和肉色文身，因为这类文身经激光治疗后，会立即转变为永久性的不能被清除的深黑色或灰色。

【注意事项】

1. 进行去除文身治疗前，要向患者做好解释工作，使患者对治疗的效果有一个客观、现实的认识。一般需多次治疗且有些文身染料即使多次治疗后也无法去除。

2. 每一次激光脉冲会引起短暂的、烧灼性疼痛，不同的患者以及不同的解剖部位，对疼痛的感知不同。治疗黄褐斑或面积较小的皮损时可不使用表面麻醉剂。而治疗去除文身及较大的色素性皮损时，建议使用表面麻醉剂，以减轻患者的痛苦，使患者能更好地配合治疗。

3. 注意眼睛的防护。Q 开关激光能引起永久性视网膜损伤，造成失明。由于一些色素性疾病的皮损靠近眼睛，在治疗时要特别注意对眼睛的防护，尤其对不配合的患者，如婴幼儿等。

4. 治疗室外应贴有激光危险的标志，室内不能有反光材料。

5. 禁忌证：①瘢痕体质者；②妊娠期及哺乳期；③治疗部位皮肤破损或存在感染病灶。

【操作并发症及处理】

1. 疼痛 治疗后立即冰敷可防止热量向更深层次的组织传导，减轻治疗区域的组织热损伤，以减轻局部的疼痛感。冰敷时禁忌用力压在上面或者来回擦揉皮损，以防破坏表皮，引起继发感染。同时注意勿冻伤皮肤。

2. 色素改变 激光治疗后难免会发生色素沉着或色素减退。

色素沉着一般会随着时间的推移自行减退，或外用含美白成分的护肤品逐渐改善。色素减退者可行准分子激光或窄波紫外光进行改善。

3. 热损伤患者 出现治疗区肿胀、渗出、水疱等，一般因能量过大或冰敷时间过短造成。急性期可给予短效激素治疗。若水疱较小，则不需处理。若水疱较大，皮肤消毒后使用无菌注射器抽出疱液，外擦抗生素软膏，无菌敷料加压外包患处。换药，1次/日，直至水疱干涸结痂。

4. 感染 由于术中无菌观念不强或术后护理不当而引起。一旦出现给予抗感染治疗。

5. 瘢痕 由于过度治疗或感染所致。如果遵守激光治疗原则，选择恰当的治疗参数，瘢痕的形成还是罕见的。若出现瘢痕，应根据瘢痕的性质选择激光或药物治疗。

（樊昕）

第十二节 染料激光治疗技术

脉冲染料激光（PDL）被认为是治疗鲜红斑痣和小管径毛细血管扩张的标准治疗，常用的 PDL 发射 585nm 或 595nm 的光，用于治疗鲜红斑痣、血管瘤、毛细血管扩张等各种血管性疾病，并取得了良好的效果。近年来出现了更长波长（595nm 和 600nm），更大光斑、更长脉宽和更高能量密度的 PDL 激光，提高了对深部血管性疾病的疗效。

【操作目的及意义】

1. 治疗皮肤血管异常性疾病，包括血管瘤、蜘蛛样血管瘤、血管痣、毛细血管扩张、鲜红斑痣、血管角皮瘤、增生性瘢痕等。

2. 此类疾病多发生于暴露部位，影响患者容貌。对于儿童期的部分血管瘤，应早期干预治疗。

【操作步骤】

1. 操作准备

（1）护士准备：衣帽整洁，洗手，戴口罩。评估患者治疗部位皮肤情况，观察局部皮肤有无破损、感染，是否使用外用药物等。收集患者的一般资料、现病史、既往史、药物过敏史及有无禁忌证等。

（2）物品准备：治疗盘一个（表面麻醉剂、纸巾、毛巾、洁面乳、激光防护眼镜、清洁手套、一次性中单、棉签、75%乙醇、0.1%新洁尔灭、冰袋）、温水一盆、锐器盒、照相机、脉冲染料激光仪（图4-12-1）。

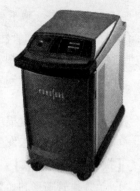

图4-12-1　脉冲染料激光仪

（3）患者准备：进行激光治疗前向患者讲解治疗的目的、方法、预期效果、术后护理、可能带来的并发症及不良反应等。详细交待治疗期间的注意事项及复诊时间，消除患者恐惧心理，以取得患者的配合。充分沟通后，患者签署激光治疗知情同意书。

2. 操作方法

（1）清洁治疗区。用洁面乳或清水清洁治疗部位皮肤。

（2）留取照片。嘱患者休息约5分钟后对治疗部位拍照存档。

（3）更换一次性床单，协助患者取利于治疗的舒适体位，并充分暴露治疗区。如治疗区需要外涂表面麻醉剂，外敷密封膜，30~60分钟后即可治疗。

（4）接通电源，预热仪器。

（5）去除麻药，局部皮肤常规消毒。操作者及患者戴好激光防护眼镜。

（6）设置参数，开始操作。根据患者的年龄、皮肤类型及病变颜色等选择治疗参数进行治疗。激光头垂直对准病灶，治疗时将冷却头温度调至4℃左右，治疗顺序一般从边缘开始向中心进行扫描，避免遗漏，以保证每处皮损均得到有效的治疗。治疗期间注意与患者沟通，经常询问患者的感受，并细心观察治疗皮肤的反应，根据患者的感受和治疗后反应随时调整治疗参数，直至完成治疗。

（7）治疗完毕，取下患者的眼罩，立即进行冰敷15分钟左右。对治疗反应较严重或血管性疾病者应延长冷敷时间，观察患者治疗后是否出现色素沉着、红肿、水疱、紫癜等不良反应，并做好记录。

（8）整理用物，告知患者注意事项。

3. 操作评价

（1）治疗即刻，皮损反应良好。

（2）患者舒适，未发生不良反应。

【操作重点及难点】

1. 治疗血管畸形和血管瘤患者，需要采用能产生紫癜的治疗剂量才可以达到最好疗效。

2. 选择合适的脉冲宽度。选择脉宽过长时，会使热量从治疗的靶传导到周围组织，导致瘢痕和色素沉着等不良反应的发生，同时靶组织因热量损失而不能得到充分的治疗。如果选择脉冲宽度过短，则不足以使血红蛋白吸收的热量传导到整个血管。

3. 选择合适的能量密度。为使靶血管能够被充分凝固破坏，血液的温度应达到70℃左右并持续一定的时间。能量密度过低达不到效果；若过高，会产生多余的热量，损伤周围组织，引起不良反应。

4. 选择合适的光斑大小。大光斑减少了边缘的散射，因此比小光斑的组织穿透更深，但大光斑由于加热的组织体积大，降低了治疗的安全性。因此，Kauvar 和 Khrom 建议，治疗光斑的大小应该与血管的直径吻合，使血管充分吸收热量，最大限度地降低周围组织吸收能量后引起的不良反应。

5. 进行有效的表皮冷却。表皮冷却可以增加激光有效凝固的深度，提高治疗的能量密度，而不增加疤痕和色素改变等不良反应的发生率，同时减轻治疗的疼痛感。

【注意事项】

1. 液体染料激光器，在实际应用中，不可避免地发生染料溶液外溢的情况，然而大多数有机染料是易燃、易爆、有毒或致癌的，所以治疗室要经常通风且不能有易燃、易爆品。

2. 对于患有毛细血管扩张和红斑的患者，不提倡使用局部麻醉剂，因为它能引起局部血管收缩，皮肤变白，靶色基颜色变浅。如需使用，可用 2.5% 的盐酸利多卡因注射液或 2.5% 的普鲁卡因注射液。年龄小于 1 岁的患儿治疗时不宜用任何麻醉剂，以免引起系统吸收和产生毒性。年龄较大的皮损患儿外敷表面麻醉剂的时间不宜太长或者在手术室里意识镇静状态下进行治疗。

3. 对于先天性的血管畸形，最好在婴儿早期开始治疗。原因可能是婴儿皮肤薄、血管小而浅、皮肤受累区域小，因此治疗次数少，疗效更好。

4. 有毛发的部位应先刮除毛发后再进行治疗。

5. 治疗中使用咽喉保护罩或插管的患者应小心谨慎，应在面罩上覆盖无菌湿纱布，面罩去除后将手术区的氧气或氮气移除。

6. 禁忌证：①口服异维 A 酸者；②有瘢痕疙瘩病史者；③妊娠期妇女；④有凝血功能障碍病史或使用抗凝药物者；⑤有任何活动性感染者；⑥使用激素或有内分泌病史者。

【操作并发症及处理】

1. 疼痛、不适　治疗后立即冰敷或敷降温面膜可防止热量向更深层次的组织传导，减轻治疗区域的组织热损伤，以减轻局部的疼痛感。选择冰水混合、稍软的冰袋冰敷，避免冰袋太硬擦伤皮损。在冰敷时要密切观察皮肤的颜色，有无缺血的现象，以及患儿全身情况。

2. 紫癜　细小的血管被激光治疗后会发生破裂，导致皮下紫癜，通常是一种有效的标志。但大多数情况下紫癜的发生在治疗后的即刻，一般 7~10 天内消退。

3. 水疱　是皮肤浅Ⅱ度烧伤的一种表现，大多数情况下这种反应是可以接受的。如果使用过高能量密度进行治疗，可发生水疱。水疱形成后，可产生表皮坏死，严重时出现真皮坏死。故治疗前应进行光斑测试，并观察 5 分钟，如出现过度反应，及时调整治疗参数。水疱形成后，如在水疱较小、疱壁松弛的情况下，局部外擦抗生素软膏；水疱较大，疱壁紧张时，应局部消毒，使用无菌注射器及时抽出疱液，外擦抗生素软膏后使用无菌敷料加压外包患处，并每日换药 1 次，直至水疱干涸结痂。

4. 出血、血肿是由于操作不当所引起，注意参数的选择可避免。

5. 色素改变、发生色素沉着或减退可能与人种、皮肤类型、全身状况、治疗能量密度偏大有关。除预防感染措施外，嘱患者避光防晒，外用防晒霜。告知患者色素的消退需要一个耐心的等待过程，一般 3~6 个月消退，部分患者可能持续时间更长。若出现色素沉着可用氢醌霜或其他美白剂。少数持续性的色素减退可用准分子激光或窄谱 UVB 进行治疗。

6. 瘢痕是由于过度治疗或感染所致。治疗中要避免过高的能量密度或光斑重叠，防止皮肤过度损伤，积极预防感染。若出现瘢痕，应根据瘢痕的性质选择激光或药物治疗。

（王聪敏　姚美华）

第十三节　强脉冲光治疗技术

强脉冲光（Intense Pulsed Light，IPL）虽然不是激光，但其工作原理与激光一样，同样遵循着选择性光热作用原理。强脉冲激光是多色光源，发射波长 400~1200nm 的宽光谱脉冲光。这些设备使用滤光片缩窄波长范围，选择性作用于皮肤中不同深度的结构。临床上根据不同的治疗要求，在治疗时脉冲强光可采用不同的滤光片，从而获得不同区间的光进行相应的治疗。

【操作目的及意义】

1. IPL 治疗皮肤色素斑、血管性皮肤疾病、皮肤光老化和脱毛等。

2. 强脉冲光治疗系统作为一个治疗平台，能解决多种皮肤问题，治疗不良反应少、安全性高。

【操作流程】

1. 操作准备

（1）护士准备：衣帽整洁，洗手，戴口罩。收集患者的一般资料、现病史、既往史、药物过敏史及有无禁忌证等，评估患者治疗部位皮肤情况，观察局部皮肤是否完整、光滑，有无破损、感染、色素或血管性疾病，是否使用外用药物。

（2）物品准备：治疗盘一个（冷凝胶、涂胶板、纸巾、毛巾、洁面乳、激光防护眼镜、清洁手套、一次性中单、冰袋）、锐器盒、强脉冲光治疗仪（图4-13-1）、照相机。

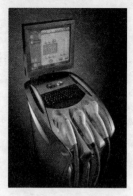

图4-13-1 强脉冲光治疗仪

（3）患者准备：强脉冲光治疗前向患者做好沟通工作，介绍治疗的目的、方法、意义及注意事项等，以取得患者的配合。与患者充分沟通后，签署强脉冲激光治疗知情同意书。

2. 操作方法

（1）清洁治疗区。用洁面乳或清水清洁治疗部位皮肤。

（2）留取照片。嘱患者休息约5分钟后对治疗部位拍照存档。

（3）更换一次性床单，协助患者取利于治疗的舒适体位，并充分暴露治疗区。

（4）接通电源，预热仪器。操作者及患者戴好激光防护眼镜。

（5）治疗区域均匀涂抹冷凝胶。

（6）设置参数，测试光斑。根据治疗部位、皮肤类型、皮损情况等选择治疗参数。在治疗区的边缘位置先发射1~2个光斑，15分钟后观察局部皮肤的反应，根据光斑反应调整参数开始治疗。

（7）治疗完毕，取下患者眼罩，将治疗部位的冷凝胶轻轻地去除，观察治疗后反应，并立即进行冰敷15分钟左右。对治疗反应较严重或血管性疾病者应延长冷敷时间。观察患者治疗后是否出现色素沉着、红肿、水疱、紫癜等不良反应，并做好记录。冰敷后无须包扎并告知患者注意事项。

（8）整理用物。

3. 操作评价

（1）操作流程正确，治疗即刻皮肤反应良好。

（2）患者舒适，未发生不良反应。

【操作重点及难点】

1. 治疗区涂抹冷凝胶，通常1~2mm的厚度，但肤色较深或在额头部位时，可增加涂抹的厚度。如果皮损面积小于治疗头面积时，需用白色隔板遮挡。

2. 治疗头应保持与皮肤垂直，注意治疗头与皮肤的距离，勿用力下压。

3. 测试光斑非常必要。治疗后15~30分钟若皮肤出现改变，如色素加深、皮肤微红、轻微的灼热感，这说明选择参数合适。如果皮肤过度红肿、疼痛明显，则提示治疗过度；若皮肤无明显反应，则提示治疗过轻。这就需要调整参数，直至出现适度的反应。

4. 治疗额头、颧骨、手部等骨骼较突出的部位、皮肤色素密度高或年老患者时，应降低能量密度。

5. 操作经验丰富者，可在患者（尤其是血管性疾病患者）皮损处，重复光斑进行治疗。

【注意事项】

1. 治疗前必须清洁治疗区，清除残留的化妆品。

2. 当患者初次接受强脉冲光治疗时，护理人员需对患者做好心理护理。护士主动与患者沟通，耐心讲解强脉冲光治疗的注意事项、适应证以及治疗后的注意事项。同时引导患者正确面对治疗效果，避免期望值过高而失望。

3. 治疗中通常在患者的皮肤表面涂抹一层冷凝胶来提高治疗手具的制冷效果。虽然强脉冲光治疗手具貌似不直接接触皮肤，但仍存在接触人体皮肤的可能性，因而每一个患者治疗后需对治疗手具进行清洁。

4. 强脉冲光虽并发症较少，但还应提醒患者，如有不适及时就诊。

5. 禁忌证：①患者近期有暴晒史；②对光敏感者或近期服用

过光敏药物者；③患卟啉病及其他个人或家族中有瘢痕体质者；④皮肤恶性肿瘤或癌前病变者；⑤患糖尿病、心脏病等严重疾病者；⑥妊娠期或哺乳期患者；⑦患有进展期银屑病、白癜风等易出现同形反应疾病者；⑧治疗部位皮肤破损或存在感染病灶。

【操作并发症及处理】

1. 刺痛、灼热、红肿、紧绷、红斑、水肿及皮肤瘙痒 这些反应通常是强脉冲光治疗后的正常现象，给予冰敷可以缓解症状。使用具有抗刺激、抗炎、抗过敏等功效的面膜，能更好地缓解因治疗而出现的不适症状。面膜使用前最好给予冷藏，对治疗后的皮肤有良好的效果。

2. 皮肤干燥、敏感和脱屑 患者接受强脉冲光治疗后，其热效应及其他相关生物学效应可影响皮肤的屏障功能。应根据皮肤类型选择温和的医学护肤产品，以增加皮肤所需要的水分、营养，增加角质形成细胞活力，修复皮肤屏障功能，增强强脉冲光的治疗效果。

3. 色素异常 出现色素沉着或色素减退。常见于肤色较深的患者或能量密度过大时引起。多数为暂时性色素沉着，一般能自行恢复。较难处理的色素沉着者可外用褪色剂；色素减退者可行准分子激光照射。

4. 水疱 一般由能量密度过大或冰敷时间不够引起。较小水疱可不予处理。若水疱较大，皮肤消毒后用无菌注射器抽取疱内液体，注意不要碰掉水疱的表皮，外涂庆大霉素和氧化锌油混合液。嘱患者保持创面清洁、干燥，避免沾水。结痂后痂皮要自行脱落，勿用手撕掉。

（王聪敏）

第十四节　激光脱毛技术

激光脱毛是建立在选择性光热作用的基础上，在特定波长、脉宽、能量密度下，对色素靶目标精确而选择性热损伤，毛囊和毛干中丰富的黑色素吸收了光能后，温度急剧升高，从而导致毛囊组织的破坏，将毛发去除。

【操作目的及意义】

1. 通过激光脱毛可以去除多余毛发，目前是安全、快捷、长久的脱毛技术。

2. 多余毛发是困扰大多数女性及少数男性的一个普遍性的美容问题，不但造成患者生活不便，而且会引起心理负担。因此，去除过多的毛发具有重大的医学和社会意义。

【操作步骤】

1. 操作准备

（1）护士准备：衣帽整洁，洗手，戴口罩。收集患者的一般资料、现病史、既往史、药物过敏史及询问有无禁忌证等。评估患者治疗部位皮肤情况，观察局部皮肤是否完整、光滑，有无破损、感染、色素或血管性疾病，是否使用外用药物等。

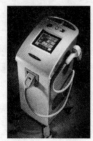

图4-14-1 激光脱毛治疗仪

（2）物品准备：治疗盘1个（激光防护眼镜、备皮刀、刀片、冷凝胶、涂胶板、纸巾、棉签、复合碘消毒液、0.1%新洁尔灭、清洁手套、一次性中单）、锐器盒、激光脱毛治疗仪（图4-14-1）、照相机。

（3）患者准备：进行激光脱毛前向患者做好解释工作，介绍脱毛的目的、方法、意义及注意事项，以取得患者的配合。与患者充分沟通后，签署激光脱毛治疗知情同意书。

2. 操作方法

（1）治疗区留取照片。

（2）更换一次性床单、一次性备皮刀片，清洁治疗部位后开始备皮，首先在治疗部位均匀涂抹冷凝胶，然后顺着毛发的生长方向剃净毛发。如果对于疼痛非常敏感或是毛发较浓密的患者可采用表面麻醉，塑料膜封包0.5~2小时即可。

（3）接通电源，预热仪器。操作者及患者戴好防护眼镜。

（4）治疗部位均匀涂抹冷凝胶，设置参数，开始治疗。

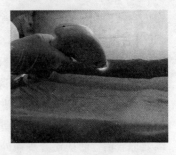

图4-14-2 患者进行脱毛治疗

（5）手持治疗头垂直于皮肤，与治疗区保持良好的接触（图4-14-2）。发射一个光斑后立即抬起治疗头，并移向下一个光斑处，直至治疗结束。最后将治疗部位的冷凝胶轻轻地去除。

（6）观察治疗后局部皮肤的反应，立即进行冰敷15分钟左右，毛发较重的部位可延长冰敷时间。冰敷后无须包扎并告知患者接受治疗后的注意事项。

（7）整理用物。

3. 操作评价

（1）严格操作流程，治疗即刻皮肤反应良好。

（2）患者舒适，未发生不良反应。

【操作重点及难点】

1. 粗而黑的毛发是激光脱毛的理想适应证。处于生长期的毛发黑素含量最高，此时治疗最有效，而处于休止期和退行期的毛发对光能量无效。毛发粗密、较黑的部位，如腋窝、发际、四肢、胸腹部、比基尼等部位对激光反应好，治疗次数少，一般3～5次即可；而上唇毛发相对较细、颜色较浅，黑素吸收激光产生的热量少，不足以破坏毛囊，治疗效果欠佳，需要7～10次治疗，甚至更多。不同部位毛发的生长周期长短不一，其治疗间隔时间也不同。腋窝、发际、四肢等部位毛发生长缓慢，休止期相对较长，间隔时间可相对延长（6～8周），而唇部、面颊、眉间等部位毛发生长较活跃，治疗间隔时间短（4周左右）。此外，对于肤色颜色较深的患者需要特别慎重，其效果相对较差，脱毛次数多，治疗要个体化。

2. 最佳的治疗反应是皮肤毛囊口红肿、凸起。如果所设置的能量合适，在治疗过程中患者会感到毛囊被针刺的疼痛感。

【注意事项】

1. 治疗前必须清洁治疗区，清除残留的化妆品。

2. 备皮时在治疗区涂抹薄薄的一层冷凝胶，起到润滑的作用并且要顺着毛发的生长方向进行刮毛，防止刮破皮肤。避免不涂抹冷凝胶或其他润滑剂直接备皮，如不小心损伤皮肤表皮，须消毒处理。治疗时应避开皮损处，术后涂抹抗生素软膏。

3. 告知患者术后数周内破坏的毛发就会脱落，在此期间避免拔毛、刮毛。

4. 对接受激素治疗者或有潜在内分泌疾患者，应告知脱毛效果可能不佳。

5. 激光脱毛虽并发症较少且能自行恢复，但还应提醒患者，如有不适及时就诊。

6. 尽管目前脱毛技术非常成熟，也非常有效，但是要达到绝对意义上的永久性脱毛是非常困难的，只能做到相对永久性除毛。对治疗效果的期望值很高的患者，可能会感到失望，治疗开始前，应和患者做好详细的讲解和沟通。

7. 由于选择性光热作用原理，只要选择合适的波长、脉宽和能量密度，激光就能精确地破坏毛囊而不引起临近组织的损伤。

8. 禁忌证：①瘢痕体质者；②妊娠及哺乳期妇女；③6周内使用过其他方式脱毛的患者，如蜡脱等；④近期服用光敏药物的患者或治疗前6个月内服用过维A酸类药物者；⑤治疗部位皮肤破损或存在感染病灶；⑥治疗前1月内有暴晒致皮肤较黑者。

【操作并发症及处理】

1. 局部红斑、毛囊性水肿、烧灼感、疼痛感　较常见，主要与激光能量和表皮中的黑素有关。治疗后即刻给予患者冰敷，可减轻术后疼痛、红斑、水肿等不良反应，通常不需要止痛剂，一般数小时内即可消退。

2. 毛囊炎　一般在男性络腮胡部位较多见。治疗后避免剧烈运动、泡热水澡等，可预防毛囊炎的发生。若已发生毛囊炎，可给予局部外用消炎药膏。

3. 色素异常 色素沉着、色素减退，见于肤色较深或近期晒黑的患者。多数为暂时性，一般能自行恢复。

4. 表皮损伤 一般由于能量过大引起。选择合适的参数可避免。

5. 剧烈瘙痒、荨麻疹、严重的水肿和红斑 均有报道。如有发生，可给予外用糖皮质激素、抗组胺药治疗。

（姚美华）

第十五节 射频治疗技术

射频治疗属于非剥脱性的紧肤技术，用于皮肤美容的主要射频有单极射频、双极射频和多极射频。射频能量可以作用于皮肤深层，组织对射频能量的吸收取决于组织中含水和电解质成分，与皮肤黑色素无关，克服了表皮屏障作用，在保护表皮的同时可促进新胶原增生，重新排列，从而达到去皱紧肤的目的。

【操作目的及意义】

射频治疗技术主要是保持皮肤年轻化，用于治疗皮肤松弛、皮肤橘皮样改变，减少皱纹等。

【操作步骤】

1. 操作准备

（1）护士准备：衣帽整洁，洗手，戴口罩。收集患者的一般资料、现病史、既往史、药物过敏史及有无禁忌证等，评估患者治疗部位皮肤情况，观察局部皮肤是否完整、光滑，有无破损、感染、色素或血管性疾病，是否使用外用药物。

（2）物品准备：治疗盘1个（润滑剂、测温仪、纸巾、棉签、清洁手套、一次性中单）、照相机、射频治疗仪（图4-15-1，图4-15-2）。

（3）患者准备：进行射频紧肤治疗前向患者做好解释工作，讲解射频治疗的目的、方法、意义、注意事项及复诊时间，以取得患者的配合。充分沟通后，让患者签署射频治疗知情同意书。

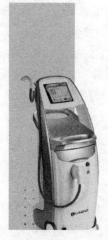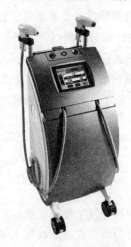

图4-15-1 射频治疗仪　　图4-15-2 射频治疗仪

2. 操作方法

（1）清洁治疗区。用洁面乳或清水清洁治疗部位皮肤。

（2）留取照片。请患者休息约5分钟后对治疗部位拍照存档。

（3）射频紧肤治疗可以不用任何麻醉剂。若患者希望消除治疗时的不适，可采用表面麻醉乳（一般不推荐使用），采用塑料膜封包0.5～2小时左右即可。

（4）更换一次性床单，协助患者取利于治疗的舒适体位，并充分暴露治疗区。

（5）接通电源，预热仪器。

（6）在治疗部位均匀涂抹润滑剂。

（7）治疗时，电极头与皮肤保持垂直，用力均匀，轻柔地与皮肤接触。治疗期间注意与患者沟通，经常询问患者的感受，并用测温仪随时测试皮肤温度，细心观察治疗皮肤的反应，根据患者的感受及皮肤温度和治疗后反应随时调整治疗参数，直至完成治疗。

（8）治疗结束后将皮肤上的润滑剂清洗干净。

（9）整理用物，交待注意事项。

3. 操作评价

（1）治疗即刻皮肤反应良好。

（2）患者舒适，未发生不良反应。

【操作重点及难点】

1. 在脂肪含量较少的皮肤表面操作时，要降低射频能量，因为能量不能穿透骨骼而集中于皮肤层，避免损伤皮肤。

2. 治疗头要与皮肤保持垂直，治疗有棱角或弧度较大的部位时，治疗头应随着角度的改变而随时转变，始终保持与皮肤垂直。

【注意事项】

1. 尽量不要使用表面麻醉药，更不应该使用其他任何麻醉方式，例如局部注射或神经阻滞麻醉。因为疼痛是人体器官的一种自然防御反应，这样可以避免灼伤及相应的后遗症。如果电热效应太高而患者由于过度麻醉的原因没能感觉到相应的痛感，可能会伴发严重的组织损伤。另一方面，太少的热效应可能达不到足够的疗效。

2. 射频紧肤虽并发症较少，但还应提醒患者，如有不适及时就诊，以便得到及时正确的处理。

3. 嘱患者日常生活中要注意防晒，防止皮肤出现色素沉着、光老化。

4. 禁忌证：①带有任何活性植入物（如心脏起搏器）或有永久性植入物（如金属接骨板或化学物质）的患者；②有癌症病史及严重并发症的患者，如糖尿病、充血性心脏病、癫痫症等；③使用免疫抑制类药物或患有免疫抑制类疾病者；④妊娠及哺乳期妇女；⑤凝血功能障碍或使用抗凝血药物者；⑥治疗部位皮肤破损或存在感染病灶；⑦瘢痕体质者。

【操作并发症及处理】

1. 皮肤灼热、红肿　此类反应是暂时性的，24 小时可自行恢复。嘱患者 2 日内局部避免接触热水，避免剧烈运动。

2. 皮肤干燥、敏感和脱屑　这是射频热效应及其他相关生物学效应，可影响皮肤的屏障功能。应根据皮肤类型选择温和的医学护肤产品，以增加皮肤所需要的水分、营养，增加角质形成细胞活力，修复皮肤屏障功能。

（姚美华）

第十六节　激光溶脂技术的配合

激光溶脂技术（Laser de‑fatting technology）是一项最新的瘦身技术，其是结合等离子体激光技术和注射技术的一种去脂手术。其工作原理是先对需要消脂的部位进行药物注射，让脂肪软化分解了以后，再运用一定能量的特殊激光，经电脑数字定位后在体外对着肥胖部位照射数分钟，将体内脂肪溶化掉，从而达到明显的瘦身效果。

【操作目的及意义】

1. 减少脂肪细胞数目，增加皮肤紧实度。

2. 预防和减少手术并发症。

【操作步骤】

1. 操作准备

（1）护士准备：按手术室标准更鞋，更衣，戴帽子和口罩。

（2）物品准备：激光溶脂机、无菌器械包（内置握柄、穿刺探针、面部吸脂针、面部注水针、治疗碗、弯盘、手术剪、持针器、弯钳、卵圆钳、整形镊、无菌纱布、治疗巾、纱球、纱布、纱垫）、无菌敷料包（中单）、无菌手术衣、无菌手套、无菌手术刀片、一次性注射器、无菌镭射光纤（环氧乙烷熏蒸）、局部麻醉溶剂（0.9%生理盐水、0.2%盐酸利多卡因注射液、0.1%盐酸肾上腺素注射液、5%碳酸氢钠注射液）（图4‑16‑1）。

（3）患者准备

①询问患者健康史：有无药物过敏史、既往史、手术外伤史、用药史（术前1~2周是否应用抗凝类、血管扩张类及激素类药物，如阿司匹林、维生素K等）、生活嗜好（如有无吸烟史等）。

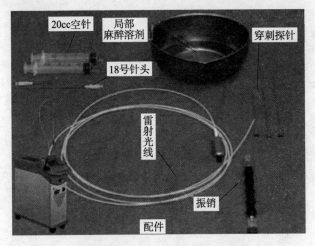

图 4 - 16 - 1　激光溶脂技术的用物准备

②现病史（体格检查、化验检查）；对中重度肥胖的患者，需鉴别是否为病态性肥胖。对肥胖型患者更重要的是治疗原发性疾病。

③女性患者是否处于月经期。

④患者术区皮肤常规清洁。

⑤是否佩戴活动性义齿、隐形眼镜、首饰等。

⑥对患者心理评估，了解其心理、就诊目的等。

⑦细心地为患者介绍手术方式，说明麻醉的效果与手术的安全性，并向患者说明术前需要做好哪方面的准备。

⑧讲解术后可能会出现的反应，耐心解答患者的每一个问题。

⑨患者术前期望值与术后满意度有密切相关性，指导患者对手术结果有恰当的期望值。

⑩术后使用合适的弹力紧身衣在治疗区域进行适中的压缩，面颊和下颏需要 24～48 小时，其他部位 7～10 天。淋浴时弹力紧身衣可以临时脱掉。

2. 操作方法

（1）巡回护士配合的操作方法

①手术开始前，检查手术间各种药品物品、是否齐全，室内激光溶脂机、各种手术灯、吸引器、供氧系统是否良好，调节手

术室温度、手术野光线，选择适合的音乐播放。

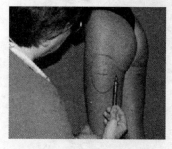

②与器械护士共同准备手术所需的器械及物品。

③再次核对患者信息。

④协助医生标记吸脂区域（图4-16-2）。

⑤询问患者身体状况，向患者解释手术目的及术中配合的注意事项，根据手术部位的不同，摆放合适的体位，尽可能保证患者舒适、安全。

图4-16-2 标记吸脂区域

⑥建立外周静脉通路。

⑦为手术人员提供无菌物品，协助器械护士、医生穿无菌手术衣，铺无菌器械台。

⑧肿胀麻醉液的配制：在500ml的生理盐水中加入2%盐酸利多卡因注射液20~30ml、1:1000的盐酸肾上腺素注射液1ml、8.4%碳酸氢钠注射液2.5~5ml（表4-1）。

表4-1 肿胀麻醉液的配制

1000ml 生理盐水 + 5ml8.4%碳酸氢钠 + 1ml肾上腺素		患者体重（kg） 最高麻醉溶液安全剂量（ml）								
+2%利多卡因（ml）	利多卡因（mg）	50kg	55kg	60kg	65kg	70kg	75kg	80kg	85kg	90kg
50ml	相当于1000mg	370ml	407ml	444ml	480ml	517ml	554ml	591ml	628ml	665ml

⑨与手术医生、麻醉医生、器械护士核对术中用药，计数纱布、器械并记录。

⑩连接激光溶脂机，根据脂肪量的多少选择能量。脂肪量越大，需要照射的总能量越大。根据医生实际操作需求，随时调整能量的大小（表4-2）。

表 4 – 2 根据脂肪量不同选择不同的能量

治疗区域	总能量	功率
眼袋	每一侧 500J	3W
面颊	每一侧 1000J	6 ~ 10W
下颏	1500J	6 ~ 10W
臂（蝙蝠翼）	每一侧 4500J	6 ~ 10W
上腹部	3000J	6 ~ 10W
下腹部	3000J	6 ~ 10W
股骨转子区（马鞍包）	每一侧 4000J	6 ~ 10W
臀部	每一侧 5100J	6 ~ 10W
大腿内侧	每一侧 3500J	6 ~ 10W
膝盖	每一侧 3000J	6 ~ 10W
由注射填充引发的肉芽肿	不同的 a/c 尺寸	6 ~ 10W

⑪手术过程中随时提供术中所需物品，术中注意观察生命体征、血氧饱和度等，正确记录抽吸混合物，观察颜色和量，尤其注意术区皮肤颜色，防止激光灼伤造成皮肤部分或全层坏死，导致术后色素沉着或遗留瘢痕。如有灼伤迹象应立即停止操作，冷敷患处。并立即停止术区操作。

⑫手术结束后协助医生加压包扎伤口。

（2）器械护士的配合操作方法

①详细核对术者，术前1天访视，了解病情及需要。

②根据术者的具体情况、手术方式，与巡回护士共同准备手术所需的器械及物品。

③刷手、穿无菌手术衣和戴无菌手套。

④铺无菌器械台，并将器械排列整齐。

⑤协助医生铺手术单。

⑥与手术医生、麻醉医生、器械护士核对术中用药，计数纱布、器械并记录。

⑦连接握柄及穿刺探针（穿刺探针的选择，根据手术部位不同，选择不同型号的探针），将光导纤维导管插入已经安装好的

穿刺探针的手柄内，光纤末梢要溢出导管（最大2mm），并将光导纤维导管连接头交予巡回护士连接主机。

⑧协助医生注射麻醉肿胀液（表4-3），手术过程中需要全程注视激光的照射，因此在手术中需注意对医护人员眼睛的保护，有条件者佩戴护目镜（图4-16-3，4-16-4）。

表4-3　注射麻醉肿胀液的部位及用量

部位	肿胀麻醉液用量
眼袋	每一侧5ml
面颊	每一侧50ml
下颏	50ml
臂（蝙蝠翼）	每一侧60～80ml
腹部	160～200ml（每一侧扇形40～50ml）
股骨转子区（马鞍包）	每一侧100ml
臀部	每一侧60～80ml
大腿内侧	每一侧100ml
膝盖	每一侧50ml
由注射填充造成的肉芽肿	不同的a/c尺寸

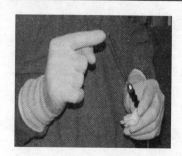

图4-16-3　检查光纤手柄

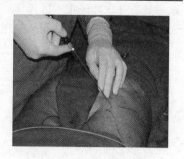

图4-16-4　抽吸脂肪

⑨皮肤缝合后协助医生包扎伤口。

⑩处理器械及其他物品。

3. 操作评价

（1）患者/家属能够知晓护士告知的事项，对服务满意。

（2）操作过程规范、安全、有效。

（3）患者出现异常情况时，护士处理及时。

【操作重点和难点】

1. 过热可能导致皮肤烧伤。在治疗期间，如果治疗区域被过度加热，应停止激光应用，并且立即冷却，用冷水降低皮肤温度，制止灼烧过程和防止或减少肿胀。禁忌使用冰块，因为这可能减少区域的血液供应，使所有损害持续恶化。应先治疗其他区域，然后再继续操作。

2. 任何怀疑激光辐射到眼睛的情况，均应在 24 小时内由有资质和经验的眼科专家进行检查。

3. 光纤是极其脆弱的，因此必须与其他器械分开清洗保管。术后彻底去除残留组织，需切断光纤时注意不要一下切断光纤，仅用切割钳切开一小口，再用手指从切口处扯断光纤，去除末端部分。光纤不要弯曲或缠绕成小的回圈，末端套上相应的黑色保护套，以免接触其他物件，而降低其输出的功率。定期对光纤进行测试，如果出现光点亮度下降或弥散，暗示可能存在系统损坏或不能正常工作。金属操作手柄、负压抽吸引头、各种型号的金属保护套、切割手柄、切割钳等特殊器械也应彻底清洁。

4. 激光溶脂机使用完毕后用专用清洁软布清洁，勿碰水，放置于专用手术间，盖好防尘罩，并做好使用登记记录。

【注意事项】

1. 适应证

（1）皮下脂肪堆积伴中等程度的皮肤松弛。

（2）小范围的皮下脂肪堆积，尤其是面颈部的局部脂肪堆积。

（3）致密的皮下脂肪堆积，如项部脂肪垫。

（4）吸脂引起的皮肤凹凸不平的修整。

（5）用传统负压吸脂可能会导致皮肤松弛的部位。

（6）较大或多发的脂肪瘤。

（7）皮瓣的二次改薄。

（8）皮肤蜂窝状改变。

（9）男性乳房肥大。

2. 禁忌证

（1）心、肺、肝、肾等主要脏器功能减退，糖尿病、血液系统异常等情况，不能耐受手术。

（2）心理障碍或期望值过高、对自身形体要求过于苛刻或偏执者。

（3）皮肤严重松弛而皮下脂肪组织过少。

（4）局部皮肤感染。

（5）局部静脉曲张、静脉炎患者。

（6）妊娠妇女。

（7）未成年人。

【操作并发症及处理】

1. 脂肪栓塞综合征　理论上讲，激光溶脂后由于脂滴的溢出，术后血液和尿液中可能会出现少量的游离脂肪，但很快被分解吸收，不会造成严重的并发症。但如果组织损伤严重伴有血管破裂，大量脂肪进入血液后，可能导致脂肪栓塞和脂肪栓塞综合征。常规吸脂后脂肪栓塞的发生率大约1.13:10000，常发生在72小时内，75%的脂肪栓塞都侵及肺部微循环。如果脂肪栓子通过肺部而进入体循环，则可引起全身的栓塞症状。临床表现为术后发生不明原因的急性呼吸困难、发绀、血压下降、心率增快、PO_2 与 PCO_2 值均降低、血红蛋白急剧降低，皮肤和黏膜出血点、胸部 X 线显示肺部不均匀密度以及尿内可查到脂肪颗粒等征象。

处理方法：脂肪栓塞综合征应以预防为主，保持有效的循环血量，避免低血容量性休克。术后密切观察患者生命体征的变化，如有异常立即通知医生，给予相应检查及对症处理。

2. 出血、血肿及血清肿　由于激光的作用，激光溶脂对于组织的创伤较传统吸脂轻，使出血大大减少，但少量的出血还是无法避免的，仍应予以高度重视。出血、术后加压不当及引流不畅还会导致血肿及血清肿的发生。

处理方法：术后密切观察患者术区疼痛及肿胀程度，关键在于防范，术后局部常规加压包扎，出现血肿立即告知手术医生。小的血肿不必处理，大的血肿需要抽吸后局部加压包扎，但完全消散需要时间较长。

3. 感染　可能会发生局部或全身的感染，关键在于防范和严格的无菌操作。

处理方法：手术范围大的患者术后遵医嘱给予抗生素预防感染。一旦发生感染，应遵医嘱给予大剂量的抗生素及必要的支持治疗，如果必要，医生应及时彻底地清创。

4. 皮肤坏死　主要是操作不慎导致的局部皮肤灼伤，损伤皮肤全层或皮肤血管网，使皮肤失去血供而发生坏死。

处理方法：预防措施主要是规范操作，光导纤维末端要保持移动，不可过长时间停在同一点发射激光，照射时不可过浅，尽量保护真皮下血管网的完整。

5. 烧伤　因治疗接近皮肤表面的表浅脂肪积蓄，特别是下颏，如果没有保持光纤顶端连续流畅的运动，可能导致较小的皮肤烧伤。

处理方法：在术中局部皮肤可给予适当冰敷，这些烧伤通常是小面积的并且不需要特殊的措施，因为它们会自愈。

6. 皮肤瘀斑　由于波长 1064nm 激光对小血管的凝固作用，使青肿减到最小，但仍有小面积可能显现。

处理方法：术中注意出血情况，必要时术后遵医嘱给予止血药物。

7. 暂时性感觉减退　感觉的改变可能由于表面神经纤维的机械损伤。

处理方法：神经组织对 1064nm 激光能量吸收不好，因此这种组织损伤可能是机械创伤，不需做任何处理，一般 1~3 个月可自行恢复。

（刘畅　祁子煊）

第十七节　皮肤激光外科的表面麻醉技术

表面麻醉是将穿透力强的局麻药敷于皮肤、黏膜表面，通过在皮层痛觉感受器和神经末梢处积聚表面麻醉剂，产生皮层麻醉作用。表面麻醉药有可卡因、苯佐卡因、丁卡因，此类药物不良反应较多，限制了其在皮肤激光外科的使用。目前，激光治疗常用的表面麻醉剂为混合 2.5% 利多卡因和 2.5% 丙胺卡因的复方制剂，如美国生产的 EMLA 和国产的复方利多卡因乳膏。

【操作目的及意义】

1. 表面麻醉剂能够减轻患者激光治疗时的疼痛，减轻患者的痛苦。

2. 治疗前使用表面麻醉剂可使患者较好地配合治疗。

【操作步骤】

1. 操作准备

（1）护士准备：衣帽整洁，洗手，戴口罩。评估患者治疗部位的皮肤情况，观察局部皮损，有无破损、感染，是否使用外用药物等。收集患者的一般资料、现病史、既往史、药物过敏史及有无禁忌证等。

（2）物品准备：治疗盘一个（面巾纸、洁面乳、棉签、0.1% 新洁尔灭、表面麻醉剂、保鲜膜）、照相机。

（3）患者准备：进行表面麻醉技术治疗前向患者做好沟通工作，讲解麻醉的目的、方法、意义及注意事项等，以取得患者的配合。

2. 操作方法

（1）清洁皮肤。用洁面乳或清水彻底清洁皮肤。

（2）留取照片。让患者休息约 5 分钟后对治疗部位拍照存档。

（3）在皮肤表面涂上一层厚厚的复方利多卡因乳膏，外用保鲜膜封包（图 4 - 17 - 1）。

（4）待麻醉药起效后，先用纸巾擦掉多余药物，再用清水彻底清洗干净。皮肤消毒后开始激光治疗。

（5）整理用物。

3. 操作评价

患者舒适，未发生不良反应。

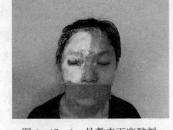

图4-17-1 外敷表面麻醉剂

【操作重点及难点】

1. 表面麻醉药使用剂量：成人和1岁以上的儿童大约$0.15g/cm^2$，涂药时间至少1小时，最长5小时；大面积手术大约$0.15\sim0.2g/cm^2$，涂药时间至少2小时，最长5小时。$3\sim12$月婴儿在$16cm^2$面积大小的皮肤表面最多涂用2g的乳膏，涂药时间大约1小时。在黏膜部位涂$5\sim10g$，约$5\sim10$分钟，不需覆盖密封敷膜，即可开始治疗。

2. 在敷保鲜膜封包时，注意鼻孔处的保鲜膜要用防敏胶带固定，避免保鲜膜随呼吸堵住鼻孔。婴幼儿用药时尤其注意。

【注意事项】

1. 光动力治疗时，是否能用表面麻醉剂来减轻疼痛尚没有严格的定论，但有人认为现有的光敏剂能与利多卡因等药物相互影响，可能会降低前者的治疗作用。因此不建议在光动力治疗中使用。

2. 涂抹表面麻醉剂时，眼睛周围要小心，药膏要离眼睛有一定距离，嘱患者不要频繁眨眼，避免药膏进入眼睛。

3. 禁忌证：①3个月以内的婴儿或正在接受高铁血红蛋白诱发剂治疗的$3\sim12$个月的婴儿；②对药物过敏者。

【操作并发症及处理】

1. 红斑和或白斑、瘙痒、烧灼感 这些症状一般较轻微，无须处理，可自行恢复。

2. 过敏 极为罕见，可表现为皮肤表面或全身过敏现象。用药前应详细询问患者药物过敏史，可预防。一旦出现过敏症状，及时对症处理。

3. 高铁血红蛋白血症 常发生于新生儿,属于麻醉药物的不良反应。由于新生儿的高铁血红蛋白还原酶通路没有成熟,所以易发生高铁血红蛋白症。禁止用于 3 个月以内的婴儿。

4. 眼睛的损伤 因表面局麻药不小心进入眼睛导致。当发现药物进入眼睛,应用清水及时、彻底地清洗。

5. 恶心、呕吐 较少见。个别患者可出现一过性的恶心、呕吐的症状。

(王聪敏)

第五章

皮肤中医美容护理操作技术

第一节 面部按摩美容技术

面部按摩美容是运用各种手法刺激头面部经络腧穴，以达到养颜护肤、延缓衰老目的的一种美容方法。头面部是美容按摩的重点，手三阳经止于头部，足阳经起于头部，手三阳与足三阳在头面部交接，故有"头者，诸阳之会"的说法。手足三阴、奇经八脉也与头面相连通，将五脏、六腑的精气不断输送到头面部，使头面部的毛发、皮肤、眼、耳、口、鼻、舌行使其正常的功能。由于头面部和脏腑经络之间有着极其密切的联系，故可通过手法的刺激作用，调整人体生理功能从而达到美容效果。健康的美才是真正的美，面部按摩美容集保健与美容于一体，使健康与美容相辅相成，美容疗效可靠，易于操作，便于推广。

【操作目的及意义】

1. 通过按摩经络，系统调节人体阴阳、脏腑、经络、气血津液的平衡。

2. 通过按摩体表，产生局部的物理效应，促使面部皮肤的毛细血管扩张，血液循环改善，祛除衰老萎缩的上皮细胞，增强皮脂腺、汗腺功能，增进皮肤的光泽，维持皮肤的弹性，使面色红润，青春焕发，容貌增辉。

【操作步骤】

1. 操作准备

（1）护士准备：衣帽整洁，洗手，戴口罩，保持手部温暖。评估患者治疗部位的皮肤状况。

（2）物品准备：洗面巾、按摩膏、面盆、温水。

（3）患者准备：治疗前应向患者做好解释工作，介绍治疗的目的、方法及意义，以取得患者的配合。清洁面部皮肤，无任何化妆品及清洗剂残留。

2. 操作方法

（1）面部按摩手法

面部按摩时，多采用中指和无名指两指的指腹按摩，在按抚放松时，则多用整个手掌或大鱼际、小鱼际。

①按抚法：多用指端（小面积）或手掌（大面积），在面部皮肤上缓慢而有节奏地滑行，多用在按摩的开始和结束。作用：促进血液循环，刺激皮脂腺、汗腺的排泄，促进淋巴液的回流，有利于废物的排出，以及充分滋润皮肤。

②打圈法：两手的中指和无名指两指并拢，在面部做画圈运行，圈小而密，或竖圈，或横圈，多用在面颊部及额部，有一定的力度。作用：摩擦生热，促进血液循环，加速新陈代谢，增加皮肤弹性，防止肌肉松弛下坠。

③揉捏法：大拇指与其他手指相配合，用指腹的力量，在松弛的肌肉上做指捏、轻推、滚动摩擦等动作，多用于下颏部、面颊部，力度适中，动作缓慢，禁用于眼部。作用：提高表皮纤维弹性，防止肌肉松弛，促进新陈代谢，增强细胞的再生能力，清除皮肤表面污物，使皮肤润滑爽洁。

④提弹法：四指指尖在面部轻弹皮肤（钢琴状）或由侧面向上弹拨皮肤，力度一定要适中，弹法最适合于眼周，掌握好节奏是关键。作用：刺激皮下肌层，防止松弛及衰老，增强皮肤的吸收功能，达到营养与治疗的目的，刺激神经系统，增加皮肤的弹性。

⑤抹法：以手指指尖或手掌，紧贴皮肤表面，来回摩擦，动作连续，一气呵成，如额头、全面部的上下拉抹，眼眶的轮刮等。作用：开窍镇静、清醒头目、扩张血管、消除皱纹。

⑥按法：用手指或手掌在体表某部的穴位上，逐渐用力下压，忌猛点、猛提，按压方向要垂直，用力由轻到重、再到轻，使刺激充分到达肌体组织深部，常与揉法结合使用。作用：通经活络，散瘀止痛，维持阴阳平衡。

（2）常用的按摩穴位与定位

百会：在前发际上 5 寸，头顶前后正中线，两耳尖连线交点处。

太阳：在眉梢和外眼角中间，向后约 1 寸的凹陷处。

印堂：在两眉弓毛内侧端之间的中点，相当于额骨间隆起部。

阳白：在眉弓与前发际之间下 1/3 处，直对瞳孔。

攒竹：在眉内侧的凹处。

瞳子：由外眼角向外移一指左右的凹陷处。

人中：在鼻唇沟上 1/3 与下 2/3 交界处。

四白：直视，在目下一寸，直对瞳孔，眶下孔处。

承泣：在眶下缘正中处与眼球之间。

迎香：在鼻翼旁 5 分，鼻唇沟的上方凹处。

地仓：在口角旁 4 分处。

承浆：在下唇与下颌正中线的下 2/3 与 1/3 交界处。

颊车：在下颌角前上约一横指，咬肌突起处。

翳风：在耳垂后，张口凹陷处。

听宫：在耳屏中部前方，张口凹陷处，压迫时耳内作响。

听会：在耳屏下切迹前方，张口凹陷处。

风池：在枕骨下缘斜方肌与胸锁乳突肌之间凹陷处。

睛明：在两眼内眦角向上 2 分处。

（3）面部按摩基本步骤

第一步：额部按摩

①打小圈，点太阳；

②额头抹法走 V 字；

③打小圈，展抬头纹；

④打小圈，展"川"字纹；

⑤打大圈，点太阳；

⑥拇指点神庭、头临泣、头维穴，拉抹额部，中指点太阳；

⑦四指点弹额头；

⑧按抚前额。

第二步：眼部按摩

①拉抹眼眶、点攒竹、鱼腰、丝竹空穴；

②走小"8"字，点太阳；

③拇指点瞳子髎、球后、承泣、四白、睛明、攒竹、鱼腰、丝竹空，示指点印堂，眼部交剪手，中指点太阳；

④打圈，走大"8"字，展鱼尾纹。

第三步：面颊按摩

①沿三线摩小圈；

②大鱼际揉捏；

③轻揉，点按颊车、下关、上关、颧髎、迎香、地仓穴；

④双手交替轮指弹拨左侧脸颊；

⑤双手交替轮指弹拨右侧脸颊；

⑥同时轮指弹拨两侧下颌。

第四步：口鼻部按摩

①二指上下拉抹鼻侧；

②点承浆、地仓、人中、迎香穴；

③口部交剪手，点颊车；

④鼻头打圈；

⑤摩大圈，点弹迎香。

第五步：下颏部、颈部按摩

①搓下颏；

②摩小圈，揉捏下颏；

③四指弹拨下颏；

④点承浆、廉泉穴；

⑤拉抹下颏、颈部。

第六步：面部整体按摩

①开天门，抚"双柳"；

②全掌拉抚；

③轻推横抚；

④按抚前额，提下颏。

第七步：收式：以十指轻弹全脸皮肤，结束。

3. 操作评价

（1）按摩手法到位，动作熟练、流畅。

（2）患者无不适感。

【操作重点及难点】

1. 持久　每一手法，都应重复3－5遍，持续运用一定时间，才能达到效果。穴位按摩时，应"按而留之"，切不可按一下就离开，应遵循轻－重－轻原则。

2. 有力　具备一定的力度，应达到真皮层，甚至达到皮下肌层。根据不同的部位，不同的体质而定，如羽毛式轻滑过皮肤表面，则起不到任何治疗作用。

3. 均匀　操作时注意手法动作的节奏性和用力的均衡性，动作不可时快时慢，用力不能时重时轻。

4. 柔和　手法的变换、衔接应顺畅连续，做到"轻而不浮，重而不滞"。

5. 得气　在穴位按摩时，应有酸、胀、麻等感觉，说明经气已通，"气至而有效"。

【注意事项】

皮肤有过敏、严重痤疮，大面积脓疱症状时严禁按摩。

【操作并发症及处理】

面部美容按摩时如出现皮肤过敏现象，立即停止按摩。如过敏严重，遵医嘱给予抗过敏治疗。

（周双琳　王聪敏）

第二节 中药面膜美容技术

中药面膜美容是将中药研磨成极细粉末加入到合适的成膜材料内，用水调成糊状敷于面部以达到护肤养颜、除皱抗衰的美容技术。它源于我国传统医学的药物外治法，中药面膜根据成膜基质的不同，分为硬膜和软膜两类。硬膜是以石膏粉、塑胶纤维素加入相应的中药混匀而成，主要用于治疗炎症性皮肤病，如痤疮、毛囊炎、脂溢性皮炎等。软膜是以淀粉、绿豆粉、鸡蛋清、蜂蜜等加入中药混匀而成，主要用于面部保湿、美白。

【操作目的及意义】

面膜紧贴于皮肤，在面部与空间形成一层隔膜。它能避免皮肤角质层水分的蒸发，使局部温度升高，并在干燥、凝固的过程中使毛孔收缩，对皮肤产生一定的吸附力。因此面膜对皮肤具有保持水分，促进血液循环、营养物质及药物的吸收，清除皮肤的污垢，舒展皮纹，收缩毛孔，使皮肤光滑、细腻、清爽而富有弹性等作用。

【操作步骤】

1. 操作准备

（1）护士准备：衣帽整洁，洗手，戴口罩。评估患者治疗部位的皮肤状况。

（2）物品准备：纸巾、营养底霜、调膜粉容器、倒棒、脱脂棉片或纱布。药物准备：①消炎：以龙胆草、马齿苋、大黄等清热解毒药物为主；②消肿：以野菊花、车前草、滑石粉等解毒利湿药物为主；③护肤：以茯苓、白芷、白及等美白药物为主；④止痒：以当归、桃仁、防风等活血祛风药物为主。

（3）患者准备：治疗前应向患者做好解释工作，介绍治疗的目的、方法、意义，以取得患者的配合。清洁面部皮肤，无任何化妆品及清洗剂残留。根据患者皮肤特点，用合适的营养底霜，均匀地涂于整个面部。用潮湿的薄棉片或两层纱布将眼睛、眉毛、嘴及鬓角裸露的所有毛发盖住。

2. 操作方法

（1）硬膜操作

①将250～300g左右的硬膜粉倒入容器内，用约150ml的蒸馏水（热膜用温热水）将膜粉迅速调成均匀糊状（图5-2-1）。

②将糊状膜粉迅速、均匀地涂于面部。一般情况下，倒冷膜时，可空出眼睛、鼻孔；倒热膜时，先用棉片遮盖眼部、口鼻部，然后由额部倾倒倒膜浆，再及面颊和下颌直至整个面部，随后用舌压板将倒膜浆刮匀，浆厚约5mm，倒模过程应在3分钟之内完成。热膜温度会升至40℃左右，持续10～15分钟后温度逐渐下降并变硬（图5-2-2）。

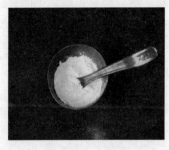

图5-2-1 硬膜粉

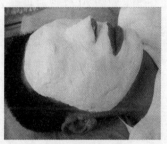

图5-2-2 面部敷膜

③上膜15～20分钟后，请患者做一个笑的动作，将膜与脸的上部皮肤分开（图5-2-3）。

④用双手的中指扶住下颌部模边，轻轻向上托起，使膜与脸颊皮肤完全分开，双手托住面膜，稍离顾客面部停留3～5秒，使患者眼睛适应光线后，将膜取下（图5-2-4）。

⑤将面部清洗干净，拍收敛性化妆水，涂润肤营养霜。

（2）软膜操作

①将250～300g左右的软膜粉倒入容器内，用约150ml的蒸馏水将软膜粉迅速调成均匀糊状。

②用小毛刷沾涂糊状膜粉，迅速、均匀地涂于面部和颈的前部，涂的顺序是从颈部开始，由下向上，由里向外，要注意避开

眉、眼、鼻孔、唇部。糊状膜粉即可迅速成为薄膜状,面膜约厚0.5cm。

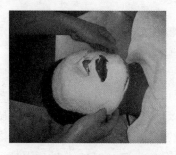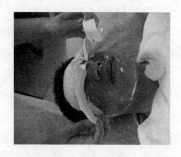

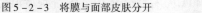

图5-2-3 将膜与面部皮肤分开 　　　　图5-2-4 卸膜

③上膜约20分钟后可除去薄膜,将软膜自边缘向中间轻轻揭下。借助面膜对分泌物和污垢的吸附作用而与面膜一并去掉,使皮肤爽快、洁净。

④用清水将面部清洗干净,拍滋润性爽肤水,涂润肤营养霜。

3. 操作评价

(1)面膜剂型及药物选择正确。

(2)操作流程熟练。

(3)患者皮肤无不适症状。

【操作重点及难点】

(1)敷膜时,应根据顾客皮肤状态,正确选用面膜;

(2)敷膜部位清楚、正确,倒模动作迅速、熟练,涂抹方向、顺序正确。

(3)敷膜厚薄适度、均匀,膜面光滑,能整膜取下。

(4)敷膜过程干净、利索,倒模全部结束,周围不遗留膜粉渣滓。

【注意事项】

(1)严重过敏性皮肤慎用;

(2)局部有创伤、烫伤、发炎、感染等暴露性皮肤症状者禁用;

（3）有严重的心脏病、呼吸道感染、高血压病等患者，在发病期应慎用或禁用；

（4）注意面膜的温度，以免烫伤皮肤；

（5）面膜干燥后会促使皮肤紧缩，出现皱纹，勿让面膜长时间停留在皮肤上。

【操作并发症及处理】

一般无操作并发症发生。

（王聪敏）

第三节　针刺美容技术

针刺美容技术是以中医经络学说和脏腑学说为指导，运用针刺的方法刺激腧穴，以疏通经气，恢复、调节人体脏腑气血功能，从而达到美容养颜、延缓衰老的一种方法。针刺技术包括毫针术、三棱针术、皮肤针（梅花针）术，皮内针术，火针术，电针术，水针（穴位注射）术，耳针术等。毫针疗法是以毫针为针刺工具，通过对人体经络、腧穴进行刺激来治疗疾病的方法。毫针疗法是针灸的最基本方法之一，是中医皮肤外治法的最重要的组成部分，本节主要介绍毫针技术。

【操作目的及意义】

调和气血，通畅经络，扶正祛邪。

【操作步骤】

1. 操作准备

（1）护士准备：衣帽整洁，洗手，戴口罩。评估患者治疗部位的皮肤状况。施术时，应尽量避免手指直接接触针体，若夹持进针，应用消毒干棉球作间隔物。

（2）物品准备：无菌棉球、75%乙醇、针具、针盒、镊子等。

（3）患者准备：治疗前应向患者做好解释工作，讲明治疗的目的、方法及意义，以取得患者的配合。暴露需要针刺的部位，选择既便于术者操作，又能使自身舒适、安稳的体位。

2. 操作方法

（1）缓慢进针法（捻转进针法）　右手持针柄，拇、示两指用力均匀缓慢捻转，捻转不超过180°，边捻针边加力，使毫针缓慢刺入穴位。此法疼痛轻，容易掌握，不弯针（图5-3-1）。

（2）快速刺入法（直刺法）　右手拇、示指和中指持针，直接迅速施加压力，毫针快速刺入穴3~5mm深（见图5-3-2）。此法进针快而不痛，已被广泛采用。

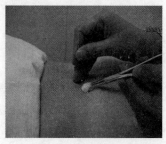 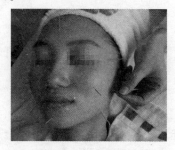

图5-3-1　缓慢进针法　　　　　图5-3-2　快速刺入法

（3）刺入捻进法　左手拇、示二指迅速将毫针直刺穴内3~5mm深，然后右手拇、示二指边捻边加压力，将毫针刺入穴位深部。此法适用于较长的毫针，其优点是进针快而不痛，可防止针身弯曲。

3. 操作评价

（1）严格掌握无菌操作。

（2）进针针法熟练。

（3）患者应有正常的针感（酸、麻、胀、痛），无其他不适感。

【操作重点及难点】

1. 针刺取穴的方法：主要分循经取穴和邻近取穴两大类。

皮肤病常用穴位：

（1）头面部：百会——主治脱发、白发、发际疮等；风池——主治瘙痒症、神经性皮炎、痤疮等；风府——主治风疹、脱发、瘙痒症等；大椎——主治黄褐斑、荨麻疹、湿疹、银屑病、红斑狼疮、痤疮等；迎香——主治酒渣鼻、痤疮等。

（2）上肢部：曲池——主治白癜风、痤疮、神经性皮炎、雷诺病等；合谷——主治带状疱疹、痤疮、冻疮、瘙痒症、荨麻疹、酒渣鼻等；外关——主治冻疮、手癣、神经性皮炎等；尺泽——主治荨麻疹、痤疮、湿疹、酒渣鼻等。

（3）下肢部：风市——主治荨麻疹、风疹、湿疹等；血海——主治银屑病、荨麻疹、湿疹、瘙痒症等；足三里——主治丹毒、臁疮、痤疮、荨麻疹等；三阴交——主治黄褐斑、湿疹、荨麻疹、脱发、神经性皮炎等。

（4）躯干部：大椎——主治痤疮、黄褐斑、荨麻疹、湿疹、银屑病、红斑狼疮等；肺俞——主治荨麻疹、痤疮、瘙痒症、湿疹、酒渣鼻等；肾俞——主治脱发、白发、黑变病、白癜风、银屑病等；大肠俞——主治荨麻疹、湿疹、瘙痒症、丹毒、臁疮等；命门——主治硬皮病、荨麻疹、阴部湿疹、血栓闭塞性脉管炎等。

2. 手法选择：根据"虚者补之""实者泻之"的原理，分别施用补泻手法。大凡暴病、实证、痛症皆用泻法；反之，久病、虚症、痒症皆用补法。

【注意事项】

1. 若发生晕针、弯针、折针等异常情况，应及时做出相应处理。

2. 凡过饥、过饱、酒醉、大汗、惊恐、疲乏等病者，均不宜用体针疗法。

3. 妊娠五月以内，下腹、腰骶禁针；五月以上，上腹部禁针；产后未满月或产后失血过多也应禁针。

4. 穴位的皮肤区域一定要严密消毒，特别是耳廓、鼻翼等部位，不要刺伤骨膜。

5. 针刺前要向患者说明情况，一定要防止晕针，若患者心慌、气短、面色苍白、汗多等，立即拔针，做相应处理。

6. 若因肌肉紧张或痉挛缠住针体造成滞针时，可向相反方向捻转，轻微捻动几下，便针体松动，即可继续捻转或者拔针。

【操作并发症及处理】

1. 晕针

（1）处理：立即停止针刺，将针全部起出，使就医者平卧，注意保暖。轻者仰卧片刻，饮温开水或糖水；重者在上述处理基础上，刺人中、素髎、内关、足三里、灸百会、关元、气海等穴。若仍不省人事，呼吸细微，脉细弱者，应配合其他急救措施。

（2）预防：初次接受针刺治疗或精神过度紧张、身体虚弱者，应先消除其对针刺的顾虑；选择合适的体位；手法要轻；若饥饿、疲劳、大渴时，应令进食、休息、饮水后再予治疗；医者在针刺治疗过程中，要精神专一，随时注意观察就医者的神色，询问就医者的感觉，一旦有不适等晕针先兆，及早采取处理措施。

2. 滞针

（1）处理：若因局部肌肉过度收缩而致，可稍延长留针时间，或于滞针腧穴附近进行循按或叩弹针柄，或在附近再刺一针；若因单向捻针而致，可向相反方向将针捻回，并用刮柄、弹柄法，使缠绕的肌纤维回释。

（2）预防：对精神紧张患者应先消除其不必要的顾虑；行针的手法应正确，避免单向捻转。

3. 弯针

（1）处理：出现弯针后不得再行提插、捻转等手法，应顺着弯曲方向将针起出。若为就医者移动体位所致，应使就医者慢慢恢复原来体位，局部肌肉放松后，再将针缓缓起出，切忌强行拔针，以防将针断入体内。

（2）预防：医者进针指力要均匀，并要避免进针过速、过猛。选择适当体位，在留针过程中，嘱患者不要随意更换体位。保护针刺部位，针柄不得受外物碰撞和压迫。

4. 断针

（1）处理：嘱患者切勿更换体位，以防断针向肌肉深部陷入。若残端部分针身显露于体外时，可用手指或镊子将针起出；若断端与皮肤相平或稍凹陷于体内者，可用左手拇指、示指两指垂直向下挤压针孔两旁，使断针暴露体外，右手持镊子将针取出；若断针完全深入皮下或肌肉深层时，应在 X 线下定位，手术取出。

（2）预防：术前应认真、仔细检查针具；避免过猛、过强地行针；在行针或留针时嘱就医者不要随意更换体位；针刺时应留部分针身在体外；发现弯针应立即出针，不可强行刺入、行针；滞针应及时正确处理，不可强行硬拔。

5. 血肿

（1）处理：微量的皮下出血可以自行消退，不必处理。若青紫面积大、局部肿胀疼痛较剧，应先行冷敷止血，再做热敷或在局部轻轻揉按，促使局部瘀血消散吸收。

（2）预防：仔细检查针具；熟悉人体解剖部位，针刺时避开血管；出针时立即用消毒干棉球揉按压迫针孔。

（周双琳　王聪敏）

第四节　艾灸美容技术

艾灸疗法是用艾绒作为施灸材料（图 5 - 4 - 1）在患处或腧穴进行灸治的一种方法。本法主要借助温热的力量而起到温经散寒、理气活血、回阳通经的目的。其灸法种类很多，本节仅介绍无瘢痕灸法、温和灸法和艾条隔药灸法。

【操作目的及意义】

理气活血，温经散寒，回阳通络。

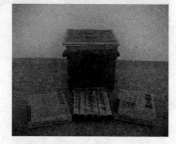

图 5 - 4 - 1　艾灸用物

【操作步骤】

1. 操作准备

（1）护士准备：衣帽整洁，洗手，戴口罩。评估患者治疗部位的皮肤状况。

（2）物品准备：艾条灸应选择合适的清艾条或药艾条，检查艾条有无霉变、潮湿，包装有无破损。艾炷灸应选择合适的清艾绒，检查艾绒有无霉变、潮湿。间接灸应准备好所选用的药材，检查药材有无变质、发霉、潮湿，并适当处理成合适的大小、形状、平整度、气孔等。温灸器灸应选择合适的温灸器，如灸架、灸筒、灸盒等。准备好火柴或打火机、线香、纸捻等点火工具，以及治疗盘、弯盘、镊子、灭火管等辅助用具。

（3）患者准备：治疗前应向患者做好解释工作，讲明治疗的目的、方法及意义，以取得患者的配合。暴露需要艾灸的部位，选择既便于术者操作，又能使自身舒适、安稳的体位。

2. 操作方法

（1）无瘢痕灸法：先在施术部位涂少量凡士林，再放上艾炷点燃，患者稍觉热烫时即去掉，另换一柱。一般灸3～5柱，以局部皮肤充血起红晕为度。

（2）温和灸法：将艾条一端点燃，距患处1.5～3.5cm进行熏灸，令局部有温热感觉而无灼痛，至稍起红晕为度。一般每处灸3～5分钟。

（3）艾条隔药灸法：先在穴位或皮损上覆盖适当药物，然后再以艾条施灸，至局部出现温热感为度。1次/日，每次30分钟（图5－4－2）。

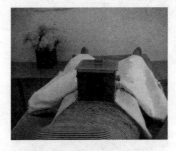

图5－4－2　艾条隔药灸法

3. 操作评价

（1）灸法操作熟练。

（2）严格掌握温度，有较强的安全意识。

（3）患者无烫伤及其他不适感。

【操作重点及难点】

1. 施灸的程序，一般是先灸上部，后灸下部；先灸背，后灸腹；先灸头部，后灸四肢；先灸阳经，后灸阴经。情况特殊，可灵活掌握。

2. 对小儿和知觉减弱的患者，医生可将示、中两指置于施灸部位两侧，以通过手指的知觉来测知患者局部受热程度，而随时调节施灸距离，掌握施灸时间，以防止烫伤。

3. 艾条隔药灸法所隔的药物有动物、植物和矿物，常用有隔姜、隔蒜、隔葱、隔盐等。

【注意事项】

1. 应严格掌握温度，避免过度烫伤。

2. 对局部起疱者，无须挑破，任其自然吸收。

3. 施灸时，严防艾火烧坏患者衣服、被褥等物。

4. 施灸完毕，必须把艾卷或艾炷彻底灭火，以免引起火灾。

5. 凡遇晕灸、水疱等，应及时做出相应的处理。

6. 妊娠期腰骶部和小腹部不宜施灸。

【操作并发症及处理】

1. 晕灸 表现为突然出现头晕目眩、面色苍白、恶心呕吐、出汗、心慌、四肢发凉、血压下降等症状。重者出现神志昏迷、跌仆、唇甲青紫、二便失禁、大汗、四肢厥逆、脉微欲绝。发生晕灸后应立即停止艾灸，使患者头低位平卧，注意保暖，轻者一般休息片刻，或饮温开水后即可恢复；重者可掐按人中、内关、足三里即可恢复；严重时按晕厥处理。

2. 烫伤 若皮肤发红、出现水疱等现象，应立即停灸。如水疱较小，注意勿擦破，可任其自然吸收；如水疱较大，可用注射器针头刺破水疱，放出水液，再涂以龙胆紫，行抗皮肤感染处理。

（周双琳 王聪敏）

第五节　拔罐美容技术

拔罐疗法是以罐为工具，利用燃烧、抽吸、蒸汽等方法造成罐内负压，使罐吸附于腧穴或体表的一定部位，以产生良性刺激，达到调整机体功能、防治疾病目的的外治方法。

【操作目的及意义】

行气活血，消肿止痛，温经通络。

【操作步骤】

1. 操作准备

（1）护士准备：衣帽整洁，洗手，戴口罩。评估患者治疗部位的皮肤状况。

（2）物品准备：根据病证、操作部位的不同可选择不同的罐具，罐体应完整、无碎裂、罐口内外应光滑、无毛糙，罐的内壁应擦拭干净。准备好火柴或打火机、乙醇棉球、止血钳或镊子等点火工具，以及治疗盘、弯盘、镊子、灭火管等辅助用具。

（3）患者准备：治疗前应向患者做好解释工作，介绍治疗的目的、方法、意义，以取得患者的配合。暴露需要拔罐的部位，选择既便于术者操作，又能使自身舒适、安稳的体位。

2. 操作方法

（1）火罐法　利用燃烧时火焰的热力，排除空气，形成负压，将罐吸附在皮肤上。一般用投火法和闪火法。

①投火法：将乙醇棉球或纸片点燃后，投入罐内，然后迅速将火罐罩在施术部位上。此法拔力较大，但仅适用于侧面横拔，否则会因燃烧物落下而烧伤皮肤（图 5 - 5 - 1）。

②闪火法：用镊子或止血钳夹住燃烧的乙醇棉球，在火罐内壁中段绕一圈后，迅速退出，然后将罐罩在施术部位上。此法比较安全，但拔力较小（图 5 - 5 - 2）。

（2）水煮法　将竹罐放在锅内加水（或药液）煮沸，以 2 ~ 3 分钟为宜，使用时用镊子将罐夹出，甩去液体，趁热迅速扣在应拔部位，稍加压半分钟，使之吸牢。

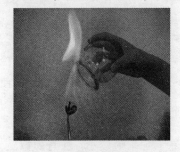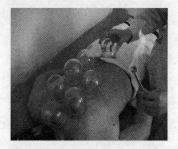

图 5 - 5 - 1　投火法　　　　　　图 5 - 5 - 2　闪火法

（3）药罐法　先将贮药液的抽气罐紧扣患处，再抽去罐内空气；也可在玻璃罐盛贮一定量的药汁，按火罐法快速吸附在患处。

（4）刺血拔罐法　先在一定穴位上用三棱针点刺出血，再以闪火法将火罐拔上。

3. 操作评价

（1）拔罐操作熟练。

（2）患者无不适、无烫伤。

【操作难点及重点】

1. 初次治疗时，拔罐的数量不宜过多。

2. 应根据不同部位选用不同口径的火罐，注意选择肌肉较丰满、富有弹性、毛发较少的部位，以防掉罐。

3. 所有操作要做到稳、准、轻、快。

4. 取罐时不要硬拉或旋转，应以一手扶住罐身，另一手的手指按压罐口一侧皮肤，使空气入罐，罐即脱落。

【注意事项】

1. 适应证：神经性皮炎、蜇伤所致瘀肿、银屑病、冻疮未溃、慢性湿疹等。

2. 禁忌证：大血管部位、心前区及孕妇腹部、腰骶部、皮肤溃疡、水肿部位禁用。有心力衰竭、体质虚弱、贫血、肿瘤患者、出血性疾病患者禁用。

3. 操作中防止烫伤。

4. 留罐时间不宜太久，避免皮肤起水疱。若局部瘀血严重或疼痛时，可轻轻按摩以缓解症状。

【操作并发症及处理】

1. 拔罐过程中若出现头晕、胸闷、恶心欲呕、肢体发软、冷汗淋漓甚至瞬间意识丧失等晕罐现象，处理方法是立即起罐，使患者呈头低脚高卧位，必要时可饮用温开水或温糖水，或掐水沟穴等。密切注意血压、心率变化，严重时按晕厥处理。

2. 若留罐时间过长，出现水疱，如水疱较小，注意勿擦破，可任其自然吸收；如水疱较大，可用注射器针头刺破水疱，放出水液，再涂以龙胆紫，以纱布包敷，保护创口。

（周双琳　王聪敏）

第六节　火针美容技术

火针是指将特制针具用火烧红后迅速刺入人体体表的一定部位或穴位，借助火热之性温通经络，激发经气，治疗疾病的一种方法。临床适用于顽固性寒性疾病和火热毒邪需要发散的疾病，在损容性疾病中对湿疹、皮炎、痤疮、黄褐斑、银屑病、白癜风、荨麻疹等效果较好。因其操作简便，疼痛小，疗效可靠，临床运用广泛。

【操作目的及意义】

火针具有助阳化气、温经散寒、消肿散结、排脓去腐、生肌敛疮、透热解毒等作用。

【操作步骤】

1. 操作准备

（1）护士准备：衣帽整洁，洗手，戴口罩。评估患者治疗部位的皮肤状况，观察局部皮肤是否完整、光滑，有无破损、色素或血管性疾病，是否使用过外用药物。

（2）物品准备：根据不同的方法选择相应的火针，准备好

95%乙醇棉球、镊子、打火机。

（3）患者准备：治疗前应向患者做好解释工作，介绍治疗的目的、方法及意义，以取得患者的配合。患者需要暴露治疗的部位，选择既便于术者操作，又能使自身舒适、安稳的体位。

2. 操作方法

（1）针具 一般用较粗的不锈钢针，如圆刺针 24 号 2 寸长不锈钢针。也有用特制的针具如弹簧式火针、三头火针及电火针等（图5－6－1）。

图5－6－1 针具

（2）烧针 将火针放置于酒精灯上烧红，烧针的长短与刺入长短相一致（图5－6－2）。

（3）刺法 消毒皮肤后，用碘酒标明病变部位，然后将烧红后的火针对准所刺部位，迅速而准确刺入和退出，最后用消毒棉球按压针孔。具体刺法分为深刺法和浅刺法（图5－6－3）。

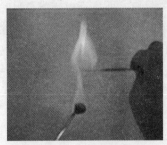

图5－6－2 烧针

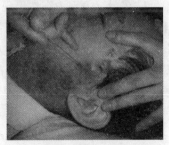

图5－6－3 刺法

3. 操作评价

（1）火针操作方法熟练。

（2）针刺做到稳、准、快。

（3）患者有正常针感，无异常不适感。

【操作难点及重点】

1. 深刺法 深刺法要求动作准确、迅速。防止刺伤血管及神经等组织。如需排脓则选择粗针，如用于消肿则选择细针。深刺法适用于治疗痈疽、瘰疬等。

2. 浅刺法　浅刺法要求将烧红的火针轻轻在表皮上叩刺，用力均匀、稀疏，不可用力过猛或忽轻忽重。浅刺法适用于治疗疣痣、顽癣等。

3. 弹簧式火针进针迅速，易于掌握进针深度，电火针则易于掌握温度，三头火针多用于雀斑、色素痣、疣的治疗。

【注意事项】

1. 适应证：神经性皮炎、瘰疬、鸡眼、痣、疣、痈、疽、疖、多发性毛囊炎、汗管瘤等。

2. 一般头面部疾患使用火针要仔细，避免刺得过深，留下瘢痕。

3. 针刺后针孔产生的红晕或红肿未能完全消失时，应避免洗浴，切忌用手搔抓。

4. 施用火针时应注意防止火灾或烧伤等意外事故。

【操作并发症及处理】

1. 晕针　表现为突然出现头晕目眩、面色苍白、恶心呕吐、汗出、心慌、四肢发凉、血压下降等症状。重者出现神志昏迷、跌仆、唇甲青紫、二便失禁、大汗、四肢厥逆、脉微欲绝。发生晕针后应立即停止火针，使患者头低位平卧，注意保暖，轻者一般休息片刻，或饮温开水后即可恢复；重者可掐按人中、内关、足三里即可恢复；严重时按晕厥处理。

2. 烫伤　皮肤发红、出现水疱等现象，立即停灸。如水疱较小，注意勿擦破，可任其自然吸收；如水疱较大，可用注射器针头刺破水疱，放出水液，再涂以龙胆紫，遵医嘱行抗皮肤感染处理。

（周双琳）

第七节　埋线美容技术

穴位埋线疗法是将羊肠线埋入穴位，利用羊肠线对穴位的持续刺激作用来调整机体气血和阴阳平衡，或产生免疫调节作用，而达到治疗目的的一种疗法。现代穴位埋线技术是应用特制的一次性埋线针，将生物可降解线体埋入人体特定经络穴位，通过线体长期刺激经穴进行治疗疾病的一种创新治疗方法，也可称为长效针灸疗法。

【操作目的及意义】

调整气血，平衡阴阳，调节免疫。

【操作步骤】

1. 操作准备

（1）护士准备：衣帽整洁，洗手，戴口罩。评估患者治疗部位的皮肤状况。

（2）物品准备：根据不同的方法选择埋线工具、羊肠线，准备好乙醇棉球、止血钳或镊子、输液贴。

（3）患者准备：治疗前应向患者做好解释工作，介绍治疗的目的、方法及意义，以取得患者的配合。暴露需要治疗的部位，选择既便于术者操作，又能使自身舒适、安稳的体位。

2. 操作方法

（1）注线法 工具：腰椎穿刺针，羊肠线。操作方法：用镊子夹取一段已经消毒备用的羊肠线，从针突孔放置在腰椎穿刺针套管的前端，从套管尾孔插入一段针芯。右手持针柄，左手夹住套管中下段，将针在皮丘快速刺入皮下或肌层，针孔处覆盖消毒纱布（图5-7-1）。

（2）植线法 工具：缺口埋线针，羊肠线。操作方法：将羊肠线置于埋线针的针尖，用血管钳夹住线圈挂在缺口上，操作者右手持针，左手持钳，针尖缺口向下一步15~40°刺入，当针头进入皮内，松开血管钳。右手持续进针直至羊肠线完全埋入皮下，再进针0.5cm，随后把针推出。用消毒纱布压盖针孔（见图5-7-2）。

（3）切埋法 工具：手术刀，羊肠线。操作方法：穴位常规局麻，用手术刀尖刺开皮肤0.5~1.0cm，将血管钳探到穴位深处按摩，然后将小粒羊肠线埋入肌层内，切口用丝线缝合，覆盖消毒纱布（图5-7-3）。

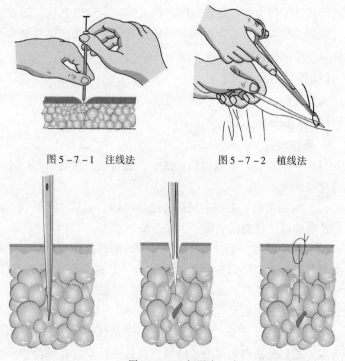

图5-7-1　注线法　　　　图5-7-2　植线法

图5-7-3　切埋法

（4）穿线法　工具：持针钳，医用三角皮肤缝合针（图5-7-4）。

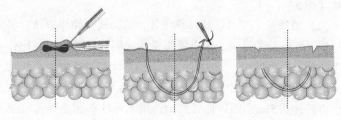

图5-7-4　穿线法

（5）扎埋法　工具：手术刀、持针器、羊肠线。操作方法：穴位两侧或上下各1.5~2.5cm，利多卡因局部表皮注射一个0.3

~0.5cm皮丘，一侧用手术刀尖切开0.3~0.5cm，用弯止血钳插入穴位深处进行按摩弹拨法，然后用持针器夹住穿有羊肠线的缝合针从切口刺入，穿过穴位深处，从对侧皮丘穿出，又从出口进针，较第一线浅，至切出针，将线头拉紧，并打结，剪断并埋入切口深处，包扎（图5-7-5）。

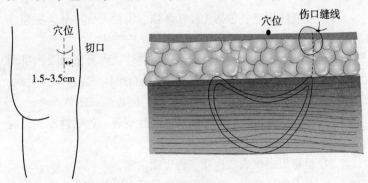

图5-7-5 扎埋法

（6）现代穴位埋线法

工具：一次性专用埋线针，具有清热开窍、活血化瘀、补气补血、滋阴补肾等作用的药物羊肠线。操作方法：用75%乙醇常规消毒局部皮肤，将针芯后拉约2cm，镊取一段药物羊肠线体，放置在埋线针针管的前端，左手拇、示指绷紧或提起进针部位皮肤，右手持针，弹入到所需深度，当出现针感后，边推针芯，边退针管，将线体埋填在穴位的皮下组织或肌层内，出针后，针孔处敷医用胶贴。

3. 操作评价

（1）严格无菌操作。

（2）埋线操作方法熟练。

（3）患者有正常针感，无异常不适感。

【操作难点及重点】

1. 掌握埋线的适应证：一般来说，凡能用针刺疗法治疗的疾病，均可应用埋线疗法治疗。

2. 埋线的深度以皮下组织与肌肉组织之间为宜。

【注意事项】

1. 埋线常见的美容适应证有以下几类。

（1）面部疾患 痤疮、黄褐斑、扁平疣、面部皱纹、眼袋、过敏性鼻炎等。

（2）疼痛性疾患 包括神经性疼痛、慢性炎症疼痛、脏腑疼痛等。如头痛、偏头痛、坐骨神经痛、胃脘痛等。

（3）功能性疾患 包括神经性、精神性、内分泌性及内脏功能失调性等疾病。如肥胖、眩晕、神经官能症、高血压、失眠、月经不调、阳痿、不孕症、精神分裂症、面神经麻痹等。

（4）皮肤科疾患 如银屑病、神经性皮炎、过敏性皮炎、脱发、皮肤瘙痒、荨麻疹等。

2. 疗程是根据疾病的性质、程度而决定，一般 7～15 日埋线一次，3～5 次为一疗程，一疗程完毕后可间隔 7～10 日再行下个疗程。

3. 严格无菌操作，一人一针一线，出针后局部可以用75%乙醇棉球或干棉球压迫片刻，以防止出血，引起血肿。然后用医用胶贴贴住进针点，防止感染。

4. 根据不同部位掌握埋线的角度和深度，不要伤及内脏、大血管和神经干。

5. 在一个穴位上做多次治疗，应偏离前次治疗的部位。

6. 头眼部血管丰富，易出血，埋线时要缓慢进出针，出针后用干棉球按压针眼片刻，防止出血和皮下血肿出现。

【操作并发症及处理】

1. 因操作过程中无菌操作不严或伤口处理不当，埋线局部出现感染，表现为局部红、肿、热、痛，可局部抗感染处理。若体温升高，超过 38℃ 时，应就医治疗，遵医嘱及时行抗感染处理，避免出现败血症。

2. 对羊肠线过敏的患者，局部可出现瘙痒、红肿、发热等，甚至创口脂肪液化，线体溢出等，需做抗过敏、抗感染处理。

3. 操作不当可造成神经损伤, 出现神经分布区域皮肤感觉障碍, 神经支配肌肉群瘫痪等, 应及时取出线体, 并行相应处理。

（周双琳 王聪敏）

第八节 耳针美容技术

耳针美容是用针刺或其他方法刺激耳廓上的穴位, 达到美化容颜, 防治损容性疾病目的的一种疗法。耳穴是指分布在耳廓上的特定的刺激点。人体在发生疾病时, 常会在耳廓的相应部位出现"阳性反应点", 如: 压痛、变形、变色、水疱、结节、丘疹、凹陷、脱屑、电阻降低等, 这些反应点也可以作为耳针刺激点, 即耳穴。

【操作目的及意义】

耳与脏腑的关系相当密切。《灵枢》云: "耳者, 宗脉之所聚也"。耳与五脏均有生理、病理上的联系。在耳廓上的耳穴, 可以作为针灸的刺激点治疗各种疾病, 同时出现在耳廓上的阳性反应点, 也可以作为诊断参考。

【操作步骤】

1. 操作准备

（1）护士准备: 衣帽整洁, 洗手, 戴口罩。评估患者治疗部位的皮肤状况。

（2）物品准备: 根据不同的方法选择相应的毫针, 准备好75%乙醇棉球、镊子。

（3）患者准备: 治疗前应向患者做好解释工作, 讲明治疗的目的、方法及意义, 以取得患者的配合。暴露需要治疗的部位, 选择既便于术者操作, 又能使自身舒适、安稳的体位。

2. 操作方法

（1）针刺操作

①消毒: 耳穴皮肤常规消毒。

②进针：操作者左手拇、示二指固定耳廓，中指托着针刺部的耳背，右手拇、示二指持针，用快速插入的速刺法或慢慢捻入的慢刺法进针皆可，一般刺入 2 ~ 3 分即可达软骨，其深度以毫针能稳定而不摇晃为准，但不可刺透耳廓背面皮肤。

③手法：针刺手法以小幅度捻转为主，刺激强度应根据患者的病情、体质、耐痛度而灵活掌握。若局部感应强烈可不行针。

④留针：留针时间一般是 20 ~ 30 分钟，慢性病、疼痛性疾病可适当延长，小儿、老年人不宜多留。

⑤出针：左手托住耳背，右手起针，并用消毒干棉球压迫针孔以防出血。

（2）埋针操作

耳穴皮肤消毒后，左手固定耳廓，绷紧埋针处皮肤，右手用镊子夹住消毒的锨针针柄，轻轻刺入所选耳穴的皮内，一般刺入针体的 2/3，再用胶布固定。通常仅埋患侧单耳，必要时可埋双耳。自行按压 3 次/日，留针 3 ~ 5 天。

（3）耳穴埋压

使用前，将王不留行籽用沸水烫洗后晒干，贮瓶中备用。压籽时，将王不留行籽贴附在小方块胶布中央，然后贴敷于耳穴上，每天患者可自行按压数次，留针 3 ~ 5 天。

（4）刺血

先按摩耳廓使其充血，严格消毒后，用三棱针点刺法快速刺入、退出，并轻轻挤压针孔周围，使之少许出血。最后用消毒干棉球按压针孔。1 次/隔日，急性病可 2 次/日。

3. 操作评价

（1）耳针操作方法熟练。

（2）患者有正常针感，无异常不适感。

【操作难点及重点】

1. 掌握耳穴的分布规律。耳穴的分布是有规律可循的，它在耳廓正面的排列像一个倒置的胎儿，头部朝下，臀部及下肢朝上，胸腹部及躯干在中间。具体地说，与头面相应的耳穴多分布在耳垂；与上肢相应的耳穴多分布在耳舟；与躯干和下肢相应的耳穴多分布在对耳轮体部和对耳轮上、下脚；与盆腔相应的耳穴多分布在三角窝；与腹腔脏器相应的耳穴多分布在耳甲艇；与胸部脏器相应的耳穴多分布在耳甲腔；与消化道相应的耳穴多分布在耳轮脚周围；与耳鼻咽喉相应的耳穴多分布在耳屏四周。

2. 掌握耳针美容的选穴。耳针美容的选穴，可以根据病变的部位，结合中医基础理论、现代医学知识和临床经验等进行。如：面部的黄褐斑，按部位可选面颊，因肝主疏泄，气血郁滞可选肝，黄褐斑与内分泌失调有关，故选内分泌。面颊、肝、内分泌三穴组成面部黄褐斑的耳穴处方。

3. 操作时，美容耳穴的选取必须精练，一般每次以 2～4 穴为宜。一侧病取同侧穴，两侧病或内脏病取双侧穴；也可左病取右，右病取左；或两侧交替使用。7～10 次为 1 疗程，疗程间歇 2～3 天。

【注意事项】

1. 严格消毒，防止感染。因耳廓暴露在外，表面凹凸不平，结构特殊，针刺前必须严格消毒。

2. 耳廓上有湿疹、溃疡、冻疮破溃等，不宜用耳针治疗。

3. 有习惯性流产的孕妇禁用耳针治疗；妇女怀孕期间也应慎用，尤其不宜用子宫、盆腔、内分泌、肾等耳穴。

4. 对年老体弱、有严重器质性疾病、高血压病者，治疗前应适当休息，治疗时手法要轻柔，刺激量不宜过大，以防意外。

【操作并发症及处理】

1. 耳针治疗时亦应注意防止发生晕针，如发生应及时停止耳针治疗，使患者取头低位平卧，注意保暖，轻者一般休息片刻，或饮温开水后即可恢复；重者掐按人中、内关、足三里即可恢复；严重时按晕厥处理。

2. 针刺后针孔发红、肿胀应及时涂碘伏，或涂擦消炎抗菌类软膏，严重者加服抗生素，防止化脓性软骨膜炎的发生。

附：常用美容耳穴的定位和主治

（一）耳廓标定点、线的设定

1. 耳廓标定点设定

（1）A 点：在耳轮内缘上，设耳轮脚切迹至对耳轮下脚间中上 1/3 交界处为 A 点。

（2）D 点：在耳甲内，由耳轮脚消失处向后作一水平线并与对耳轮耳甲缘相交，设交点为 D 点。

（3）B 点：设耳轮脚消失处至 D 点连线的中后 1/3 交界处为 B 点。

（4）C 点：设外耳门后缘上 1/4 与下 3/4 交界处为 C 点。

2. 耳廓标定线设定

（1）AB 线：从 A 点向 B 点作一条与耳甲艇缘弧度大体相仿的曲线。

（2）BC 线：从 B 点向 C 点作一条与耳轮脚下缘弧度大体相仿的曲线。

（二）常用美容耳穴的定位和主治

1. 耳中

【部位】在耳轮脚处。

【主治】荨麻疹、皮肤瘙痒。

2. 风溪

【部位】在耳轮结节前方，指区与腕区之间。

【主治】荨麻疹、皮肤瘙痒、过敏性鼻炎。

3. 神门

【部位】在三角窝后 1/3 的下部。

【主治】失眠、多梦、痛证、戒断综合征。

4. 额

【部位】在对耳屏外侧面的前部。

【主治】额部色素沉着、痤疮、失眠、多梦。

5. 对屏尖

【部位】在对耳屏游离缘尖端。

【主治】哮喘、皮肤瘙痒。

6. 皮质下

【部位】在对耳屏内侧面。

【主治】痛证、假性近视。

7. 口

【部位】在耳轮脚下方前1/3处。

【主治】面瘫、口腔炎、戒断综合征。

8. 胃

【部位】在耳轮脚消失处。

【主治】肥胖、消瘦、消化不良、面色无华、失眠。

9. 小肠

【部位】在耳轮脚及部分耳轮与 AB 线之间的后 1/3 处。

【主治】消化不良、肥胖、消瘦。

10. 大肠

【部位】在耳轮脚及部分耳轮与 AB 线之间的前 1/3 处。

【主治】便秘、痤疮。

11. 肾

【部位】在对耳轮下脚下方后部。

【主治】脱发、少白头、头发稀少、浮肿、面部色素沉着。

12. 肝

【部位】在耳甲艇的后下部。

【主治】面部色素沉着、近视、斜视、爪甲软、爪甲无华。

13. 脾

【部位】在 BD 线下方，耳甲腔的后上部。

【主治】颜面浮肿、面色无华、眼睑下垂、肥胖、皱纹、肌肉松弛。

14. 肺

【部位】在心、气管区周围处。

【主治】皮肤干燥、皮毛憔悴枯槁、声音嘶哑、痤疮、酒渣鼻、颜面色素沉着、皮肤瘙痒、荨麻疹、扁平疣、便秘。

15. 心

【部位】在耳甲腔正中凹陷处。

【主治】面色晦暗、面色㿠白、面部黑变病、失眠、口舌生疮。

16. 三焦

【部位】在外耳门后下，肺与内分泌之间。

【主治】便秘、腹胀、水肿。

17. 内分泌

【部位】在屏间切迹内，耳甲腔的前下部。

【主治】痛经、月经不调、更年期综合征、痤疮、间日疟。

18. 面颊

【部位】在耳垂正面眼区与内耳区之间。

【主治】周围性面瘫、三叉神经痛、痤疮、扁平疣。

19. 耳背心

【部位】在耳背上部。

【主治】面部晦暗、面部黑变病、失眠、多梦。

20. 耳背肺

【部位】在耳背中内部。

【主治】咳喘、皮肤瘙痒。

21. 耳背脾

【部位】在耳背中央部。

【主治】消化不良、食欲不振、消瘦、肥胖、水肿。

22. 耳背肝

【部位】在耳背中外部。

【主治】面部色素沉着、近视。

23. 耳背肾

【部位】在耳背下部。

【主治】脱发、少白发、面部色素沉着。

24. 耳背沟

【部位】在对耳轮沟和对耳轮上、下脚沟处。

【主治】高血压、皮肤瘙痒。

（周双琳　王聪敏）

第六章

皮肤生活美容护理操作技术

第一节 皮肤性质检测技术

皮肤性质检测技术是应用生物物理学、光学、电子学、信息技术和计算机科学等其他学科的理论和技术，检测评价皮肤生理学和病理学特征的一门技术。VISIA 皮肤检测仪是对皮肤的病理学特征进行定量分析的仪器，其运用先进的光学成像，RBX 和软件科技，即时测出和分析表皮的斑点、毛孔、皱纹和皮肤纹理，以及由于紫外线照射而产生的卟啉（油脂）、褐色斑、红斑等。本节重点介绍 VISIA 皮肤检测仪。

【操作目的及意义】

1. 通过 VISIA 仪器可以检测皮肤表面的问题，如皮肤角质层的含水量、皮肤表面的油脂含量、皮肤表面的色素含量、皮肤表面 pH 值、皮肤毛孔、纹理、皱纹等检测评价；还可以检测隐藏在皮肤基底层的问题，如皮下血管和色素性病变、皮肤弹性评价等。

2. 皮肤性质检测技术可精确地、定量地诊断皮肤情况，为医生和患者提供精确、清楚的皮肤诊断报告，从而更加有效地进行皮肤护理及治疗。

【操作步骤】

1. 操作准备

（1）护士准备：衣帽整洁，洗手，戴口罩。评估患者治疗部位皮肤及电极板放置部位的皮肤情况，观察局部皮肤有无破损、感染，是否使用外用药物等。

（2）物品准备：治疗盘一个（面巾纸、洁面乳、毛巾）、VISIA 皮肤检测仪（图 6 - 1 - 1）。

（3）患者准备：操作前向患者讲解操作目的、方法及意义等，使患者对操作有一定的了解，配合完成操作。

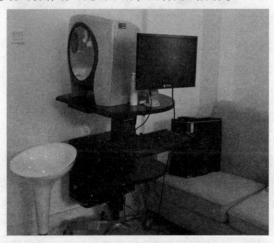

图 6 - 1 - 1　VISIA 皮肤检测仪

2. 操作方法

（1）皮肤清洁。用洁面乳或清水彻底清洁皮肤。用毛巾包裹头部，把多余的头发全部塞进毛巾。

（2）接通电源，打开仪器。

（3）计算机上填写患者信息，包括姓名、性别、治疗项目、年龄、皮肤类型、皮肤是否清洁等，便于记录及下次拍摄时调出信息。患者坐好面对仪器，把头部放于拍摄的拖架内，嘱患者闭上眼睛，开始拍摄。拍摄时按面部左侧、中部、右侧进行，拍摄不同部位时，面部托架也随之进行旋转。

（4）拍摄后保存分析图像，并打印分析结果（图6－1－2）。

（5）向患者介绍图像分析结果，根据分析结果告知患者日常皮肤护理中应注意的问题。

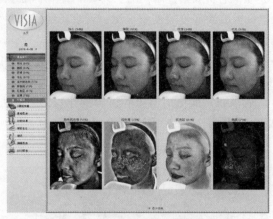

图6－1－2 VISIA 分析图像

3. 操作评价

患者舒适，未发生不良反应。

【操作重点及难点】

1. 获取影像时，每次拍摄前应拉上窗帘遮挡光线，保持室内光线一致，避免因周围光源产生的失真现象，导致误差的出现。

2. 按动拍摄键时，获取影像的时间可持续几秒，因此嘱患者在这期间内勿动，保持正确的拍摄姿势。如果拍摄时移动，就会出现影像发虚的现象，无法得出正确的分析数据。

3. 每次拍摄影像时，下巴和前额放置在托架上的位置要一致，影像和上次的位置要尽量重叠，避免误差的发生。

4. 拍摄时避免在额头、面部等发际线的边缘处留有毛发，应将毛发全部包裹在毛巾内，否则仪器分析时会将毛发一同认定，导致结果出现偏差。

【注意事项】

1. 开机时，先打开仪器的小室灯，再打开电脑主机。关机时，先关闭电脑，再关小室灯。否则拍摄时仪器容易出现故障。

2. 每拍摄完一个患者，用酒精棉片擦拭仪器额头、下巴等接触患者皮肤的地方。

3. 经常用干净柔软的抹布擦拭小室灯的光源处，避免灰尘影响分析结果。

【操作并发症及处理】

刺眼拍摄时光线较强，如果没有闭紧眼睛，可能会引起短暂的视力障碍、眼花，一般过几秒钟就会自行恢复。

（王聪敏　姚美华）

第二节　超声波补水技术

超声波是一种频率超过16000Hz，其不能引起正常人听觉的机械振动波。其频率高、方向性好、穿透力强、张力大，比一般声波能产生更强大的能量。当其传播到皮肤时，能产生强烈的振动，并产生定向力和热能，可促进细胞新陈代谢，改善血液循环，提高药物及护肤品的弥散作用和组织渗透性，从而达到美容治疗作用。

【操作目的及意义】

1. 主要用于黄褐斑、色素沉着、皮肤补水、抗老化等患者的皮肤美容治疗。

2. 超声波补水治疗能增加皮肤对水分及营养物质的吸收。该操作简单，效果良好。

【操作步骤】

1. 操作准备

（1）护士准备：衣帽整洁，洗手，戴口罩。评估患者治疗部位的皮肤情况，观察局部皮肤有无破损、感染，是否使用外用药物等。收集患者的一般资料、现病史、既往史、药物过敏史及有无禁忌证等。

（2）物品准备：治疗盘一个（面巾纸、毛巾、洁面乳、棉签、

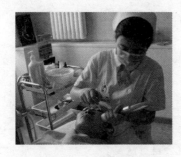

图 6 - 2 - 1 超声波补水仪

无菌棉片、75% 乙醇、0.1% 新洁尔灭以及相应的导入药物及补水产品等)、超声波补水仪（图 6 - 2 - 1）、照相机。

（3）患者准备：对患者进行导入前，评价患者的皮肤状况，有针对性地设计治疗方案。向患者解释操作的目的、方法及意义，取得患者的认可及主动配合。

2. 操作方法

（1）皮肤清洁。用洁面乳或清水彻底清洁皮肤。

（2）留取照片。嘱患者休息约 5 分钟后对治疗部位拍照存档。

（3）协助患者取舒适体位，充分暴露治疗部位。

（4）连接电源，用酒精棉片将治疗头擦拭消毒，待干后备用。

（5）根据皮肤性质将药物或保湿补水产品涂抹于面部皮肤。

（6）开机，根据皮肤状态选择合适的波形进行治疗。

（7）面部补水时，右手持超声波补水治疗头按照从下颌至耳下、嘴角至耳中、人中至耳上、鼻翼过下眼睑至太阳穴、额头至发际线上下顺序，做提拉或打圈按摩。右手导入力量均匀，上提动作可加重力度，下回动作以安抚为主。左手可大面积跟随探头移动，做辅助上推动作。导入时间一般为 15 分钟。

（8）操作完毕，观察皮肤反应并做好记录和拍照。治疗部位涂抹护肤品。

（9）整理用物，告知患者治疗后的注意事项。

3. 操作评价

（1）操作方法正确，治疗效果良好。

（2）患者舒适，未发生不良反应。

【操作重点及难点】

（1）操作时手法力度应均匀、适中。手法应从下往上做提拉动作，下滑动作应以安抚带过。

（2）仪器调节功率要适宜，过大宜出现皮肤红肿。

（3）选择波形时，连续波要连续发射，强度不变，声波均匀，热效明显，适用于耐受性较强的皮肤。脉冲波间断发射，每个脉冲持续时间短，热效应较少，适用于眼周皮肤或敏感性皮肤。

【注意事项】

1. 药物导入治疗时，应注意所用的药物的适用范围，以免引起不良反应。

2. 治疗头不可长时间空载，离开皮肤时应先按仪器暂停键，否则容易损害治疗头。

3. 操作时治疗头方向不要垂直对着眼睛，以免造成伤害。

4. 告知患者做好日常皮肤防护，外出注意防晒。

5. 禁忌证：①对导入药物成分过敏者；②治疗部位皮肤破损或存在感染病灶；③妊娠及哺乳期妇女；④神经损伤导致皮肤感觉不灵敏或感觉缺失的患者；⑤恶性肿瘤患者；⑥恶性血液系统疾病患者；⑦重要脏器病变患者。

【操作并发症及处理】

1. 局部皮肤瘙痒、红肿及处理：一般因药物、护肤品过敏或功率、手法过大、过重而引起。给予冷敷或抗过敏药物可改善。

2. 灼伤及处理：因治疗时功率过大导致。出现灼伤后暂停治疗，局部抗感染治疗。

（姚美华）

第三节　直流电离子导入疗法

直流电离子导入疗法属于电疗法中的一种。它是根据直流电场内同性电荷相斥、异性电荷相吸的原理，利用稳定的低电压、小电流的直流电将所需导入的药物离子放到极性与该离子电性相同的电极下，在直流电的作用下将药物离子透过完整的皮肤和黏膜导入体内，从而起到治疗作用。

【操作目的及意义】

1. 直流电离子导入疗法临床应用广泛,用于治疗多种疾病。皮肤美容科主要用于黄褐斑、色素沉着、软化疤痕等治疗。

2. 直流电离子导入疗法可以解决口服和注射药物难以到达的组织部位,以及剂量不足的问题,在临床上具有独特的意义。

【操作步骤】

1. 操作准备

(1) 护士准备:衣帽整洁,洗手,戴口罩。评估患者治疗部位皮肤及电极板放置部位的皮肤情况,观察局部皮肤有无破损、感染,是否使用外用药物等。收集患者的一般资料、现病史、既往史、药物过敏史及有无禁忌证等。

(2) 物品准备:治疗盘一个(面巾纸、毛巾、洁面乳、纱布、棉签、75% 乙醇、0.1% 新洁尔灭以及相应的导入药物及护肤品)、蒸馏水一盆、照相机、直流电离子导入仪。

(3) 患者准备:对患者进行导入前,要先评价患者的皮肤状况,有针对性地设计治疗方案,并向患者介绍治疗的目的、方法及意义,取得其认可及主动配合。让患者签署直流电离子导入疗法知情同意书。

2. 操作方法

(1) 清洁皮肤。用洁面乳或清水彻底清洁皮肤。

(2) 留取照片。让患者休息约 5 分钟后对治疗部位拍照存档。

(3) 协助患者取舒适体位,充分暴露治疗部位。

(4) 检查确定电疗机各指针和输出旋钮均在零位、导线连接正确,然后将药垫紧贴于皮肤,并放置药物衬垫及铅板电极,覆盖塑料布并予扎包固定。

(5) 开机,缓慢将电流调至治疗要求强度,并注意询问患者的感受,根据情况随时调节电流量。治疗结束时缓慢将电流调回零位。

(6) 治疗完毕,观察皮肤反应并做好记录。治疗部位涂抹修护保湿剂。嘱患者观察局部皮肤反应，如有不适及时就诊。

（7）整理用物，并告知注意事项。

3. 操作评价

（1）治疗反应良好。

（2）患者舒适，未发生不良反应。

【操作重点及难点】

（1）作用于电极面积相同的滤纸或纱布，将药液浸湿后，放于治疗部位的皮肤上，其上面再放衬垫和电极；非作用电极下的滤纸或纱布用普通温水浸湿即可，导入的极性要正确。

（2）尽量减少作用电极上的寄生离子。药物溶剂一般用蒸馏水，每个衬垫最好只供一种药物使用。

（3）有的药物为防止被电解产物所破坏，需采用非极化电极，即在用药液浸湿的纱布上面依次放置衬垫、缓冲液浸湿的滤纸、衬垫和铝片。

（4）直流电离子导入时，应调节合适的电流。电流量小，药物导入量小。如果加大电流量则容易灼伤皮肤。

【注意事项】

1. 药物导入治疗时，应注意所用药物的适用范围。

2. 注意患者身上的金属物品，治疗时应取下，防止铅板及电线夹子触及皮肤或互相接触。

3. 治疗过程中患者不可移动体位，不可触摸机器。

4. 患者治疗过程中，需调换电极极性或电流分流档时，必须先将电流输出调至零位，再行调节。

5. 电流强度不宜太大，以免灼伤皮肤，电疗后治疗部位涂抹修护保湿剂保护皮肤。

6. 治疗结束时应先调节电流至零位，关闭电源，才能从患者身上取下电极和衬垫。

7. 告知患者做好日常防晒。

8. 治疗过程中注意观察病情，发现问题及时处理。

9. 禁忌证：①对导入药物成分过敏者；②治疗部位皮肤破损

或存在感染病灶；③妊娠及哺乳期妇女；④对直流电过敏的患者；⑤肢体神经损伤导致感觉不灵敏或感觉缺失的患者以及预置金属电极板部位有皮肤损害的患者；⑥恶性肿瘤患者；⑦恶性血液系统疾病患者；⑧重要脏器病变患者。

【操作并发症及处理】

1. 局部出现皮肤潮红、干燥、瘙痒 给予冷敷或外用修护保湿剂可改善。

2. 灼伤 常因治疗时电流调节过大导致。出现灼伤后暂停操作，局部给予抗感染治疗。

（王聪敏）

第四节 面部皮肤清洁技术

皮肤清洁技术是用皮肤清洁剂或仪器将皮肤表面的油脂、灰尘、污垢、细菌及老化的角质细胞去除，促进皮肤新陈代谢，以增加皮肤对护肤品及药物的吸收。面部皮肤清洁包括表皮清洁和深层清洁。表皮清洁即清除皮肤表面的灰尘、污垢。深层清洁是用物理方法或化学方法使角质层细胞软化、去除。可见皮肤清洁是面部皮肤护理非常重要的一步。另外，仪器清洁也是一种皮肤清洁技术，在这里不做介绍了。

【操作目的及意义】

1. 改善皮肤肤质、肤色、延缓衰老，保持皮肤健康状态。

2. 通过皮肤清洁，可以保持汗腺和皮质腺分泌通畅，促进皮肤新陈代谢，增强皮肤对营养物质的吸收。

【操作步骤】

1. 操作准备

（1）护士准备：衣帽整洁，洗手，戴口罩。评估患者面部皮肤情况，观察局部皮肤有无破损、感染等。收集患者的一般资料、现病史、既往史、药物过敏史及有无禁忌证等。

（2）物品准备：治疗盘一个（面巾纸、毛巾、洁面乳、棉签、棉片、75%乙醇、0.1%新洁尔灭以及相应的深层清洁产品等）、温水一盆、照相机。

（3）患者准备：操作前向患者介绍清洁的目的、方法及意义，使其积极配合。

2. 操作方法

（1）留取照片并存档。

（2）协助患者取舒适体位，用毛巾包裹头部。

（3）卸妆。彩妆附着于患者皮肤表面的能力强，不易脱落，且大多含油性，必须用专用的卸妆液来清除。卸妆时先从眼部、眉毛、唇部开始，然后是其他部位。

（4）表皮清洁。根据皮肤性质选择适合的洁面产品涂于面部，用手指打圈按摩后再清洗干净。

（5）深层清洁。根据皮肤性质选择是否需要去角质，再选择物理或化学成分的产品进行治疗。

（6）用清水清洗完毕后，面巾纸擦干。

（7）整理用物。

3. 操作评价

患者舒适，未发生不良反应。

【操作重点及难点】

1. 清洁眼线或睫毛膏时，先将棉片蘸水挤干后，嘱患者闭上眼睛放于睫毛下，然后用棉签蘸取卸妆液开始清洁，防止进入眼睛。

2. 面部涂抹洁面产品打圈按摩时，手法一定是向外斜上方由内而外轻柔提拉，切忌向下用力。在清洁时不要使用指尖，要运用指腹的力量。为敏感肌肤护理时，手法一定要轻柔。

3. 清除洁面产品时，顺序是先眼部后其他部位。洁面产品一定要清除干净，切勿残留在面部，尤其注意鼻孔、耳边、发际线、下颏等部位。洁面产品在面部的停留时间一般不超过2分钟。

4. 做深层清洁时，要注意"T型区"部位，因为这个部位是脸部皮脂分泌最旺盛的地方，也是老化细胞最容易堆积的地方。深层清洁的次数不宜过频，否则会降低皮肤的屏障作用，使皮肤变得敏感、弹性下降以及容易产生皱纹和色素沉着。治疗间隔时间，可根据季节、气候、皮肤状态而定。耐受性差的皮肤则不宜进行深层清洁。

5. 水温的控制。合适洁面的水温应该控制在37℃左右。温水对皮肤有镇静作用，且便于洗净灰尘、污垢等。水温过低，则不利于清洁皮肤表面的污垢，特别不适合油性皮肤及带妆皮肤的清洁。水温过热则会使皮肤血管过度扩张，皮肤脱脂，特别不适合敏感性肌肤的皮肤清洁。

6. 洁面产品的选择。选择时应考虑皮肤的性质，通常将皮肤分为中性皮肤、干性皮肤、油性皮肤、混合性皮肤、敏感性皮肤几个基本类型。干性或中性皮肤在选择洁面产品时，应选择乳液状洁面乳，因为其性质温和，对皮肤刺激性小，清洁皮肤的同时还可以滋润皮肤。而油性或混合性的皮肤则应该选择控油、洁面力度较强的泡沫洁面产品。敏感性皮肤应选择性质温和、成分简单、抗过敏的洁面乳。

【注意事项】

1. 皮肤清洁后嘱患者注意防晒。紫外线照射可使机体产生过量的氧自由基，使细胞损伤、变性，皮肤出现皱纹和松弛。因此，防晒对防止皮肤出现色素沉着、光老化的发生具有重要的意义。

2. 皮肤角质层越薄，吸收能力越强；而角质层过厚不仅会影响皮肤的吸收能力，还会降低皮肤的光泽度。嘱患者日常饮食应摄入多样、均衡和适量的营养成分，避免偏食，以增进皮肤的光泽和弹性，有助于预防皮肤衰老。油性皮肤者应少食高热量、高脂肪和辛辣刺激性的食物。

3. 对于敏感性皮肤或有面部皮肤疾患的人群，选择洁面产品时要慎重。

4. 告诫患者注意选择化妆品的使用，许多皮肤问题是因为使用劣质化妆品而造成的。

5. 禁忌证：面部皮肤破损或存在感染病灶者禁止做皮肤清洁。

【操作并发症及处理】

皮肤紧绷、干燥、瘙痒、烧灼感　一般由洁面产品使用不当引起，停用后可逐渐缓解或抗过敏治疗。

（姚美华）

第五节　倒模面膜美容技术

面膜疗法是一种传统的生活美容方法，而倒模技术是一种综合了清洁、按摩、药疗、冷热疗为一体的皮肤美容治疗方法。倒模又称硬膜，以石膏粉（含水硫酸钙、黏土、砂粒等）加40℃左右的清水，调成糊状倒于面部，因冷却后变硬而得名。可分为热倒模和冷倒模，主要适用于面部敏感皮肤的治疗。

【操作目的及意义】

1. 治疗黄褐斑、色素沉着斑、急性皮炎、脂溢性皮炎、过敏性皮炎、激素性皮炎、痤疮等损容性皮肤疾病和改善皮肤状况。

2. 热倒模以相应的外用药物或护肤品作为底膜，利用热倒模及热喷的热效应，改善皮肤的微循环，促进皮脂腺、汗腺分泌，皮肤吸收能力增强，使药物或护肤品得到很好地吸收。

3. 冷倒模多添加冰片、薄荷等，使皮肤清凉感，配合相应外用药物作为底膜，利用冷倒模的清凉及冷喷的冷却效应可达到消炎、消肿、止痒、杀菌的作用。

4. 倒模面膜美容技术成本较低、操作简单、疗效满意。

【操作步骤】

1. 操作准备

（1）护士准备：衣帽整洁，洗手，戴口罩。评估患者治疗部位皮肤情况，观察局部皮肤有无破损、感染，是否使用外用药物等。收集患者的一般资料、现病史、既往史、药物过敏史及询问有无禁忌证等。

（2）物品准备：治疗盘一个（面巾纸、毛巾、洁面乳、暗疮针、橡胶手套、棉片、一次性口罩、调膜碗、调膜刷、棉签、棉片、75%乙醇、0.1%新洁尔灭以及相应的药物或护肤品、倒模粉）、冷热喷雾机、温水、锐器盒、内置照相机。

（3）患者准备：对患者进行皮肤护理前，评价患者的皮肤状况，有针对性地设计个性化的皮肤护理方案，并向患者解释操作的目的、方法及意义，取得患者的认可及主动配合。

2. 操作方法

（1）协助患者取舒适体位，用毛巾将患者的头部包裹好，将所有头发都包在毛巾里面，耳垂不可弯曲，包裹不可太紧。

（2）清洁皮肤。根据患者不同的肤质，选择合适的洁面产品。操作者将少量洁面乳倒于掌心，加水揉开后直接涂抹于面部，按一定的顺序轻轻按摩，然后持蘸水的一次性面巾纸将其清洁干净。

（3）留取照片。让患者休息约5分钟后对治疗部位拍照存档。

（4）根据皮肤状况，选择冷喷或热喷，一般约10分钟。喷雾前用潮湿的薄棉片将眼睛、眉毛、嘴及鬓角的毛发盖好。

（5）若为油性痤疮皮肤，根据皮疹情况，用消毒的暗疮针清理丘疹、黑头粉刺等。

（6）按摩皮肤。根据皮肤性质选择按摩膏进行按摩，时间一般在15～20分钟。对于敏感肌肤、毛细血管扩张、严重痤疮、急性皮炎及针清后的皮肤病等患者不宜按摩。

（7）敷倒模。根据皮肤状况先在面部涂一层相应的底霜或覆盖浸有治疗成分纱布。眉毛及眼睛部位盖上湿润的棉片，然后将倒模迅速地涂敷于面部，厚度为0.5～1.0cm。上膜顺序为额头、两颊、口周、鼻部。倒模贴敷时间为25～30分钟（图6-5-1）。

（8）卸膜。卸膜时先将硬膜轻拍松动，或请患者轻微活动面部肌肉（做微笑或鼓腮动作），然后从下颌两侧开始，逐渐松动面部周边硬膜，轻轻向上揭起即可。

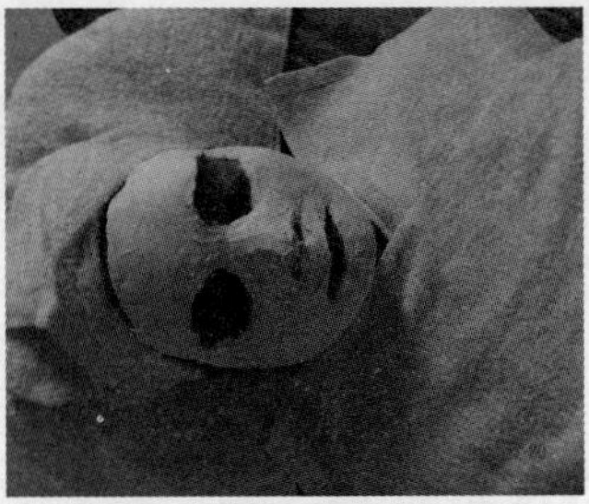

（9）清洗面部，涂抹护肤品。

（10）整理用物，告知患者注意事项。操作完毕洗手。

3. 操作评价

（1）物品准备齐全，操作流程正确。

图 6 - 5 - 1　倒膜贴敷

（2）患者舒适，未发生不良反应。

【操作重点及难点】

1. 由于石膏具有很强的吸水性和收敛作用，所以底霜要涂抹一定的厚度，避免直接刺激皮肤。

2. 调膜时要掌握好水量。水过多，会使膜太稀，不易成型；水太少，会使膜迅速凝结而来不及敷于面部。

3. 卸膜后清洗皮肤要彻底，注意耳后、发迹、鼻孔、下颌部位切勿有膜渣残留。

4. 若不慎将毛发粘入倒模中，切忌硬揭或将头发剪下。可将膜敲成小碎块，轻轻揭掉，动作应轻柔。

【注意事项】

1. 预防交叉感染，毛巾、一次性床单做到一人一套，毛巾使用后及时清洗、消毒。若被血液、体液污染，清洁时使用含有效氯的消毒液浸泡 30 分钟后再清洁干净，晾干备用。

2. 注意手的消毒，进行操作前要洗手。如手被感染性物质污染，则应使用有效消毒剂擦拭 2 分钟后，用洗手液清洗干净后再进行操作。

3. 操作中不慎将产品、倒模进入眼睛，应用 20ml 的无针注射器抽取无菌生理盐水反复冲洗眼部。

4. 禁忌证：①妊娠期；②哺乳期；③糖尿病、慢性肝肾功能不全、有出血倾向疾病者；④过敏体质或对药物成分过敏者；

⑤合并有心血管、脑血管、肝肾和造血系统等严重原发性疾病者；⑥精神病患者；⑦有皮肤癌倾向者；⑧患光敏性疾病。

【操作并发症及处理】

皮肤过敏　遇有过敏者，应用凉水反复清洗面部，以彻底清除残留的致敏源，然后给予冷喷，一般可自行恢复。严重者可口服抗过敏药物。

（姚美华）

第六节　文饰美容技术

文饰美容技术是运用文饰器械将色料刺入皮肤组织内，使其着色，达到美化容貌的一种医疗美容技术。目前应用较多的是文眉、文眼线、文唇，其根本目的是在原有的形态基础上，利用文饰手段修饰美化、掩饰瑕疵，呈现出更具美感的眉、眼、唇形态，增强人体整体之美。

【操作目的及意义】

1. 修饰眉、眼、唇，使整个面部轮廓显得立体和谐，为容貌增添风采。

2. 文饰美容技术，具有科学性、实践性、艺术性，是美容技术中不可缺少的一部分。对于增进求美者的容貌美感和整体生命活力之美感都具有特殊的意义。

【操作步骤】

1. 操作准备

（1）护士准备：衣帽整洁，洗手，戴口罩。评估患者文饰部位皮肤情况，观察局部皮损，有无破损、感染，是否使用外用药物等。收集患者的一般资料、现病史、既往史、药物过敏史及有无禁忌证等。

（2）物品准备：治疗盘一个、洁面乳、面巾纸、毛巾、棉片、一次性口罩、棉签、75%乙醇、0.1%新洁尔灭、文眉机

（图6-6-1）、绣眉笔（图6-6-2）、一次性绣眉刀片、色料杯、色料、眉笔、修眉刀片、5%复方利多卡因乳膏、封包膜、利多卡因注射液、红霉素眼膏、生理盐水、锐器盒、医疗黄色垃圾袋或桶、照相机。

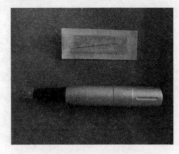

图6-6-1 文眉机

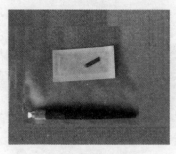

图6-6-2 绣眉笔

（3）患者准备：在进行文绣前，向求美者讲解文绣治疗的目的、方法、注意事项及不良反应，得到其认可并主动配合，并签署知情同意书。

2. 操作方法

（1）清洁面部皮肤。根据患者不同的肤质，选择合适的洁面产品，将面部彻底清洁干净。文绣部位常规消毒。

（2）留取照片并存档。

（3）设计描画理想的眉型、唇型、眼线。设计时应考虑到受术者的脸型、眼型、唇型、年龄、气质、性格、肤色、职业、时代性等因素，确定符合自身特点，同时征求受术者的意见，双方达到共识再行操作。

（4）文绣部位敷表面麻醉剂20~30分钟（眼线除外）。

（5）准备及调试好文绣器械、色料。将表面麻醉乳膏轻轻去除。

（6）操作者戴无菌手套，进行文绣。文绣通常包括文眉、文眼线、文唇等。

①绣眉：患者取平卧位，操作者坐于受术者的一侧，将肘关节找好稳妥支点，右手持文眉机或绣眉笔，蘸取少量色料，沿画

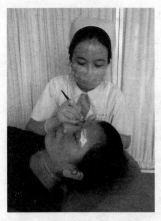

图6-6-3　绣眉

好的眉型，顺毛发的生长方向进行文绣。注意用力均匀，掌握层次，一般外浅里稍深，头尾浅，中间深。文绣过程中反复用0.1%的新洁尔灭棉片擦去浮色及渗出液，以便观察着色情况。同样方法文另一侧。双侧都结束后，观察眉型高低、长短、颜色深浅是否一致，若有不对称及时进行调整。术后在局部涂抹红霉素软膏，防止感染（图6-6-3）。

②文眼线：右手垂直持机，针尖露出约1mm，蘸少许眼线色料，沿画好的眼线轻轻文一遍，然后擦掉浮色，用无菌棉片蘸少许利多卡因注射液，边文边擦，直至着色均匀眼线成型。术后用生理盐水冲洗双眼，然后涂抹红霉素眼膏。

③文唇：左手固定唇部皮肤，右手垂直持机，蘸少许文唇色料，文出唇线。换复合针，从边缘向中心慢慢文刺，直至上色均匀。文刺过程中用浸有生理盐水及肾上腺素的棉片与浸有利多卡因的棉片交替擦拭。术后涂抹红霉素眼膏。

（7）整理用物，交待术后注意事项及复诊时间。操作完毕洗手。

3. 操作评价

（1）严格无菌操作流程，受术者主动配合操作，对设计文绣满意。

（2）受术者舒适，操作中未发生不良反应。

【操作重点及难点】

1. 文眉、眼、唇的设计。

①眉型的设计。眉型要与脸型相适宜。设计时应达到自然、协调、比例适度。圆脸型的眉毛应眉头稍高，略向上斜，要突出眉峰，眉尾不宜过长，以达到使面部拉长、五官舒展的效果；方脸型应设计强调弧度的高挑眉型，刚好掩饰了面部的棱角，让脸

型更柔和；长脸型的"一"字眉是最佳选择，以达到缩短、分割脸长度的视觉效果；正三角脸型：适合长眉型，眉峰位置近于外眼角上方，可使上面部显得宽展些；倒三角脸型：在眉峰的位置线条要圆润一些，要尽量缓和这种棱角，并且眉间距离可以适当窄一些，眉形不要太长；菱形脸：眉头不必很粗，眉尾不必上挑，只需要在眉峰的地方带一点棱角即可，眉毛略长的自然眉型是比较适合的。

②眼线的设计。小眼睛最好只文上眼线，上下眼线全文会显得眼睛更小，上下眼线应外延；圆眼睛的眼线应文得细长，使眼睛显得长些；窄长的眼睛应文得短粗一些，扬长避短，掩饰不足。若眼睛凸出者上眼线的线条要细且要做出流畅的感觉，下眼线的颜色要淡些；眼睛一双一单，要注意加粗单眼皮的上眼线，其他部位均可按眼线标准位置文，注意两侧眼线要对应。

③唇型的设计。在唇型的设计中，无论是纠正厚唇、薄唇或一般的唇型，都应在原唇基础上进行。紧贴于唇红线，向内或向外稍做调整即可，切忌过分夸张，否则形成二重唇，影响美观。

2. 操作过程中要掌握好深浅、浓淡，同时要注意浓淡过渡的自然衔接。若是颜色浓淡界线太明显，会失真。文刺时手法切忌过深、过密，文得太深会引起点状出血，影响着色，甚至变色。刺入过浅则不易着色。所以文刺时用力要均匀一致，深浅适当，浓淡相宜。

3. 色料的选择。术前要综合考虑受术者头发的颜色、肤色、年龄、气质、工作环境等选择合适的色料，需要经验的累积。①如文眉时肤色偏白，不太适合用深色，可以用浅咖啡色；如果肤色偏黑，应该用深些的颜色，可选用黑咖啡色，或黑咖啡加一点黑色，但不能选择黑色。年轻人皮肤有光泽，头发光亮，眉色可略浓些。老年人皮肤松弛，头发花白缺少光泽，眉色宜浅淡。②文眼线的色料一般选择黑色。③文唇的色料一般选择红色系，皮肤较白及唇色较淡者可选桃红、玫红等浅色系。皮肤较黑及唇色较暗者可选深红、朱红等深色系。

【注意事项】

1. 术前对受术者的耐心讲解是非常必要的，在沟通过程中使受术者更加了解自身状况和了解操作的过程、术后注意事项及不良反应等。

2. 文饰美容技术应遵循宁浅勿深、宁短勿宽、宁轻勿重的原则。操作时要注意留有修改的余地。

3. 操作中一人一针，严格遵循无菌操作原则。

4. 禁忌证：①妊娠期；②哺乳期；③糖尿病、慢性肝肾功能不全、有出血倾向疾病者；④过敏体质或对色料成分过敏者；⑤合并有心血管、脑血管、肝肾和造血系统等严重原发性疾病者；⑥期望值过高及精神病患者；⑦有传染性疾病者；⑧瘢痕体质者；⑨文绣部位皮肤破损或存在感染病灶者。

【操作并发症及处理】

1. 局部感染 一般不常见，如文绣区出现红、肿、热、痛反应，应及时局部外涂抗生素药膏，口服抗生素。

2. 过敏反应 局部出现红肿、水疱、渗液、瘙痒等症状，严重者出现全身过敏反应。可局部外涂皮质类固醇激素，严重者可口服抗敏药物及皮质类固醇激素。

3. 眼部损伤 若由操作不当引起眼部损伤，如导致角膜划伤、眼球刺伤、睫毛损伤等，应立即眼科就诊。

4. 眼睑肿胀 因文饰刺激或注射麻药引起，一般不需特殊处理，术后 24h 内间断做冰敷，1~2 天即可恢复。

5. 瘢痕 一般由瘢痕体质或继发严重感染导致。

6. 唇部疱疹 文唇时较常见，局部涂抹抗病毒药膏，术后多饮水、忌食辛辣刺激食物。操作前可预防性口服抗病毒药物。

7. 交叉感染 文饰后如并发传染病，应及时就诊。操作中严格消毒，无菌原则可预防交叉感染。

（姚美华）

第七章

其他美容护理操作技术

第一节 化学换肤术

化学换肤术是将化学药液涂在皮肤表面，针对皮肤问题，通过化学药液破坏一定深度的皮肤，让相应层次皮肤组织重新修复，以达到调整肤质、肤色的一种医学美容技术。目前临床上应用最广泛的换肤液是果酸。果酸是一系列 α 位有羟基的羧酸的换肤液的统称，简称 AhAs。果酸具有强渗透性，能透过角质层到皮肤更深处，调整角质的功能，剥落老化角质，降低角质和表皮之间的粘连性，促进细胞剥脱及细胞更替作用，同时能刺激真皮胶原合成，可以解决表皮和部分真皮病变问题，从而达到治疗目的。

【操作目的及意义】

1. 治疗痤疮、黄褐斑、皮肤光老化，对各种类型鱼鳞病和毛发苔藓等疾病有很好的疗效。根据其具有减轻角质层粘连性的特点，辅助治疗银屑病、甲真菌病，加强治疗银屑病及抗真菌药的疗效、缩短治愈时间。

2. 果酸换肤不仅是换肤美容方法之一，而且在皮肤科治疗疾病中得到了广泛应用。

【操作步骤】

1. 操作准备

(1) 护士准备：衣帽整洁，洗手，戴口罩。评估患者治疗部位的皮肤情况，观察局部皮肤有无破损、感染，是否使用外用药物等。收集患者的一般资料、现病史、既往史、药物过敏史及有无禁忌证等。

(2) 物品准备：治疗盘一个（纸巾、毛巾、洁面乳、橡胶手套、一次性中单、2ml注射器、刷子、玻璃小碗、棉签、棉片、红霉素眼膏、秒表、冰块或冷藏的医用修复面膜）、果酸产品（20%、35%、50%、70%的果酸换肤液、中和液等）、照相机。

(3) 患者准备：进行治疗前向患者讲解化学换肤治疗的目的、方法、意义、预期效果等，详细交待治疗期间的注意事项及复诊时间，以取得患者的配合。充分沟通后，患者签署化学换肤术治疗知情同意书。

2. 操作方法

(1) 清洁治疗区。用洁面乳彻底清洁治疗部位皮肤。

(2) 留取照片。嘱患者休息约5分钟后对治疗部位拍照存档。

(3) 更换一次性床单、协助患者取利于治疗的舒适体位，并充分暴露治疗区。如治疗面部应用毛巾将头部包裹，注意将耳朵包裹在毛巾内，前胸铺一块毛巾以保护颈部皮肤。

(4) 操作者戴橡胶手套，用蘸有活肤液的棉片再次清洁皮肤，去除面部残留的皮屑、脂质、细胞碎屑，并将皮肤调整到均一的pH值。操作中询问患者皮肤有无刺痛感，对有刺痛感的部位涂抹红霉素眼膏保护皮肤。内、外眼角处及鼻孔、唇红边缘处涂抹红霉素眼膏，起到保护作用。

(5) 用注射器抽取1~2ml的果酸换肤液到玻璃小碗中。嘱患者闭上眼睛，开始刷酸液。用刷子蘸取酸液，同时开启秒表计时。一般先刷"T型区"，最后刷面颊处，由里向外均匀轻柔地涂抹酸液。操作过程中要注意与患者沟通，询问患者的感受，并细心观察治疗皮肤的反应，根据患者的感受和治疗后反应判断酸液的停留时间（图7-1-1）。

（6）用棉片遮盖住双眼，右手
持中和液的喷雾瓶，快速准确地喷
洒在治疗处皮肤，左手拿棉片吸取
喷洒液，直到喷洒时皮肤不会出现
白色泡沫，可停止中和。

（7）酸液中和后，即刻给予冰
水湿敷或外敷冷藏的医用修复面膜。
皮肤反应缓解后，涂抹保湿霜、防
晒剂，并向患者交待注意事项及复
诊时间。

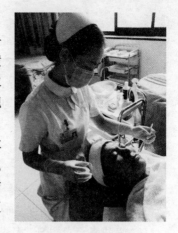

（8）整理用物。操作完毕洗手。

图7-1-1　面部刷酸

3. 操作评价

（1）操作流程正确，治疗即刻皮损反应良好。

（2）患者舒适，未发生不良反应。

【操作重点及难点】

1. 果酸浓度的选择。首次治疗时一般宜选择20%浓度的酸
液，后续治疗浓度可根据前次治疗后皮肤瘙痒、发红、刺痛、结
痂、脱屑等反应程度和皮肤恢复时间的长短来选择，可延长在皮
肤上停留的时间或提高酸液的浓度。皮肤较粗糙或男士的油性皮
肤初始浓度可给予35%。身体部位治疗时如毛周角化等初始浓度
可给予50%的浓度，且停留时间可达30分钟。

2. 治疗过程中，皮肤可能出现微红、红斑，及时观察患者的
反应。毛囊口角质油脂堵塞严重者可等皮肤略起白霜时，立即用
中和液中止反应。果酸溶液在面部皮肤的停留时间为2~3分钟，
一般不超过5分钟。通过逐次延长果酸溶液停留的时间来提高治
疗效果。

3. 黄褐斑病因复杂，治疗比较困难。虽然果酸可以改善色素
沉着，但也可能造成激惹，导致色素沉着反而加重，尤其在深肤
色人种中常见。因此，果酸溶液浓度不宜太高且停留时间不宜

太长。

4. 化学换肤是一种非常重要的治疗手段，对于抗衰老和治疗一些浅表的皮肤病有很好的效果。操作者要根据患者的需求制定换肤方案，选择适合的换肤剂，严格控制换肤时间；需根据患者的反应，在整个疗程中不断地做调整才能使化学换肤达到最佳治疗效果。

【注意事项】

1. 在用刷子蘸取酸液时，每次蘸取量应以刷子上的酸液不能往下滴为准，如蘸取量过大，可在玻璃碗的边缘去除过多的酸液，防止酸液流淌或滴进眼睛。

2. 果酸属于光敏剂，嘱患者避光防晒，外用防晒霜。治疗期间不能使用对皮肤有刺激性的外用药，如维甲酸类等。治疗部位应避免搔抓，不可自行剥除结痂或脱屑。

3. 化学换肤治疗，尤其是浅层换肤时，不可能出现立竿见影的效果，而且或多或少都有炎性恢复期。治疗开始前，应向患者做详细的讲解和沟通，让患者了解该治疗的过程和风险，对于治疗效果有一个合理的期望值。

4. 禁忌证：①对化学换肤溶液过敏者；②妊娠及哺乳期妇女；③治疗部位皮肤破损或存在感染病灶者；④在 6 个月内口服过维甲酸类药物者；⑤日晒伤者；⑥瘢痕体质者。

【操作并发症及处理】

1. 刺痛感、痒、灼热感、紧绷感、脱皮或轻微的结痂　在刷果酸后的几个小时至 1 周内可能会出现，一般可自行恢复。如果局部刺痛、灼热等反应明显，可以冷敷。另外，换肤后要轻柔洗脸，不要用力擦拭，以免刺激换肤部位皮肤。

2. 单纯疱疹　复发性的单纯疱疹患者在接受果酸治疗后，可诱发发病。如发病，遵医嘱给予抗病毒治疗。

3. 色素沉着　果酸溶液浓度越高、换肤的深度越深，发生色素沉着的概率越大。出现色素沉着与个体的皮肤质地有关。如出现色素沉着，可外用祛斑类护肤品、防晒霜。多数患者的色素沉着一般3～6个月可以消退。

4. 瘢痕 较罕见。中层和深层换肤后在颈部、手背、上肢和其他皮肤附属器不丰富的部位容易出现瘢痕。给予激光或药物进行处理。

5. 眼睛损伤 治疗时可能发生眼睛损伤。操作时要小心谨慎，必要时使用眼罩或眼药膏保护。

（姚美华）

第二节 水光针治疗技术的配合

水光注射也称"水光 vela"注射。所谓的"水光 vela"是指把原本体内就有的透明质酸经由注射方式补充进皮肤的过程，注射时使用特殊设计的注射器，不像一般镭射手术，其是刺激细胞的最内层的手术。"水光 vela"另一种讲法就是"水分注射"，其概念就是把水分补充进皮肤。vela 就是我们说的"微整形"的其中一种，正确来说，透明质酸是 vela 的种类之一，其是使肌肤保湿滋润的来源。随着年龄的增长，皮肤内的透明质酸也会减少，依据人体内透明质酸减少的程度，皮肤出现不同程度的老化。注射透明质酸进入皮肤的真皮层内可补充人体不足的透明质酸（图7-2-1）。

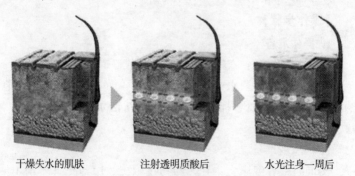

干燥失水的肌肤　　　注射透明质酸后　　　水光注身一周后

图 7-2-1　注射透明质酸前后皮肤的变化

【操作目的及意义】

1. 将透明质酸注入真皮层（图7-2-2、图7-2-3），使肌肤充满水分、改善皱纹、恢复弹性，起到美白、提升、紧肤、补水的作用。

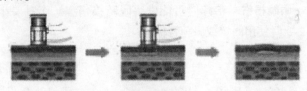

图7-2-2 透明质酸注入过程

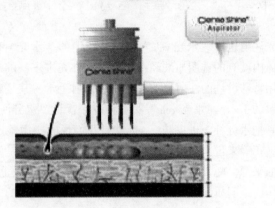

图7-2-3 注射透明质酸后皮肤的改善

2. 预防和减少操作产生的并发症。

【操作步骤】

1. 操作准备

（1）护士准备：衣帽整洁，洗手，戴口罩。

（2）物品准备：水光仪（图7-2-4）、填充剂（透明质酸钠）、麻药、连接管、棉签、消毒剂（新洁尔灭）、洁面乳、冰块、压力球、相机。

（3）患者准备

①询问患者健康史：有无药物过敏史、用药史（术前1~2周是否应用抗凝类、血管扩张类及激素类药物，如阿司匹林、维

生素 K 等）、生活嗜好（如有无吸烟史等）。

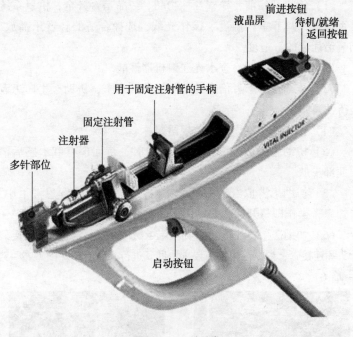

前进按钮

液晶屏　　待机/就绪
返回按钮

用于固定注射管的手柄

固定注射管

注射器

多针部位

启动按钮

图 7 - 2 - 4　水光仪

②过去半年若有进行面部整形手术或是镭射手术，以及植入任何医用材料时请先告知主治医生。

③治疗部位情况：注射区皮肤有无瘢痕、溃疡、肿瘤等；局部皮肤有无过敏、感染灶存在。若有上述情况应及时与主治医生讨论是否延缓治疗，避免治疗部位因微创伤口而造成局部伺机性感染。

④女性患者避开月经期。

⑤患者术区皮肤常规清洁。

⑥是否佩戴隐形眼镜、首饰等。

⑦术前局部需敷表面麻醉剂，待麻醉起效后，方可注射。

⑧全面了解水光注射，对此项治疗有正确的认识，充分放松身心，确定身体状况及心理状况是否适合此项治疗。

2. 操作方法

（1）治疗开始前，检查各种物品、药品是否齐全，供氧系统是否良好，调节室内温度、操作光线，选择合适的轻音乐播放，调节治疗床的舒适度。

（2）与医生共同检查水光注射机器性能。

（3）详细核对患者信息并填写知情同意书，协助医生向患者交待注意事项，并签字。

（4）操作前清洁面部，常规留照片。

（5）协助患者敷表面麻醉剂40分钟，待面部有麻木感后清洁面部皮肤。

（5）协助患者取舒适的注射体位，将压力球放置患者手中，告知患者操作即将开始，协助医生消毒面部。

（6）协助医生将注射的药物安装在水光注射仪器上，连接好针头和连接管，根据医生治疗要求协助其进行操作治疗（图7-2-5，7-2-6）。

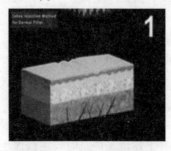
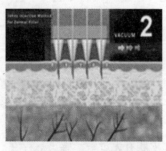
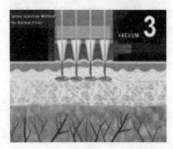
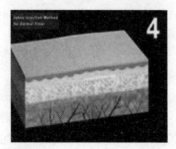

图7-2-5 水光针注射前后皮肤的变化

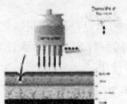

均匀分布

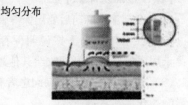

旋转式螺旋针
(申请国内外专利)

5pim旋转式螺旋针可
迅速进行各种类型的
类型，降低美塑时间，
提高注射准确率。

药物控制系统
(申请国内外专利)

抽吸器在注射时会轻轻
提起皮肤，注射完成后
推进器自动后退，防止
药物损失，可将药物损
失最小化至零。

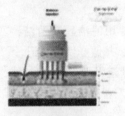

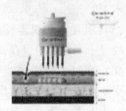

精准注射

智能控制控制系统，注入
量可精确到0.0042ml。注
射深度可控制到0~3mm，
注射深度可准确到0.1mm，
接近零误差。

安全无创

31G5pin针头，准确
均匀注入，减少出血、
疼痛和红肿，抽吸盖
与智能抽吸技术支持
喉部、颈部等敏感部
位的微创注射。

图 7 - 2 - 6 水光针注射过程

（7）治疗过程中观察患者的疼痛感受，安慰患者转移注意
力，降低其紧张情绪。

（8）注射后用棉签轻轻按压针眼，待注射完毕后给予患者保
湿面膜敷脸 20 分钟。

（9）向患者交待注意事项及术后须知。

3. 操作评价

（1）患者及其家属能够知晓护士告知的事项，对服务满意。

（2）护士操作过程规范、安全、有效。

（3）患者出现异常情况时，护士处理及时。

【操作重点及难点】

（1）面部涂抹麻药后要用保鲜膜覆盖，使麻醉起效更加充分。

（2）注射填充剂需按说明保存，同一针头只可本人注射使用，未用完的针剂不可回收给其他患者使用。

（3）注射中一定要多询问患者有无不适情况，以免患者紧张而影响操作。

（4）水光注射后注射部位约 1% 皮肤出现红斑或者浮肿，注意不要用力摩擦注射部位，当晚可用水轻洗面部，瘀青部分几天后会消失，可稍加化妆，注射后 3 天即可正常化妆。注射后洗脸时用手稍稍拍打面部，祛除水分即可，每天不低于 2L 水的摄入量。

（5）水光注射机器使用完毕后用专用清洁软布清洁，勿碰水，放置于专用箱内保存，盖好防尘罩，并做好使用登记。

（6）注射 1 周内禁酒、禁烟，尽量避开强烈的紫外线，桑拿、汗蒸、运动等产热的运动最好回避。若是糖尿病患者，最好在注射 3 周内避免上述运动。按时复查。

【注意事项】

1. 适应证

（1）皱纹、粗大毛孔、皮肤松弛下垂。

（2）雀斑、日光斑、老年斑、黄褐斑、色素沉着等色素性疾病。

（3）毛细血管扩张症、皮肤潮红、酒糟鼻、红斑性痤疮等血管性疾病。

（4）皮肤黯沉，光洁度低，皮脂分泌多，青春痘。

2. 禁忌证

皮肤病（传染性）、皮肤破损或发炎、正在过敏的皮肤。

【操作并发症及处理】

皮肤发红、水肿　注射针头对皮肤有轻微刺激。

处理方法：注射后冰敷面部，一般可在注射后 2 天内症状自行消除。

（刘畅　田欢欢）

第三节　微针治疗技术

微针治疗技术是利用定位针上许多微小针头滚动刺激皮肤，使皮肤形成很多微细管道，定位、定层、定量地将多种营养及活性成分直接导入到皮下组织迅速被肌肤组织吸收，发挥治疗作用的一种方法。微针对表皮、真皮甚至皮下组织造成损伤，皮肤组织在修复过程中，调动各种修复因素，使胶原的新生增多、胶原重组重排、胶原活力增强及弹性恢复等，可紧致皮肤。

【操作目的及意义】

1. 用于改善皮肤性质、肤色、色素沉着、痤疮印迹、光老化皮肤等以及皮肤的日常保养护理。

2. 由于其独特的经皮给药模式，安全可靠、操作简单、效果显著，对于日常的皮肤护理及某些皮肤疾病，具有广阔的临床应用前景。

【操作步骤】

1. 操作准备

（1）护士准备：衣帽整洁，洗手，戴口罩。评估患者治疗部位皮肤情况，观察局部皮肤有无破损、感染，是否使用外用药物等。收集患者的一般资料、现病史、既往史、药物过敏史及有无禁忌证等。

（2）物品准备：治疗盘一个（面巾纸、毛巾、洁面乳、棉签、0.1%新洁尔灭、无菌手套、微针以及相应的导入药物等）、锐器盒、照相机、微针治疗仪（图7-3-1）。

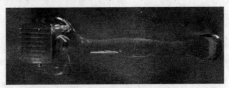

图7-3-1　微针治疗仪

（3）患者准备：对患者进行微针治疗前，要先评价患者的皮肤状况，有针对性地设计治疗方案，并与患者沟通，得到其认可及主动配合。与患者充分沟通后，让其签署微针治疗同意书。

2. 操作方法

（1）清洁皮肤。用洁面乳或清水彻底清洁皮肤。

（2）留取照片。嘱患者休息约 5 分钟后对治疗部位拍照存档。

（3）对疼痛较敏感的患者给予外敷表面麻醉剂（一般患者不建议使用）。面部皮肤涂抹利多卡因乳膏，按每 $10 \sim 12 cm^2$ 涂抹 1g 的用量，并用保鲜膜封包覆盖，以促进药物的吸收，20 分钟后清洗利多卡因乳膏。

（4）患者取仰卧位，用毛巾将头发包裹。戴无菌手套、常规面部消毒后，再用生理盐水清洁面部。

（5）取相应的药物涂抹于皮肤表面，操作者手持微针，沿一定顺序均匀滚动，力度要适中，边滚动边涂抹药物，直至治疗结束。

（6）治疗结束后给予冰敷或外敷冷藏的修复面膜，以免患者面部不适。

（7）整理用物。操作完毕洗手。

3. 操作评价

（1）操作流程正确，治疗反应良好。

（2）患者舒适，未发生不良反应。

【操作重点及难点】

（1）操作手法要轻柔，切忌用力过大，给皮肤造成损伤。滚动微针棒时使用手腕带动，动作轻快，切忌用力下压。注意滚动时用力方向要与微针轴一致。面部皮肤需要较深治疗时，绷紧皮肤，提高滚动的速度及力度。滚动结束时将微针棒的头部抬高后离开面部，防止划伤皮肤。

（2）微针的选择。根据治疗的需要和患者的皮肤状况决定。直径 $0.25 \sim 0.5 mm$ 的微针，适用于日常皮肤护理；直径 $1.0 \sim 2.5 mm$ 的微针，适用于治疗皱纹、疤痕等。因男女皮肤厚薄不同，对疼痛的耐受性也不同，女性可以适当选择小号的微针；男性皮肤相对较厚，可选用大号的微针。

（3）导入药物的选择。需根据皮肤状态和治疗的需求来选择正确的药物。

【注意事项】

1. 眼周涂药时，一定注意保护眼睛，避免引起眼睛的损伤。

2. 治疗前询问患者药物及护肤品过敏史以及对金属类物品是否有过敏史。必要时进行皮肤过敏试验。

3. 严格遵守无菌操作原则，防止感染及其他并发症的发生。

4. 嘱患者 24 小时内禁止面部皮肤沾水，1 周内避免剧烈运动、游泳、桑拿等。48 小时后可化妆。

5. 嘱患者治疗后要注意防晒。

6. 禁忌证：①对导入药物成分或金属过敏者；②治疗部位皮肤破损或存在感染病灶者；③妊娠及哺乳期妇女；④瘢痕体质者。

【操作并发症及处理】

1. 皮肤疼痛、微红　微针治疗结束后，个别患者可出现，尤其是皮肤角质层较薄、皮肤较敏感者更为明显，属正常现象。一般给予冰敷或敷冷藏的修复面膜可缓解。

2. 皮肤干燥、脱皮、紧绷感　一般为术后护理不当引起。建议患者使用温和、不刺激的医学护肤品，勿使用含有刺激性成分的产品，如果酸、左旋 C 原液和去角质产品。

3. 疱疹、病毒、细菌感染　术前预防性用药和操作中的无菌观念及术后护理有助于预防感染的发生。出现感染后，可根据病原体给予相应的药物治疗。

（姚美华）

第四节　超声减脂技术的配合

超声减脂技术是利用体外超声波塑形波源产生聚焦超声波，使其无创地透过皮肤聚焦于皮下脂肪层，在聚焦靶标部位破坏靶组织的脂肪细胞膜，破坏的脂肪细胞膜碎片和释放的游离脂质物参与自体新陈代谢的过程。

【操作目的及意义】

物理治疗和自体代谢联合作用，导致脂肪细胞数量永久减少，局部脂肪层厚度变薄，达到减脂塑形效果（图7-4-1）。

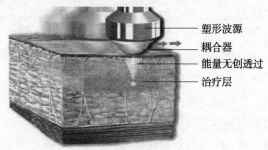

塑形波源
耦合器
能量无创透过
治疗层

图7-4-1 超声减脂治疗

【操作步骤】

1. 操作准备

（1）护士准备：衣帽整洁，洗手，戴口罩。

（2）物品准备：治疗盘1个（内置照相机、润滑剂、耦合液、测量工具、纸巾、棉签、清洁手套、一次性中单）、黄色医疗垃圾袋或桶。

（3）患者准备

①收集患者的一般资料、现病史、既往史、药物过敏史及询问有无禁忌证等。

②评估患者治疗部位的皮肤情况，观察局部皮肤是否完整、光滑，有无破损、感染、色素或血管性疾病，是否使用外用药物。

③进行超声减脂治疗前向患者做好沟通工作，讲解治疗的方法、过程、注意事项以及复诊时间，以取得患者的配合。

④签署超声减脂治疗知情同意书。

2. 操作方法

（1）留取照片（对治疗部位拍照存档）。

（2）清洁治疗区，用清水清洁治疗部位皮肤。

（3）脂肪厚度测量（图7-4-2）。

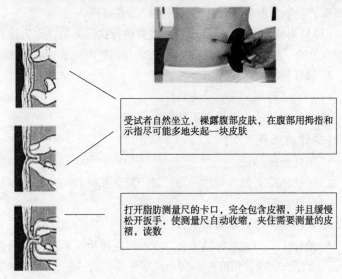

受试者自然坐立，裸露腹部皮肤，在腹部用拇指和示指尽可能多地夹起一块皮肤

打开脂肪测量尺的卡口，完全包含皮褶，并且缓慢松开扳手，使测量尺自动收缩，夹住需要测量的皮褶，读数

图7-4-2　脂肪厚度测量

（4）仪器开机、自检和插卡，安装耦合器。

（5）根据患者实际脂肪堆积情况划定治疗范围（用仪器自动完成范围划定）。

（6）更换一次性床单，协助患者取利于治疗的舒适体位，并充分暴露治疗区，裸露治疗部位并铺设方巾。将治疗臂推至治疗床一侧，将治疗臂复位，锁定治疗臂。

（7）在治疗区域内均匀反复涂抹耦合剂。

（8）耦合器与皮肤表面留有少量空隙，划定治疗范围（耦合器与皮肤之间保持一定压力）。

（9）调整耦合液流速，打开耦合液出液管控制开关（通常进液管开关一直开放），调整流速，保证治疗期间耦合液不间断流动。

（10）正式治疗开始，点击启动按钮，光标返回到治疗面积的右上角，也就是起始点，开始治疗。

（11）治疗期间注意观察，需要反复多次涂抹耦合剂。随时询问求美者的感受，观察治疗区域皮肤反应，并及时记录。

（12）随时调整耦合器与皮肤的接触程度，接近骨质结构或疤痕时，将耦合器适当地升起，以减轻患者疼痛。

（13）当整体治疗疗程结束后，需要进行腹围测量，作为评判治疗疗效的一个依据，具体测量方法与治疗前腹围测量方法一致。

3. 操作评价

（1）治疗即刻，皮肤反应良好。

（2）患者舒适，未发生不良反应。

【操作重点及难点】

1. 治疗范围的设定。

2. 手持治疗头保证匀速移动，对于某个部位的治疗不能停留于一个点上。

3. 波源与治疗区域紧密贴合。

4. 治疗头要与皮肤保持垂直，在治疗有棱角或弧度较大的部位时，治疗头应随着角度的改变而随时转变治疗头，始终保持与皮肤垂直。

5. 每周擦拭仪器外壳，不要把液体渗入系统内；塑形波源清洁，每次治疗结束后，用湿润的毛巾或纸巾把波源上的凝胶清理干净；每天治疗结束后，关闭进液管，取下塑形波源，打开耦合器，排掉废液，用清水清洗耦合器（注意小心指尖或锋利的物品，勿被其划伤），并用湿润的毛巾或纸巾把波源上的凝胶清理干净，然后用没有纸屑的纸巾或没有毛屑的毛巾将耦合器和波源内部沾干耦合液清洁干净；每天治疗结束后，注意关闭进液管，拔出耦合液。

【注意事项】

1. 适应证

（1）体质指数：BMI≤29.0；BMI = kg/m^2（身体质量指数 = 体重 kg/身高 m^2）。

（2）治疗部位皮下脂肪层厚度≥1.0cm 者。

（3）年满 18 周岁的健康者。

（4）局部脂肪堆积者。

（5）产后有塑形要求者。

（6）减脂/吸脂术后者。

2. 禁忌证

（1）有精神疾病或神经功能障碍者。

（2）安装心脏起搏器者。

（3）严重的传染性疾病患者。

（4）严重代谢、免疫系统或其他严重疾病未得到有效控制者。

（5）女性尿妊娠试验呈阳性者。

（6）医生认为其他不宜接受本疗法者。

【操作并发症及处理】

此操作无并发症。

（刘畅　祁子煊　赵志力）

第五节　射频微雕技术的配合

　　射频也称 RF 射频，即射频电流。它是一种高频交流变化电磁波的简称，类似于微波的电磁波。射频溶脂是利用射频的技术作用于人体脂肪细胞，使脂肪细胞中的水分子以每秒 1 万次以上的频率旋振，达到一定温度，产生物理热效应，最终溶解脂肪。射频微雕是传统射频溶脂的革命性的新技术，通过在皮下内部电极产生射频电流（图 7 - 5 - 1）流向相应皮肤上方的外部电极，并加热之间的脂肪组织、软组织及皮肤（图 7 - 5 - 2），在溶解并减少脂肪的同时达到皮肤紧致提升的目的。

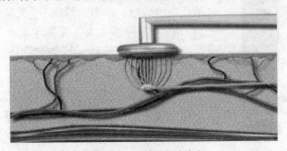

图 7 - 5 - 1　射频微雕治疗

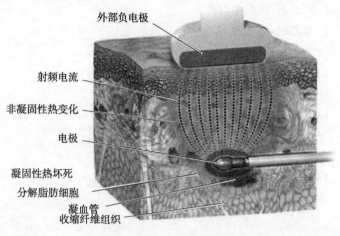

图 7 - 5 - 2 皮肤射频微雕图解

【操作目的及意义】

1. 祛除多余脂肪并紧致提升软组织，达到紧致塑形和年轻化。
2. 预防和减少操作并发症。

【操作步骤】

1. 操作准备

（1）护士准备：衣帽整洁，洗手，戴口罩。

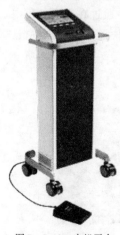

图 7 - 5 - 3 主机平台

（2）物品准备：主机平台（图7 - 5 - 3）、塑性手柄（图7 - 5 - 4）、无菌器械包（治疗碗、弯盘、精细剪、整形镊、针持、刀柄、刀片、布巾钳、卵圆钳、无菌纱布、治疗巾、纱球、纱布、纱垫）、无菌敷料包（中单）、无菌手术衣、无菌手套、一次性注射器、局部麻醉剂、US 凝胶。

（3）患者准备

①询问患者健康史：有无药物过敏史、用药史（术前 1～2 周是否应用抗凝类、血管扩张类及激素类药物，如阿司匹林、维生素 K 等）、生活嗜好（如有无吸烟史等）。

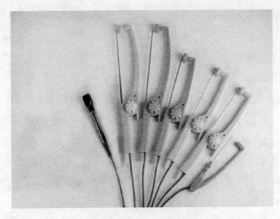

图7-5-4 塑性手柄

②对此项治疗有正确的认识，充分放松身心，确定身体状况及心理状况是否适合此项治疗。患者术前期望值与术后满意度密切相关，指导患者对手术结果有恰当的期望值，同时耐心解答患者的每一个问题，消除其顾虑，增强其信心。

③过去半年若进行过面部、身体整形手术，以及植入任何医用材料时请先告知主治医生，与医生商量治疗的部位，提出自己的要求和想法，如果需要治疗的部位较多，要制定出全面合理的治疗计划。

④治疗部位情况：注射区皮肤有无瘢痕、溃疡、肿瘤等；局部皮肤有无过敏、感染灶存在，若存在上述情况应及时与注射医生讨论是否延缓治疗，避免治疗部位因微创伤口而造成局部伺机性感染。

⑤女性患者避开月经期。

⑥患者术区皮肤常规清洁。

⑦是否佩戴隐形眼镜、首饰等。

2. 操作方法

（1）巡回护士配合的操作步骤

①手术开始前，检查手术间各种药品、物品是否齐全，主机平台、室内各种手术灯、吸引器、供氧系统是否良好，调节手术

室温度、手术野光线,选择合适的音乐播放。

②与器械护士共同准备手术所需的器械及物品。

③详细核对患者,检查是否禁食、禁饮。

④协助医生标记手术区域。

⑤询问患者身体状况,向患者解释手术目的及术中配合的注意事项,根据手术部位的不同,摆放合适的体位,尽可能保证患者舒适、安全。

⑥建立外周静脉通路。

⑦为手术人员提供无菌物品,协助器械护士、医生穿无菌手术衣,铺无菌器械台。

⑧与手术医生、麻醉医生、器械护士核对术中用药,计数纱布、器械并记录。

⑨协助器械护士配制麻醉液及涂抹凝胶,并与手术医生、麻醉医生、器械护士核对无误后,开始手术。

⑩根据手术医生指示及手术部位不同,将手柄连接主机并调节机器参数。面颈部治疗调节参数见表7-1。

表7-1 面颈部仪器使用参数

治疗区域	RF 能量 (mJ/pin)	控制温度 (℃)	凝胶
前额,两鬓,眼窝区域	30~40	40~42	厚凝胶确保能量传导
颈部	40~50	40~42	薄凝胶
面颊,鼻唇沟,下面部	40~62	40~43	薄凝胶

⑪手术过程中随时提供术中所需物品,术中注意观察患者生命体征、血氧饱和度等。

⑫术毕协助医生包扎伤口。

(2)器械护士的配合

①详细核对术者,术前1天访视,了解病情及手术需要。

②根据术者的具体情况、手术方式,与巡回护士共同准备手术所需的器械及物品。

③刷手、穿无菌手术衣和戴无菌手套。

④铺无菌器械台，并将器械排列整齐，准备手术物品。

⑤协助医生铺手术单。

⑥与手术医生、麻醉医生、器械护士核对术中用药，计数纱布、器械并记录。

⑦根据手术部位不同，选择不同型号的手柄并连接主机。

⑧手术过程中与巡回护士随时提供手术台面所需物品。

⑨协助医生包扎伤口。

⑩处理、清洗手术器械及其他物品。

3. 操作评价

（1）患者及其家属能够知晓护士告知的事项，对服务满意。

（2）护士操作过程规范、安全、有效。

（3）患者出现异常情况时，护士处理及时。

【操作重点及难点】

1. 面部清洁用 75％ 的酒精。

2. 面部治疗后通常无须封闭切口，需冷敷，治疗后会出现局部红斑，一般持续 2 天，水肿会持续 1 ~ 3 周。颈部每日穿 24 小时压缩衣服，连续 3 ~ 5 天（可选择另外加海绵），仅在夜间穿，穿 7 天，有时也需穿 14 ~ 21 天，红斑会持续约 7 天，水肿持续约 1 ~ 3 周。

3. 治疗中一定要注意温度，以免损伤患者皮肤。

4. 机器使用完毕后用专用清洁软布清洁，勿碰水，放置于储藏室保存，盖好防尘罩，并做好使用登记。

5. 塑性手柄清洗干净，待干后放置于专用包内。

6. 手术 1 周内禁酒、禁烟，尽量避开强烈的紫外线，按时复查。

【注意事项】

1. 适应证

（1）面部雕塑：面部皮肤松弛，局部脂肪堆积，各种皱纹（抬头纹、法令纹、鱼尾纹、唇周纹）。

（2）颈部雕塑：双下巴、颈纹。

（3）身体雕塑：腹部、背部、小腿、大腿、臀部等部位的脂肪堆积、橘皮组织。

2. 禁忌证

（1）体内有金属支架或钢板的。

（2）不切实际、期望值过高的。

（3）生理疾病：心脏病等。

【操作并发症及处理】

皮肤水肿、红斑　操作的整个过程对皮肤有轻微刺激。处理方法：注射后冰敷面部，一般在术后2天内症状可自行消除。

（刘畅　田欢欢　隋志甫）

参考文献

[1] 刘畅，王聪敏，赵志力．术前备皮对手术野感染的影响 [J]．实用皮肤病学杂志，2011，4（1）．

[2] 赵辨．中国临床皮肤病学 [M]．南京：江苏科学技术出版社，2010．

[3] 刘玲玲，董福慧，张军，等．皮肤外用药局部不良反应评价专家共识 [J]．中国全科医学，2015，18（4）．

[4] 白红波．塑料保鲜膜在湿敷、中药封包中的应用 [J]．当代护士，2010，12（1）．

[5] 雷洁．窄谱中波紫外线治疗寻常型银屑病的疗效观察 [J]．临床合理用药杂志，2015，4（8）．

[6] 陶左荷，韩爱荣，赵爱华．窄谱中波紫外线治疗寻常型银屑病的护理干预 [J]．护理研究，2014，2（28）．

[7] 曲剑华．北京市医疗美容主诊医生培训教材·美容中医科 [M]．北京：中国医药科技出版社，2014．

[8] 杨蓉娅，戴耕武，潘宁．皮肤外科学 [M]．北京：科学出版社，2015．

[9] 王宗发．皮肤性病护理学 [M]．西安：陕西科学技术出版社，1999．

[10] 李淑迦，巩玉秀．护理学分册 [M]．北京：人民军医出版社，2009．

[11] 张学军．皮肤性病学 [M]．北京：人民卫生出版社，2013．

[12] 高鹏，温丽英，于豪．皮肤病学 [M]．北京：中医古籍出版社，2012．

[13] 何黎，刘玮．皮肤美容学 [M]．北京：人民卫生出版

社，2008.

[14] 王秀娟．频谱治疗仪治疗病毒性肝炎并发带状疱疹的护理[J]．解放军护理杂志，2012，29（7A）．

[15] 晏红清．维生素 E 联合频谱治疗仪治疗新生儿硬肿症的疗效［J］．当代医学，2013，19（28）．

[16] 王宏伟，王秀丽．伍德灯皮肤科实用技术图解［M］．上海：上海科学技术出版社，2014.

[17] 仲剑平．医疗护理技术操作常规［M］．北京：人民军医出版社，2009.

[18] 李航，门月华，李薇薇．皮肤镜临床应用［M］．北京：人民军医出版社，2012.

[19] 吴剑波，郑家润．皮肤镜技术的基础与临床应用［J］．国外医学皮肤性病学分册，2005，31（5）．

[20] 田牛，刘育英，李向红，等．微循环的临床与基础［M］．北京：原子能出版社，1996.

[21] 中华人民共和国卫生行业标准．静脉治疗护理技术操作规范［M］．北京，2014.

[22] 乔爱珍，苏迅．外周中心静脉导管技术与管理［M］．北京：人民军医出版社，2015.

[23] 乔爱珍，苏迅，李宝军，等．1 例老龄患者 PICC 导管留置 2 年 22 天的管理［J］．中国医药导报，2012，9（17）．

[24] 程晓燕．红外血管成像仪在儿科静脉穿刺中的应用［J］．中国社区医生，2015，31（3）．

[25] 黄春辉，黄丽燕．小儿静脉穿刺要点及保护措施分析［J］．社区医学杂志，2009，23（7）．

[26] 刘正玲，倪国珍，杨杰，等．床单位消毒机在肿瘤病区医院感染控制中的应用［J］．中国医药导报，2013，6（18）．

[27] 孙晖．两种消毒方法在 ICU 床单位终末消毒中的效果比较［J］．齐鲁护理杂志，2014，20（18）．

[28] 吴钟琪．医学临床"三基"训练医生分册［M］．湖南：科

学技术出版社，2009.

[29] 胡琼华，刘林嶓．美容外科与护理技术概论［M］．北京：科学出版社，2006.

[30] 仲剑平．医疗护理技术操作常规［M］．北京：人民军医出版社，1998.

[31] 费成林，于学洁．伤口换药进展［J］．内蒙古：内蒙古医学杂志，2006.

[32] 吴钟琪．医学临床"三基"训练医生分册［第四册］［M］．湖南：科学技术出版社．2009.

[33] 仲剑平．医疗护理技术操作常规［M］．第四版．北京：人民军医出版社，1998.

[34] 李世荣．整形外科学［M］．北京：人民卫生出版社，2009.

[35] 乔先明，李会民．实用无痕毛发移植术［M］．北京：军事医学科学出版社，2014.

[36] 吴念．整形外科诊疗常规［M］．北京：中国医药科技出版社，2012.

[37] 范巨峰．注射美容外科学［M］．北京：人民卫生出版社，2013.

[38] 赵启明，邬成霖．皮肤美容外科学［M］．杭州：浙江科学技术出版社，2003.

[39] 王炜．整形外科学［M］．杭州：浙江科学技术出版社，1999.

[40] 刘玮，甄雅贤．现代美容皮肤科学基础［M］．北京：人民卫生出版社，2011.

[41] 周展超．皮肤美容激光与光子治疗［M］．北京：人民卫生出版社，2009.

[42] 项蕾红，周展超．皮肤美容激光治疗原理与技术［M］．北京：人民卫生出版社，2014.

[43] 焦晓敏．308nm 准分子光治疗白癜风的方法与护理［J］．中国现代药物应用，2014，8（17）．

[44] 林挺，李雪梅，廖春，等．准分子激光治疗白癜风发生水疱

的原因与防治措施 [J] . 临床误诊误治, 2015, 28 (2) .

[45] David J. Goldberg MD JD. 周展超主译 . 激光与光 [M] . 北京：人民军医出版社, 2007.

[46] 王宝玺, 晋红中 . 皮肤病与性病诊疗常规 [M] . 北京：中国医药科技出版社, 2012.

[47] 熊英, 杨智, 李娜 . 595 /1064nm 双波长染料激光治疗婴幼儿血管瘤护理体会 [J] . 皮肤病与性病, 2013, 35 (6) .

[48] 王金, 吴艳萍, 徐瑞等 . 595nm 脉冲染料激光治疗鲜红斑痣的临床疗效分析 [J] . 包头医学, 2014, 38 (4) .

[49] 王敏华 . 强脉冲激光治疗色素性病变 580 例护理 [J] . 临床和实验医学杂志, 2007, 6 (8) .

[50] 华朝晖 . 强脉冲光治疗面部皮肤光老化 171 例临床护理 [J] . 齐鲁护理杂志, 2013, 19 (9) .

[51] 张晨光 . 强脉冲光治疗皮肤疾病的护理体会 [J] . 中国美容医学, 2014, 23 (14) .

[52] 齐向东, 王炜, 高景恒 . 微创美容外科学 [M] . 杭州：浙江科学技术出版社, 2013.

[53] 刘宜群 . 中医美容学 [M] . 第 2 版 . 北京：中国中医药出版社, 2012.

[54] 中华人民共和国国家标准（GB/T 21709.1 – 2008）针灸技术操作规范第 1 部分：艾灸 .

[55] 朱红穗 . 现代护肤美容学 [M] . 上海：东华大学出版社, 2007.

[56] 宿曼, 孙振东 . 电离子导入疗法的新进展 [J] . 医疗卫生装备, 2006, 27 (7) .

[57] 居来提 . 针灸配合直流电离子导入法治疗股外侧皮神经炎 16 例 [J] . 中国针灸, 2002, 22 (8) .

[58] 赵维亚, 陈康, 刘琳 . 儿茶素内服及直流电离子导入治疗黄褐斑疗效观察 [J] . 中国误诊学杂志, 2004, 4 (1) .

[59] 迟戈, 马艳彬, 李非, 等 . 直流电疗法的临床应用 [J] .

中国医疗器械信息, 2010, 16 (10).

[60] 王燕. 如何做到正确的面部清洁 [J]. 按摩与康复医学, 2012, 3 (10).

[61] 王建军, 海妮. 中药内服联合倒模面膜术治疗寻常型痤疮 80 例 [J]. 中国美容医学, 2012, 21 (8).

[62] 周宁, 郝超. 仿真文眉技术教学与实践探索 [J]. 求医问药, 2012, 10 (7).

[63] 虞瑞尧. 应用阿尔法羟酸 (甘醇酸) 化学换肤术的体会 [J]. 中国生物美容, 2010, 1 (2).

[64] 周轶, 陈力. 果酸在皮肤科的应用 [J]. 中国中西医结合皮肤性病学杂志, 2009, 8 (6).

[65] 茅伟安, 张立超, 张健, 等. 5-氟尿嘧啶无痛微针阵列治疗寻常疣的临床观察 [J]. 新疆医科大学学报, 2013, 36 (4).

[66] 黄亚川, 秦高平, 张振信, 等. 复方利多卡因乳膏在微针治疗颜面部皮肤病的疗效观察 [J]. 中国皮肤性病学杂志, 2014, 28 (8).

[67] 孙华. 妥塞敏联合微针治疗黄褐斑疗效观察 [J]. 中国美容医学, 2015, 24 (5): 51-54.

[68] 陆洁, 何梅, 谢洪霞, 等. 微针联合 Q 开关 1064nm 激光治疗黄褐斑疗效观察 [J]. 中国美容医学, 2014, 23 (10).

[69] 罗宇杰. 像素激光联合微针治疗面部痤疮瘢痕的疗效观察 [J]. 海南医学, 2014, 25 (13).